척추 검사와 운동

Tests and Exercises for the Spine

척추 검사와 운동

옮긴이 김명준 외

Tests and Exercises for the Spine

Peter Fischer, MTC, MSPT, DPT

Lecturer, Faculty of Medicine of the University of Tübingen;

Private Practice

Tübingen, Germany

영 문 출 판 사

■ 옮긴이 (가나다 순)

김명준 경동대학교 물리치료학과 교수
안호정 동남보건대학교 물리치료과 교수
이상빈 남서울대학교 물리치료학과 교수
정형국 안산대학교 물리치료과 교수
조현래 마산대학교 물리치료과 교수
최운호 선린대학교 물리치료과 외래교수

Tests and Exercises for the Spine

by Peter Fischer

주의(notice)
모든 분야의 과학처럼, 의학 역시 지속적으로 발전하여 왔다. 연구와 임상경험에 의하여, 특히 치료 및 약물치료에 대한 지식은 확대되었다. 이러한 치료나 약물의 적용량과 적용형태의 추천 및 주의사항 등이 표기된 경우 독자(사용자)는 저자, 편집자, 제조사(출판사)가 이러한 표기가 생산제품의 효능과 효과가 일치되도록 하는 것에 많은 노력을 기울였다는 것은 믿을 수 있다. 그러나 출판사나 저자, 공헌자 또는 편집자는 이러한 표기에 대한 법적책임은 없다.

모든 사용자는 제품(약물)에 동봉된 표기사항을 주의 깊게 검토하고 필요한 경우에 전문가와 상담을 통하여 전문가가 추천하는 적용량과 금기사항 등과 표기된 내용에 차이가 있는 지를 확인한 후 사용(적용)하는 것을 권장한다. 이러한 것들은 특히 드물게 사용하는 약물이나 신제품으로 시장에 출시된 제품인 경우에 매우 중요하다. 적용량과 적용형태의 위험에 대한 책임은 사용자에게 있으며, 사용자들이 표기내용에서 불일치 또는 부정확성을 발견할 경우 저자(표기자)와 출판사(제조사)에게 연락 줄 것을 요청한다.

척추 검사와 운동

2017년 4월 05일 초판인쇄
2017년 4월 12일 초판발행

지은이 : Peter Fischer
옮긴이 : 김명준 외
발행인 : 박병조
발행처 : 도서출판 영문출판사
등 록 : 1987년 12월21일 제2-419호
주 소 : 서울시 강남구 삼성동 69-1
전 화 : (02) 514-5590, 776-5590
팩 스 : (02) 756-8943
홈페이지 : www.ymsbook.net
E-mail : yeongmunsa@empal.com
정 가 : 34,000원
ISBN 978-89-7224-409-7 93510

※파본은 교환해 드립니다.

목차
Contents

서문
Preface

오늘날 출간되는 많은 운동 교재들은 효율성, 예방성, 안전성 및 독창성을 갖춘 운동 프로그램의 설계에 대한 명확한 테스트 중심의 안내를 제시하지 못하고 있다. 운동에 관련된 많은 책들은 운동을 어떻게 사용해야 "의미있게" 사용하는지에 대한 안내 없이, 단지 많은 운동들만을 제공하고 있을 뿐이다. 그러나 내가 말하는 "의미있게" 라는 의미는 수 백 개의 운동을 수행하는 것을 의미하지 않는다: 그것은 실제로 도움이 되는 3가지 운동의 수행을 의미한다. 운동을 선택하는 것도 의미가 있다. 왜냐하면 운동들이 단기간에 증상을 완화하고, 또 증상의 원인(예, 나쁜 자세)을 제거할 수 있기 때문이다. 운동이 척추를 건강한 상태로 만들고 유지해 주는 유일한 방법이다.

그래서 여러분이 이런 목표를 시간적으로 효율적이고 쉽게 달성할 수 있도록, 나는 독일과 미국 두 나라에서 25년간의 임상 물리치료 경험과 과학적 경험을 바탕으로 다음의 척추 피트니스 체크를 개발해 왔다.

나는 여러분들이 건강한 척추를 가지길 원하고, 치료와 예방의 측면에서도 큰 성공을 얻길 바란다.

Peter Fischer, MTC, MSPT, DPT

저자에 대해
About the Author

1986년 독일 물리치료학교를 졸업한 후, Peter Fischer는 California주 San Francisco로 이주하여, University of California San Francisco Medical Center의 외래환자 클리닉에서 물리치료사로 일해 왔고, MSPT와 DPT 학위를 받았다.

그의 연구 분야는 건강한 척추가 요구하는 퀄리티(qualities)와 이들 퀄리티가 어떻게 습득되는지를 확인하는 것이었다. 척추의 진단과 치료를 단순화시키기 위해, 그는 전세계에 판매되고 있는 다양한 도구들을 개발했다: PALM(Palpation Meter, www.spineproducts.com), Posture Trainer(www.posture-trainer.com), 그리고 본 교재의 진단과 운동 개념(www.spinal-fitness.com).

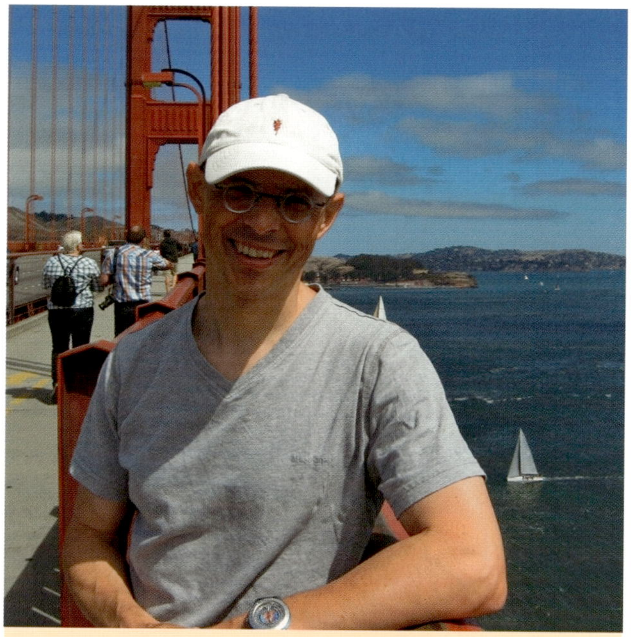
Peter Fischer

1998년, Peter Fischer는 독일에서 턱관절, 머리 및 척추 치료 전문 클리닉을 개설했다. 그의 팀은 15명의 물리치료사로 구성되었다. 치료 목표의 정의, 목표를 향한 진전 모니터링, 그리고 환자와 주치의와 결과에 대한 의사소통 등이 클리닉에서 관심을 갖는 주된 질적 관리였다.

Peter Fischer는 독일 Faculty of Medicine of the University of Tübingen에서 과학적 근거와 물리치료 실습을 가르치고 있다. 대학교에서 그의 교육 업무는 학생, 의사, 스텝들을 위한 척추 피트니스의 향상과 관리를 포함하고 있다. 그는 본 교재에서 제시된 방법들을 이용해 회사, 공공기관, 학교, 스포츠 팀에 종사하는 사람들에게도 동일한 서비스를 제공하고 있다.

부가적으로, Peter Fischer는 독일 물리치료사 협회에서 "Spinal Fitness Check"를 가르치고 있다. 이 코스 과정에서, 그는 본 교재의 내용을 물리치료사들이 개인치료나 그룹 치료에 어떻게 적용할 수 있는지를 가르치고 있다. 테스트와 운동의 임상 적용 훈련 이외에, 그의 코스 과정은 생체역학, 감별진단, 전문적 의사소통 등을 심도 깊게 다루고 있다. 만약 여러분이 코스에 대해 관심이 있으면, 저자에게 직접 메일(fischer@praxis-f.de)을 주기 원한다.

역자 서문
Translator Preface

개인적으로 상당히 독특한 형태의 책이라고 생각된다. 무엇이라고 꼭 집어서 설명하기는 어렵지만 흔히 볼 수 없는 신선함과 독창성을 가지고 있는 것 같다. 책의 전개 형식도 저자의 임상 경험을 바탕으로 하고 있어, 임상물리치료사들이나 건강에 많은 관심을 가지고 있는 일반인에게 큰 도움이 될 것 같다. 본 교재의 후반부에 설명하는 내비게이터는 임상에서 바로 적용할 수 있는 도표와 같은 것이다. 본 교재를 번역하면서 항상 느끼는 점은 매우 독특한 방법의 테스트와 운동을 제시하고 있다는 점이다. 처음에는 왜 이렇게 어려운 동작으로 테스트와 운동해야 하는지에 대한 의문이 들기도 했다. 이 책의 가장 좋은 점은 "테스트", "운동", "대체 운동", "감별진단"과 "생체역학" 단락을 제시하여 테스트와 운동 방법의 타당성을 잘 설명해 주고 있다.

이 책은 도수물리치료사에게 많은 도움이 될 책이다. 비록 이 책이 도수치료방법을 자세하게 설명하고 있지 않지만, 그들이 임상에서 만나게 되는 상황을 저자의 임상 경험과 과학적 지식을 토대로 잘 설명해 주고 있고, 여러분이 만나게 되는 임상 상황을 해결해 나갈 수 있도록 만들 것이다.

끝으로, 이 책을 번역하고 출판하는데 많은 도움을 주신 영문출판사 박병조 사장님과 직원분들에게 감사드린다.

2017년 4월
김 명 준

운동과 테스트를 하는 이유와 방법

Essential Whys and Hows of Training and Testing

1 운동, 테스트, 환자 언어와 내비게이션

Why Exercises, Tests, Patient Language, and Navigator

본 책에서, 여러분은 자세, 이완, 움직임, 협응, 가동성, 근력 및 지구력에 대한 테스트와 운동을 공부할 것이다. 이들 모두는 건강한 척추에 꼭 필요한 요소들이다.

3 in 1

진단, 치료와 환자 교육(운동 방법)을 한꺼번에 수행할 수 있다. 부가적으로, 내비게이션 시스템이 특정 증상이나 기능 부전에 대한 적절한 테스트와 운동을 제시해 줄 것이다.

1.1 왜 운동을 하는가?

대다수 척추 기능부전의 경우, 운동은 도수치료만 했을 때 보다 효율적이고 지속적인 향상을 제공한다. 부가적으로, 환자에게 운동을 교육시켜 그들 자신의 문제를 해결하도록 하는 방법은 육체적으로나 시간적인 측면에서 치료사에게 큰 장점이 된다. 도수치료사가 겪게 되는 가장 흔한 신체 스트레스는 손목손허리관절의 관절염 (손목 문제)이다. 이런 문제는 손가락을 곧게 펴서 환자를 치료할 때 발행한다. 이런 이유 때문에, 오늘날 저자들은 진단을 위해서만 도수기법을 사용하고, 또 운동만으로 효과를 볼 수 없는 상태일 때 부가적으로 도수기법을 사용한다 (11장 참고).

장기 효과

운동을 전문적으로 가르치고 도수치료를 보조 수단을 적용하는 치료사들이 더 큰 성공을 이룰 것이고, 직업으로 인한 증상이나 문제를 적게 가질 것이다.

1.2 왜 테스트를 수행하는가?

1.2.1 효능

본 책에서 제시되는 모든 운동은 그 운동이 환자에게 중요한지 아닌지를 알려주는 테스트가 이루어진 다음에 수행되어야 한다. 중요한 운동과 중요하지 않은 운동 사이의 차이점은 적절한 운동에 대한 효과적이고 시간 효율적인 관점을 고려하고 있다.

1.2.2 예방

테스트는 취약 부위가 통증과 손상으로 나타나기 전에, 그 취약 부위를 찾고 교정하는데 도움을 준다. 테스트는 증상이 나타난 취약 부위를 교정할 때보다 상당히 단순하고 효과적인 것이다.

1.2.3 시간 효율성과 안전성

테스트는 환자가 운동의 빈도를 감소하거나 운동을 중단할 시기를 치료사에게 알려주기도 한다. 이것은 시간을 절약하고, 과도한 운동 (예, 과도한 가동성 훈련에 의한 불안정이나, 너무 강한 근력 강화 훈련을 통한 과하중)으로부터 손상을 보호하기도 한다.

1.2.4 동기부여와 책임

여러분은 테스트를 통해 운동에 의한 진전을 보게 될 것이다. 확연한 진전의 성공은 환자에게 운동하는 동기를 부여한다. 만약 환자가 운동을 하지 못해서 진전을 이루지 못했다면, 그것은 테스트를 통해 두드러질 것이고, 치료사의 운동 선택보다는 운동 방법을 통해 향상된다. 그래서 테스트는 환자로 하여금 자신의 건강에 대한 책임을 지도록 만든다. 운동 계획의 성공은 운동을 수행하고자 하는 환자의 부단한 노력에 좌우된다. 테스트 목표로 향한 뚜렷한 진전이 있음에도 불구하고, 환자가 자신의 웰빙이나 기능에서 향상을 보이지 않을 때만, 치료사는 치료 계획을 재고할 필요가 있다.

첫 질문

환자에게 묻는 첫 번째 질문은 "운동 준수" 에 대한 것이어야 한다. 여러분이 이 질문에 대한 답을 가지고 있을 때만, 환자의 증상이 변했는지를 물어 보아야 한다.

1.2.5 호감

환자가 여러분께 좋은 인상을 주길 원하기 때문에, 테스트가 운동하고자 하는 환자의 노력을 증가시킬 것이다. 다음 방문 때의 재테스트를 통해 환자가 얼마나 많이 운동했는지 아니면 적게 했는지를 알 수 있을 것이다.

1.3 왜 운동을 테스트방법과 동일하게 해야 하는가?

운동과 테스트가 동일할 때, "진단", "치료"와 "운동 계획"의 3가지 과제가 한 번의 단계로 수행될 수 있다. 이것은 시간을 절약하고, 테스트받았던 구조물이 훈련받아야 될 구조물임을 보장한다. 예를 들어, 허벅지 뒤쪽 유연성 테스트를 수행했을 때 유연성이 좋지 않다는 결론이 내려졌다면, 긴장이 감소될 때까지 치료와 가정 운동 프로그램은 환자를 테스트 자세로 유지해야 한다. 근육 긴장, 결합조직 구축, 신경역동성 문제, 또는 이들의 복합에 의한 저항이 있음에도 불구하고, 항상 스트레칭 운동은 허벅지 뒤쪽의 가동성을 방해하는 구조물들을 정확하게 가동시킬 것이다.

그러나 만약 진단 테스트와 치료가 다르다면, 엉뚱한 구조물이 치료될 수 있다. 예를 들어, 허벅지 뒤쪽 유연성 테스트로 불충분한 유연성을 확인하고, 치료사가 문제의 원인이 L5-S1의 척추사이구멍에서 일어난 신경역동성 문제라고 의심하면서 그 분절을 가동시킨다면, 치료사는 치료의 효과를 볼 수 없을 것이다.

1.4 왜 감별진단을 해야 하는가?

감별진단은 문제의 원인을 찾을 수 있는 가능성을 만들어 준다. 감별진단은 효율적인 치료의 필수 사항이다. 감별진단의 다른 주요 목적은 환자의 증상이 물리치료로 치료될 수 없는 질병과정에 의한 것인지를 알아내는 것이다. 이런 경우, 우리는 환자에게 도움을 줄 수 있는 적절한 분야의 전문의에게 환자를 의뢰한다.

1.5 왜 환자의 언어로 테스트와 운동을 작성해야 하는가?

치료사 중심으로 서술되는 나머지 단락과는 반대로, 테스트, 운동과 대체 운동의 단락은 환자의 언어로 작성되어야 한다. 테스트나 운동의 목적을 환자에게 알려줄 때, 환자가 이해할 수 있도록 적절한 용어를 제공해야 하기 때문에 이런 구별이 필요하다. 본 책에서 제시된 환자 교육의 용어들은 수년간의 임상 경험과 광범위한 모니터링과 테스팅, 적응의 긍정적 결과를 바탕으로 한 것이다. 환자에게 직접 설명할 때나 예상치 못한 짧은 휴식을 취할 때, 치료사들은 이들 용어를 사용한다. 환자를 치료하는 동안 피치 못해 전화를 해야 할 상황의 치료사는 다음과 같이 환자에게 요구할 수 있다: "당신이 편안하게 운동을 하고 계세요"

1.6 왜 운동 교재는 내비게이터가 되어야 하는가?

치료 내비게이터는 개별 신체 부위들이 숫자로 표시된 인간의 형상이다. 만약 환자가 특정 부위에서 증상이나 기능부전을 가지고 있다면, 증상이나 기능부전의 원인을 찾아내거나 제거할 수 있는 테스트와 운동을 각각의 해당 숫자를 통해 치료사에게 알려줄 수 있다. 테스트와 운동의 선택과 주문은 이 책의 테스트와 운동 시스템을 사용해 왔던 25년간의 임상 경험에서 나온 것이다. GPS를 좋은 운전 안내 도구로 인식하고 즐겁게 이용하는 사람도 있지만, 어떤 사람은 길을 찾는 데만 GPS를 이용한다.

2 운동과 테스트에 대한 질문과 답

Essential Training and Testing Q + As

- **다음의 질문과 답은 얼마나 중요한가?**
  본 장에 있는 정보들은 이 책의 테스트와 운동을 안전하고 효율적으로 적용하는데 있어 필수적이다.

- **테스트와 운동의 차이점은 무엇인가?**
  거의 없다. 운동은 테스트를 통과하기 위한 시도이다.

- **여러분의 환자는 어떤 운동을 해야 하는가?**
  테스트를 통과할 수 없는 운동

- **가동성, 근력 및 지구력의 운동을 얼마나 자주 그리고 얼마나 오랫동안 해야 하는가?**
  - 가동성: 긴장이 이완되거나 가동성이 눈에 띄게 증가할 때까지 하루에 한 번 가동성 운동을 실시한다.
  - 근력: 근육군의 피로가 일어날 때까지 1주일에 3회씩 근력 운동을 실시한다.
  - 지구력: 1 주일에 2-3회씩 30-60분 동안 지구력 운동을 실시한다.

- **좋은 자세, 이완, 움직임 및 협응 등을 연습하는데 얼마나 많은 추가 시간이 필요한가?**
  없다. 일상 활동에서 자연스럽게 이루어져야 하고, 습관화되어야 한다.

- **가동성, 근력 및 지구력 운동의 일상 연습은 얼마나 오래 지속되어야 하는가?**
  현실적인 시간을 가진 일상 운동 프로그램만이 정기적으로 수행되는 기회를 가진다. 운동이 현실화되기 위해서는, 치료사는 환자에게 규칙적으로 그리고 장기간 운동할 수 있는 시간이 얼마나 되는지를 항상 물어봐야 한다. 일상 운동 프로그램은 환자가 이야기하는 것보다 더 길어서는 안 된다.

- **만약 환자가 수행하려고 하는 것보다 더 많은 가동성, 근력 및 지구력 운동을 테스트 결과가 권장한다면?**
  통과할 수 없는 테스트에 대해 만약 환자가 가동성, 근력 및 지구력 운동을 위한 충분한 시간이나 동기부여를 가지고 있지 않다면, 치료사는 이들 운동 중에서 특히 중요한 운동이 무엇인지를 결정해야 한다.

선택 기준

운동의 중요성에 대한 2가지 기준은 (1) 테스트 목표를 달성할 가능성과 (2) 운동을 마친 후 즉각 나타나는 증상 완화의 정도이다.

일상 운동에 소비되는 시간을 줄이는 다른 방법은 선택된 가동성 운동만을 매일 하는 것이 아니라, 가동성 운동을 2 그룹을 나누어 격일로 실시하는 것이다. 끝으로, 부가적인 시간 소비 없이, 가동성 운동, 근력 운동과 지구력 운동을 일상 활동으로 통합할 수 있다. 예를 들어, 전화를 하거나, TV를 시청하거나, 엘리베이터를 탈 때도 많은 운동을 수행할 수 있다.

- **환자는 하루 중 어느 때 운동을 해야 하는가?**
  일어난 직후, 잠자기 직전, 뉴스를 시청할 때 등과 같이, 고정된 운동 시간을 설정하는 것이 좋다. 다른 가능성은 운동을 특정 일상생활과 연결하는 것이다: 예를 들어, "전화를 할 때, 나는 항상 누운 자세를 취하고 문틀에 허벅지 뒤쪽을 배치하고 신장운동을 실시한다".

- **환자는 언제 운동을 올바르게 수행하고 있는가?**
  환자가 테스트 목표를 거의 달성하고 있을 때이다. 예를 들어, 가동성 운동의 결과로서 환자가 더 좋은 가동성을 가지게 될 때이다. 사실, 환자는 이런 진전을 느낄 수 있을 것이다. 그러나 의사와 환자와의 전문적 의사소통을 위해, 치료사는 최초 테스트와 후속 테스트의 결과를 치료 계획 안에 기입함으로써 환자의 진전을 기록해야 한다.

- **어느 운동이 불필요한가?**
  만약 환자가 운동을 하지 않고도 테스트를 통과한다면, 해당 운동을 할 필요가 없다.

경고와 금기증

일반적인 경고와 금기증은 아래에 있는 "환자는 어떤 운동을 하지 말아야 하는가?" 밑에 기술된다. 본 책의 테스트나 운동을 시작하기 전에, 본 단락의 다른 "질문과 답" 과 함께 이런 기재 내용을 주의 깊게 읽어야 한다.

특별한 경고와 금기증은 해당 테스트나 운동의 여러 단락 (예, "운동" 이나 "생체역학")에서 기술되고 있다. 그러므로 테스트나 운동을 적용하기 전에, 전체 장들을 주의 깊게 읽어 보는 것이 좋다.

- **환자는 어떤 운동을 하지 말아야 하는가?**

  환자는 의사가 금지한 운동이나 증상을 악화시킬 수 있는 운동을 하지 않아야 한다. 만약 운동이 증상을 악화시키면, 그 운동은 증상을 악화시키지 않는 운동으로 즉시 대체되어야 한다.

  류마티스 관절염, 다운 증후군, 장기간의 코티존 치료, 또는 채찍질 손상과 같은 목뼈 외상의 경우에는, 치료사는 환자의 정형외과 전문의에게 턱 당기기 (chin tuck) 운동이 다음의 금기 운동 안에 포함되는지를 물어봐야 한다. 턱 당기기 가동성, 등뼈 폄 가동성, 엉덩관절 굽힘 가동성, 볼기근 유연성 운동 및 배근육과 목 앞쪽 근육의 근력 운동 등. 임신, 질병, 질환, 외상 및 수술의 경우, 치료사는 본 책의 테스트나 운동을 수행하기 전에 환자의 주치의로부터 허락을 받아야 한다.

- **모든 테스트를 통과하기 위해, 환자는 얼마나 준비되어 있어야 하는가?**

  테스트들은 자세, 이완, 움직임, 협응, 가동성, 근력 및 지구력 등의 경험-중심 방법이고, 제한되지 않는 척추 기능을 필요로 한다.

- **노인들도 모든 테스트를 통과해야 하는가?**

  피트니스 곡선은 자세, 이완, 가동성, 근력 및 지구력 등과 관련된 진전이 10대 (10-19세)에서 20대 (20-29세)까지 얼마나 일어났는지를 명확하게 보여주고 있다. 20대 여성의 이완 소실 이외에, 나머지의 발달은 남성과 여성 모두에게 영향을 미친다. 이 시기 이후에는, 남성만이 피트니스의 소실을 보이고 있다. 남성의 경우는 50세 이후에 가동성과 근력이 감소한다.

  20대의 피트니스의 소실은 운동을 통해 완벽하게 회복된다. 나이를 먹음에 따라 뼈와 관절에서 퇴행성 변화가 일어나기 때문에, 모든 가동성 테스트의 통과가 쉽게 이루어지지 않을 것이다. 이 시점에서의 치료 목표는 테스트 목표에 도달하기 보다는 테스트 목표와의 간격을 줄이는 것이다. 예를 들어, 훈련을 받지 않은 60세 환자는 20대 때의 가동성을 다시 획득하기 어려울 것이다. 그러나 10년 전, 즉 50세때 가졌던 가동성의 경우는 환자가 노력하면 다시 획득할 수도 있다. 치료사의 도움이 있다면, 몇몇 노인 환자들은 잃어버렸던 자신의 많은 기능들을 볼 때 겪는 좌절들을 "신체를 10년 더 젊어지게 만들 수 있다는 신념", 즉 테스트 목표와의 간격을 줄일 수 있다는 동기부여 쪽으로 전환할 수 있다. 도달할 수 없는 100%의 목표 대신에, 노화곡선을 환자에게 보여주고, 이 곡선에서 왼쪽으로 10년 이동하는 목표를 환자에게 제시하는 것이 더 현명하다. 여러분이 환자에게 달성할 수 있는 10년 목표와 해당 기준을 제시해 줄 수 있다면, 그들에게 동기부여를 줄 수 있고, 또 그들의 능력을 다시 찾게 할 수 있다.

- **테스트를 통과하는 것이 얼마나 중요한가?**

  환자가 테스트를 완벽하게 통과하는 것은 좋은 일이지만, 가장 중요한 일은 아니다. 더 중요한 것은 테스트가 적절한 운동과 부적절한 운동을 구별함으로써 올바른 운동을 선택하도록 하는 것이다. 신체 유형이나 과거의 손상, 수술 또는 질병에 따라, 환자가 특정 테스트를 통과하는 것이 불가능할 수도 있다. 그러므로 환자는 운동을 하는 동안 힘을 사용해서는 절대로 안 되고, 테스트 목표 쪽으로 부드럽게 움직이는 것이 더 유익하다. 환자는 대개 목표에 더 가까워지는 향상을 이미 느낄 것이다. 테스트 목표 쪽으로 향하는 환자의 진전을 측정하는 전반적인 가이드는 179페이지에 제시되어 있다.

- **환자가 운동의 수행 빈도를 줄일 수 시기나 운동 수행을 중단해야 하는 시기는?**
  - 자세, 이완, 움직임과 협응: 이들 운동은 습관화될 때까지 조심스럽게 수행되어야 한다.
  - 가동성과 근력: 만약 운동이 근력 테스트와 가동성 테스트를 통과시킬 수 있을 만큼 환자에게 맞추어져 있다면, 환자는 종종 강도가 약한 운동으로도 달성된 근력이나 가동성을 유지할 수 있는지를 확인해야 한다. 이것을 확인하기 위해, 1 주마다 운동을 1회씩 점차 줄여간다. 환자가 테스트를 통과하기 위해 계속 운동하는 동안에는, 감소된 운동 빈도로도 충분하다. 환자가 운동을 전혀 하지 않고도 테스트를 통과할 수 있다면, 그 운동은 더 이상 필요 없는 운동이 될 것이고, 운동 프로그램에서 삭제되어야 한다.

만약 문제가 연령이라면, 지속적인 훈련이 치료로 획득된 근력과 가동성을 유지하는데 필요할 것이다. 만약 원인이 나쁜 자세, 좋지 못한 이완과 움직임, 그리고 협응 때문이라면, 이들의 교정은 해당 근력이나 가동성 운동을 필요 없게 만들 것이다. 수술이나 손상 때문에 제한이 있다면, 결과를 예측할 수 없을 것이고, 특정 운동을 줄이거나 중단해야 하는 시기를 정확하게 말할 수 없을 것이다.

◦ 지구력: 지구력 훈련은 좋은 상태를 위해 계속 이루어져야 한다.

- **환자는 가동성 운동, 근력 운동 및 지구력 운동을 어떤 순서로 수행해야 하는가?**

운동의 순서는 가동성 운동, 그 다음 근력 운동, 그리고 마지막으로 지구력 운동 순으로 이루어지는 것이 가장 이상적이다. 가동성 운동은 단독으로도 수행될 수 있지만, 근력과 지구력 운동은 퇴행성 변화를 막기 위해 항상 가동성 운동을 먼저 수행하고 실시되어야 한다. 만약 근력과 지구력 운동이 과도한 근육 타이트니스를 일으킨다면, 이완을 위해 가동성 운동을 추후로 수행하는 것도 유용할 수 있다.

- **어느 운동이 가장 중요한가?**

건강한 척추를 위해, 가장 중요한 것은 환자가 일상생활에서 올바른 자세, 이완, 가동성 및 협응을 잘 할 수 있도록 가르치는 것이다. 만약 이들 운동이 잘 이루어지면, 많은 증상이 자발적으로 사라질 것이다. 만약 증상이 사라지지 않으면, 부가적인 가동성, 근력 및 지구력 운동이 필요할 것이다. 이들 중에서 가장 중요한 것은 가동성이고, 그 다음이 근력이고, 맨 마지막이 지구력이다.

- **어느 운동이 올바른지를 어떻게 알 수 있는가?**

◦ 환자가 초기 테스트를 통과하더라도, 환자에게 해당 운동을 배정해서는 안 된다.

◦ 테스트 목표를 달성해도 기능부전의 증상이 향상되지 않았다면, 해당 운동을 계속 중단해야 한다.

◦ 테스트를 통과하지 못했지만, 해당 운동으로 증상이 향상되면, 그 운동을 운동 프로그램에 포함시켜야 하고, 테스트를 통과할 때까지 수행해야 한다. 증상이 완전하게 사라졌을 때는, 부가적인 테스트와 운동이 더 이상 필요하지 않을 것이다. 테스트 목표가 달성되었지만 증상이 완전히 사라지지 않았다면, 선택된 내비게이터에서 다음 테스트를 계속 수행한다.

◦ 운동을 올바르게 수행하지 못했다면, 테스트 목표 쪽으로 진전하지 못할 것이고, 또 운동을 전혀 수행할 수 없었다면, 해결책을 위해 "문제해결" 단락을 체크하기 바란다. 여러분은 운동을 올바르게 수행했을 때만 그 운동이 효율적인지를 결정할 수 있다.

- **올바른 운동으로 증상이 어떻게 사라질 수 있는가?**

만약 가동성 운동이 효율적이라면, 가동성이 향상된 이후에 증상은 즉시 사라져야 하고, 신체 위치가 변하지 않는 동안 긴장이 이완되어야 한다. 이완을 인지하는 능력과 자세를 유지하는 능력은 신체 자각을 필요로 한다. 다른 나머지 범주 (자세, 이완, 움직임, 협응, 근력 및 지구력)에서, 효과는 적어도 6주간의 정기적인 운동 이후에 나타난다. 만약 더 이상의 보상 기전이 없고 운동이 올바르게 수행되었다면, 증상과 기능이 자발적으로 향상될 것이다.

- **테스트와 운동을 왜 왼쪽 신체로만 설명하고 있는가?**

좌우 각각의 신체 부위를 테스트하고 운동해야 하지만, 간결성과 명확성 때문에 한쪽 (왼쪽) 신체만 테스트와 운동을 적용하고 있다. 오른쪽 신체는 왼쪽 신체의 테스트와 운동을 통해 자연스럽게 유추될 것이다. 예를 들어, 만약 환자가 왼쪽 신체로 테스트를 통과했지만 오른쪽 신체로는 테스트를 통과하지 못했다면, 그 운동을 오른쪽 신체 부위에만 적용할 수 있다.

- **훈련을 위해 여러분이 필요로 하는 도구들은 무엇인가?**

쉽게 접할 수 있는 물건을 이용한다: 의자, 문틀, 벽이나 문, 편안한 옷, 매트나 담요 등. 몇몇의 운동에서만, 쿠션이나 감은 타월을 추천한다. 끝으로, 거울도 복식호흡을 배우는데 매우 유용하다.

- **여러분의 운동 선택이 효율적인지를 어떻게 결정할 수 있는가?**

운동이 얼마나 효율적인지를 결정하기 위해, 치료사는 테스트 목표 쪽으로 향하는 환자의 진전과 치료 계획에 전반적인 치료 목표 (증상과 기능의 측면에서)를 기록할 수 있다.

- **환자를 위한 전문 운동 프로그램을 어떻게 설정하는가?**

여러분이 www.spinal-fitness.com 을 방문하면, 여러분 자신에게 맞는 치료 계획과 환자를 위한 운동 계획을 다운로드 받거나 프린트할 수 있다. 여러분은 이들 다운로드를 "치료사, 트레이너 및 의사를 위한 정보" 단락에서 찾을 수 있다. 여러분은 운동계획대로 환자가 운동을 잘 수행하고 있는지를 체크할 수 있다.

일상 활동에서의 테스트와 운동

Tests and Exercises in Everyday Activities

3 자세

Posture

3.1 앉은 자세 (양 발을 대칭적으로 배치하고)

테스트

앉은 자세를 취할 때 여러분의 양 발이 대칭적으로 바닥에 위치되어 있는가? (그림 3.1) 한 발이 안쪽이나 가쪽으로, 앞쪽이나 뒤쪽으로, 또는 일직선으로 위치하는가? (그림 3.2)

운동

앉은 자세를 취할 때 여러분의 양 발을 대칭적으로 배치한다 (그림 3.1).

문제 해결

대칭적인 발 배치가 습관화되지 않는 이유로는, 자신감, 집중 및 가동성 등이 불충분하기 때문이다. 원인에 따른 해결 방법은 다음과 같다:

▶ **자신감.** 특정 상황이나 사회 환경에서는, 다리를 꼬고 앉은 자세는 우아한 자세, 편안한 자세, 또는 점잖은 자세로 인식될 수 있다. 불안정하고 비틀린 다리 꼬고 앉은 자세가 여러분의 몸에 어떤 영향을 주는지, 그리고 대칭적인 발 배치와 똑바른 앉은 자세가 안정성과 평형에 어떤 영향을 주는지를 환자들은 이해해야 한다. 만약 똑바른 앉은 자세가 특정 상황에 적합하지 않다면, 필요한 만큼 비대칭 발 배치가 유지되어야 한다.

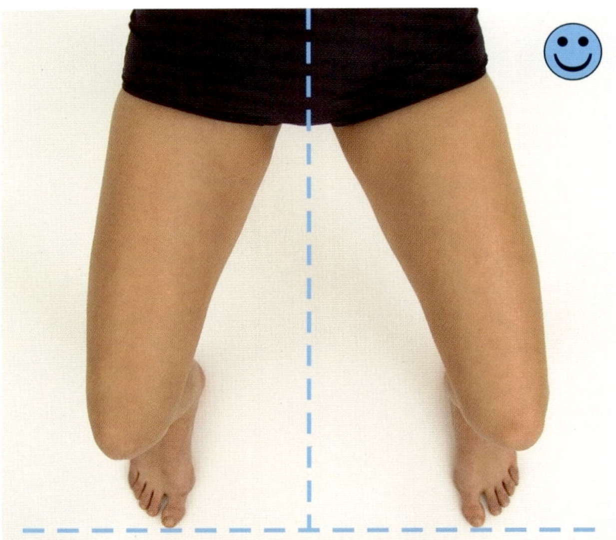

그림.3.1 대칭적인 발 배치

▶ **집중.** 주위산만으로 대칭적인 발 배치가 유지되지 않으면, 환자는 비대칭 발 배치를 통해 정신을 집중할 수 있다.

▶ **가동성.** 비대칭 발 배치는 편측 긴장이나 저가동성을 보상해 주는 무의식적인 시도일 수 있다. 이것이 그런 상황이라면, 긴장되거나 저가동의 조직은 아래의 테스트와 운동의 도움으로 확인되어야 하고, 또 가동되어야 한다:

- 허벅지 뒤쪽 유연성
- 허벅지 앞쪽 유연성
- 허벅지 안쪽 유연성
- 볼기근육 유연성
- 엉덩관절 굽힘 유연성
- 장딴지 근육 유연성
- 친-자세 환경

교대 비대칭

이들 모든 문제들이 해결된 이후에도 비대칭 발 배치 없이 불편함을 느끼는 사람은 적어도 5분마다 자세를 바꿔 주어야 한다. 예를 들어, 오른발이 앞쪽으로 더 많이 나가 있는 자세라면, 5분 후에 자세를 바꾸어 왼발을 앞쪽으로 나가게 해야 한다.

전후 비교

하루 동안 앉은 자세의 대칭적인 발 배치가 얼마나 이루어지는가?

감별진단

조사되어야 할 비대칭 발 배치의 원인은 본 장의 "문제 해결" 단락 아래에서 설명될 것이다. 환자에게 "똑바른 자세를 취할 때 어떤 느낌이 있는지 (불편한 점이 있는

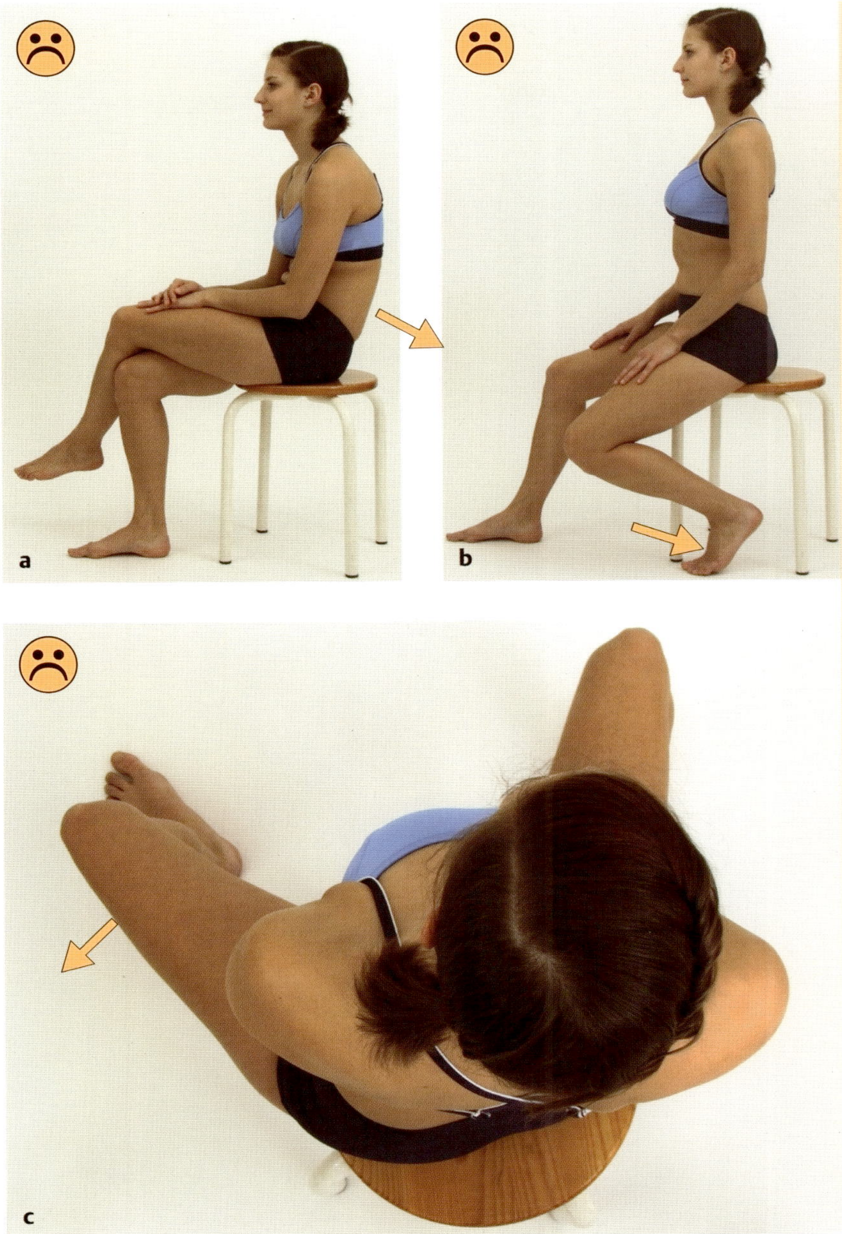

그림.3.2

a. 가장 흔하고 치명적인 비대칭 다리 자세: 다리를 꼬고 앉은 자세는 허리의 구부정한 자세를 유발하고, 엉치엉덩관절의 문제를 일으키는 원인이 될 수 있다. 게다가 이 자세는 정맥 환류를 방해하여 정맥류의 형성에 영향을 준다.
b. 한 발을 의자 밑에 배치하는 비대칭 발 배치.
c. 엉덩관절 벌림의 비대칭으로 인한 골반돌림.

지)" 를 물어 봄으로써, 비대칭 발 배치의 원인들을 찾는다. 환자가 대칭된 자세에서 엉덩관절의 긴장을 느끼고 있다면, 그 부위의 가동성을 테스트해야 한다. 테이블 다리 때문에 환자가 대칭적인 발 배치를 취할 수 없다면, 이런 인간공학적 장애를 반드시 제거해야 한다. 환자가 다리를 교차할 수 없어 우아하게 보이지 않는다고 불만을 표하면, 이런 정신적 문제를 극복해야 한다. 이를 극복하는 방법으로서, "똑바른 자세를 취할 때 느낌이 드는지 (불편한 점이 있는지)?" 와 같은 간단한 질문이 결정적인 징후를 나타낼 수 있고, 다음의 자세 운동을 하도록 요구하는 것도 좋은 방법이다.

생체역학

비대칭 발 배치는 다리의 비틀림과 긴장을 일으키는 원인이고, 이것은 엉덩관절, 골반 및 척추에도 비정상적인 힘을 전달한다. 역으로, 대칭적인 발 배치는 비틀림이 없는 척추만곡의 중립위를 촉진한다. 대칭적인 발 배치가 일상 활동에도 그대로 유지된다면, 자세와 관련된 많은 문제들이 스스로 해결될 것이다.

3.2 척추만곡의 중립위

테스트

턱을 당겨 머리를 앞쪽으로 가볍게 숙이고, 척추의 75%가 곧은 자세를 취하도록 여러분의 복장뼈를 앞쪽과 위쪽으로 들어올린다 (그림 3.3과 그림 3.4를 비교해 본다).

동적 자세

75%의 똑바른 자세는 견고하게 유지되어서는 안 된다. 오히려 동적 자세의 중간 지점에 위치해야 한다.

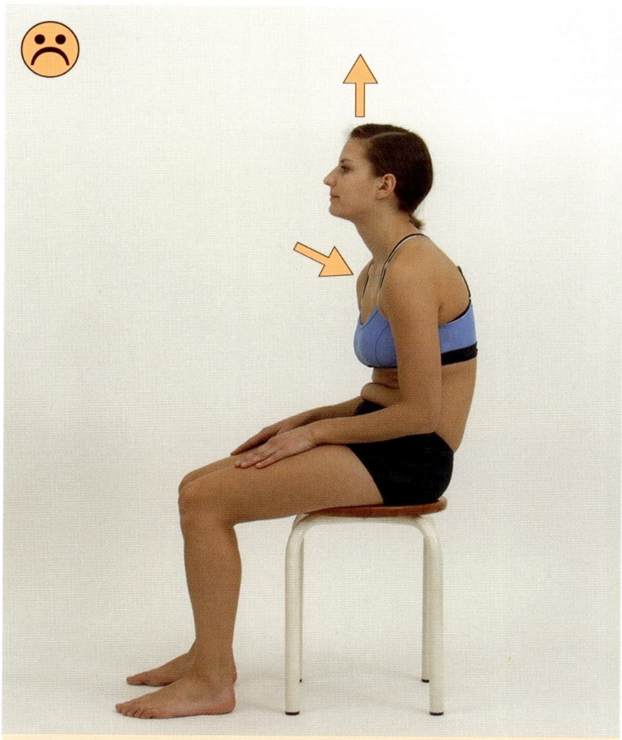

그림.3.3 좋지 못한 자세

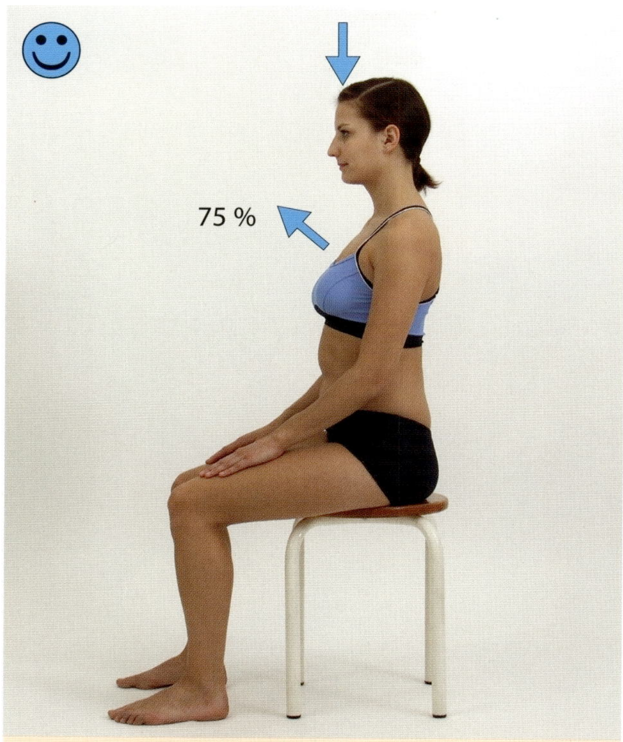

그림.3.4 중립 자세

운동

여러분이 할 수 있을 만큼 오랫동안 그리고 편안하게 평균 75%의 똑바른 자세로 척추만곡의 중립위를 유지한다.

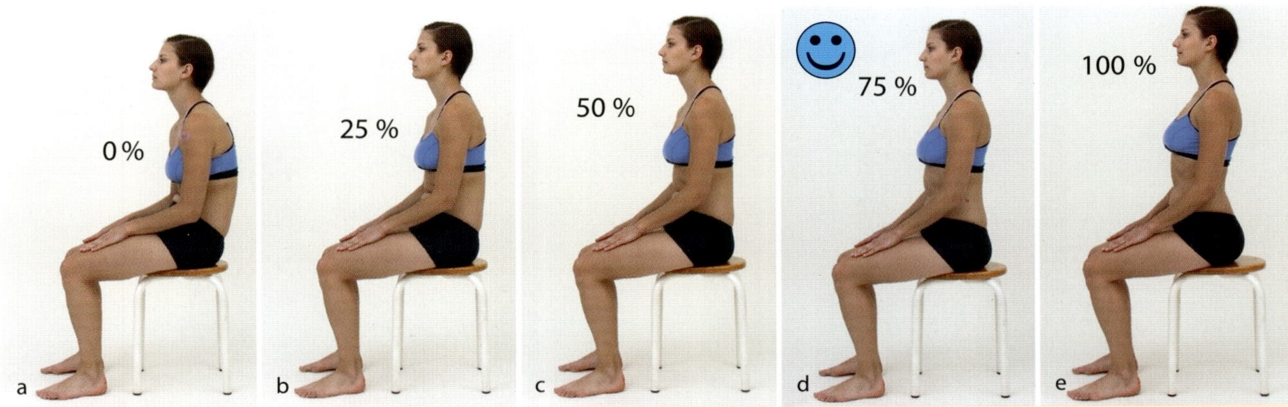

그림.3.5 완전한 구부정한 자세(0% 곧은 자세)에서 허리를 활처럼 뒤로 휜 자세(100% 곧은 자세)까지 4 단계의 척추 곧은 자세.

▶ **대체 운동.** 그림 3.6과 그림 3.7은 여러분의 척추를 곧게 만드는데 도움을 주는 사진이다.

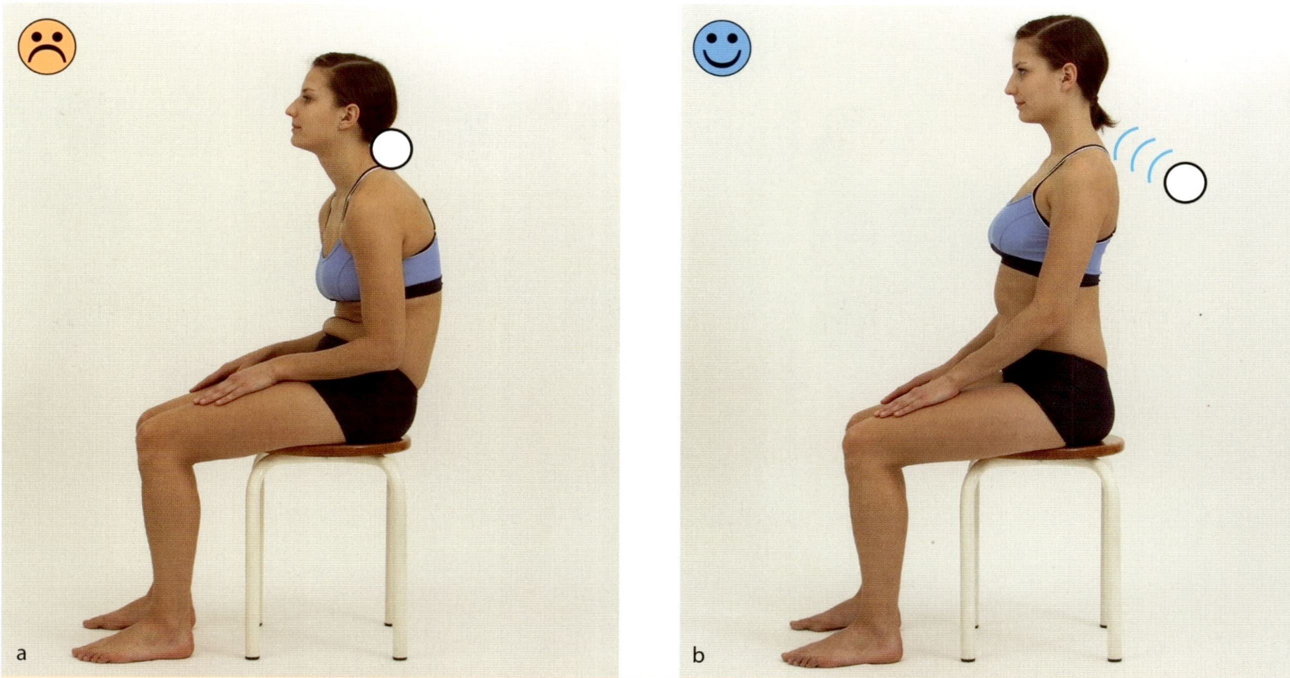

그림.3.6 구부정한 자세는 목 뒤에 공이 끼워질 수 있도록 만든다 (a). 척추를 위쪽으로 당겨, 공이 빠져나가는 것을 생각해 본다 (b).

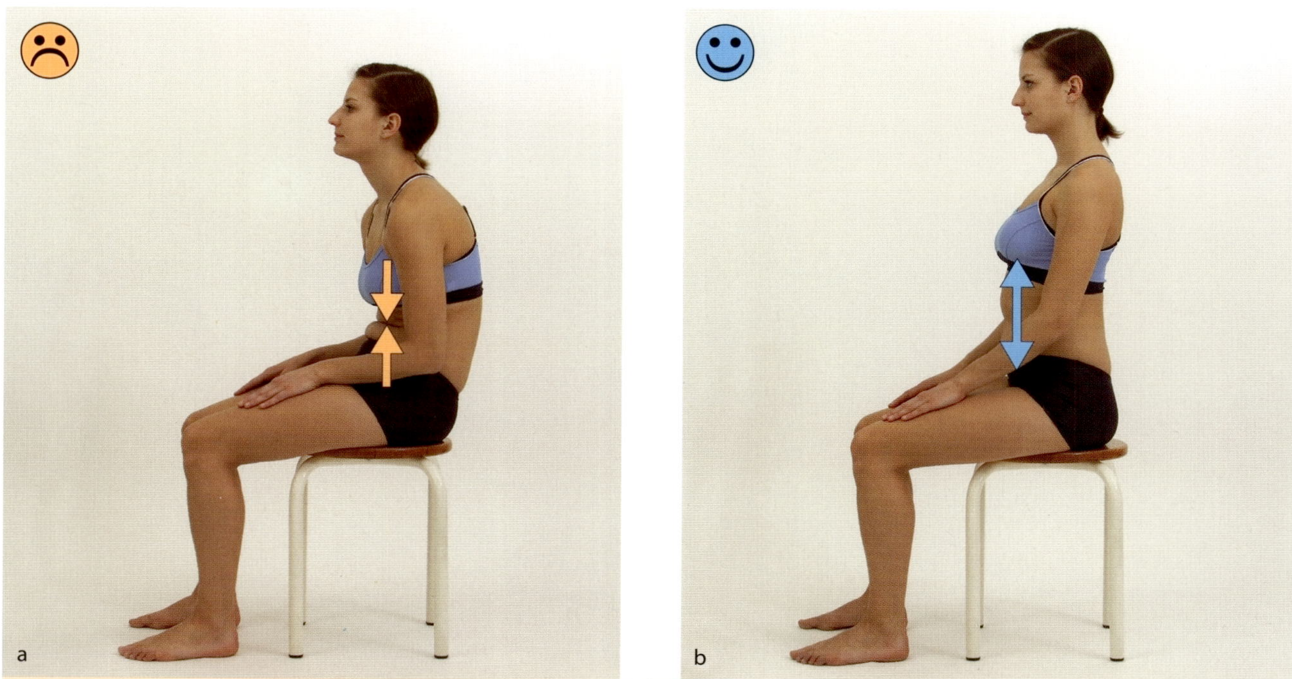

그림.3.7 입을 크게 벌리듯이, 가슴우리와 골반 사이의 공간을 넓힌다. 이런 동작이 여러분의 심장, 폐 및 복부 장기에 대한 공간을 어떻게 증가시키는지를 느껴 본다. 구부정한 자세 (a)보다 곧게 편 자세 (b)가 더 편안하고 가벼운 느낌을 가질 것이다.

문제 해결

곧은 자세가 습관화되지 않는 이유로는, 동기부여, 자신감, 집중, 인간공학, 근력-지구력, 또는 가동성 등이 불충분하기 때문이다.

여러분의 환자에게 본 문제 해결 단락을 읽어보도록 주문한다. 환자들은 그들 스스로 이런 요점을 보게 될 것이고, 해당 해법으로서 그것을 적용할 수 있을 것이다.

▶ **동기부여.** 곧은 자세의 장점을 아는 것이 바로 동기부여이다. 여러분의 치료사에게 곧은 자세의 장점이 무엇인지를 물어본다. 곧은 자세의 장점은 생체역학 단락에 설명되어 있다. 다음의 자각 운동을 통해 의무감을 즐거움으로 어떻게 바꾸는지를 배운다.

자각 운동: 웰빙

"여러분의 평상시 자세와 75% 곧은 자세를 비교했을 때 어떤 차이가 있는가?" 라는 질문으로 시작한다. 모든 사람의 90%는 75% 곧은 자세가 예전 자세보다 더 많은 노력을 필요로 하고, 덜 즐겁다는 것을 처음으로 알게 될 것이다. 이제 환자는 75% 곧은 자세를 취할 때 좋은 느낌이 드는 부위에 집중해 본다. 환자는 좋은 느낌이 드는 부위를 찾는데 시간을 투자한다. 모든 사람은 곧 좋은 느낌이 드는 부위를 찾을 수 있을 것이다. 75% 곧은 자세를 취할 때 나타나는 좋아지는 전형적인 느낌으로는, 배 부위에 해방감이 들고, 허리뼈나 어깨 부위가 좋아지는 느낌, 또는 목이 가벼워지는 느낌 등이다. 목이 가벼워지는 느낌이 든다고 가정해 보자. 이번에는 의무감으로 자세를 취하지 않고, 즐거운 마음으로 자세를 취해 본다. 이런 즐겁지 않는 자세를 억지로 취하지 않고, 목이 가벼워지는 느낌을 즐겨보고, 목 뒤에 있던 공이 빠져나가는 느낌을 가져 본다(그림 3.6 참고).

▶ **자신감.** 곧은 자세를 취하면, 여러분은 긍정적인 자질-자신감, 근력, 준비, 체력, 균형 및 평형-을 가질 것이다.

다른 사람에 대한 영향

여러분의 자세는 다른 사람이 여러분을 어떻게 보는지에 영향을 준다.

곧은 자세가 부정적 영향을 가질 수 있다는 우려 때문에, 어떤 사람은 곧은 자세를 취하려 하지 않을 것이다. 이런 종류의 우려는 다음의 "자각운동: 두려움" 단락 안에 기술되어 있다.

자각 운동: 두려움

곧은 자세를 취할 때 여러분은 다음과 같은 두려움을 가질 수 있다:

- 친구들이 나를 멋진 사람이라고 생각하지 않을 것이다.
- 다른 사람들보다 키가 커서, 눈에 띄거나 다르게 보일 것이다.
- 더 큰 표적이 될 것이다.
- 남자 애들이 내 가슴만 쳐다볼 것이다.
- 똑바로 섰을 때, 큰 배를 감출 수 없을 것이다.
- 경직된 것처럼 보일 것이다.

이런 특성에 대한 두려움은 어떻게 표현되는가?

척추는 곧게 펴져야 하지만, 뻣뻣하거나 굳어서는 안 된다. 동적 자세와 제스처 또는 얼굴 표정으로 곧은 자세가 뻣뻣해 보이지 않게 만들 수 있다.

결국에는, 곧은 자세가 배의 크기를 감소시킬 것인데, 그 이유는 복부 장기들이 곧은 자세에서 더 잘 작용할 수 있기 때문이다. 부가적으로, 똑바른 자세를 유지하는데 요구되는 근육 작용의 결과로서 더 많은 칼로리가 소모된다. 끝으로, 똑바른 자세를 취하면, 배의 포만감이 쉽게 느껴져, 식사량을 줄이는 피드백으로 작용할 것이다.

이제 다른 지점으로 출발한다. 이들 지점에 대한 해결책은 사회 지능을 필요로 한다. 대부분의 상황에서, 부정적인 느낌은 긍정적인 느낌으로 바뀔 것이다. 예를 들어, "곧은 자세를 취하면, 내가 더 큰 표적이 될 수 있다"는 말 대신에, "곧은 자세를 취하면, 더 큰 자신감이 생길 것이고, 어느 누구도 나를 공격할 수 없을 만큼의 강한 힘을 가질 것이다"라는 말을 한다. 또는 "친구들이 나를 멋진 사람이라고 생각하지 않을 것이다"는 말 대신에, "내 스스로 멋진 사람이 될 것이라" 생각을 가진다.

비록 구부정한 자세가 더 현명하게 보일 때도 있겠지만, 습관적으로 구부정한 자세를 취해서는 안 된다. 구부정한 자세의 상황이 끝나면, 곧 바로 의식적으로 곧은 자세를 취해야 한다.

똑바른 자세가 그 사람의 심리적 분위기와 맞지 않는가? 마음-몸의 연결은 일반통행이 아니다. 즉, 분위기가 자세와 같은 신체 기능에 영향을 미친다. 역으로, 분위기는 좋은 자세에 의해 어느 정도 향상될 수도 있다.

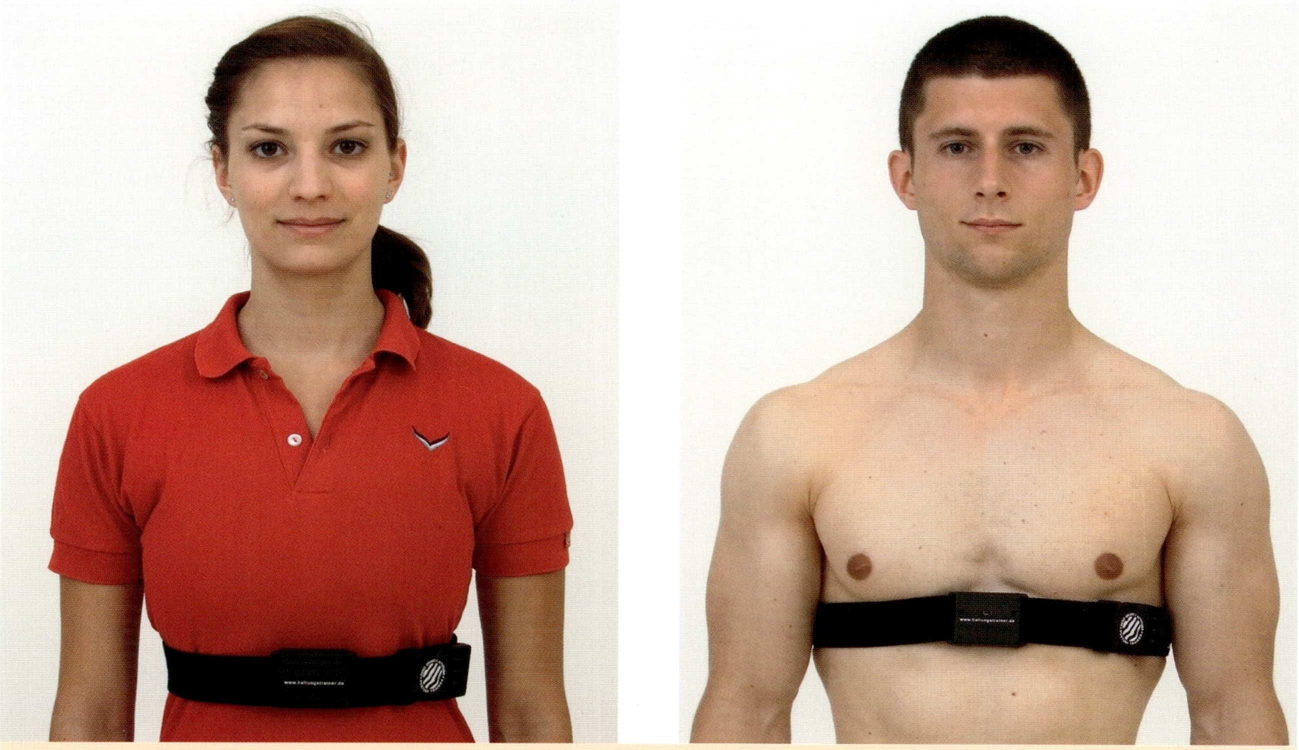

그림.3.8 posture trainer

▶ **집중.** 자세 취하기를 잊어버리는 것이나 주의산만으로, 일상에서 똑바른 자세를 유지할 수 없다면, automatic posture trainer를 통해 큰 도움을 얻을 수 있다 (www.posture-trainer.com). posture trainer (그림 3.8)가 사용자의 역치 자세로 설정되면, 그 장비는 사용자의 자세를 기억할 것이다. 사용자가 역치 이상의 자세를 재개할 때까지, 장비는 계속 진동할 것이다. posture trainer를 이용한 한 연구에 따르면, 일터에 앉아 있을 때 발생하는 등허리의 습관적인 폄은 최대 폄의 40%만 일어난다고 했다. 자동 피드백을 이용하면, 등허리의 폄은 70%까지 증가될 수 있다 (www.posture-trainer.com -"studies").

▶ **인간공학.** 종종 사람의 주변 환경-예를 들어, 직장이나 아파트-들도 똑바른 자세를 불가능하게 만들 수도 있다. 이들 장애물의 제거는 도수치료보다 더 유용할 수 있다. 물리치료사가 직장을 환자의 장점으로 바꾸는데 20분만 소요될 것이다.

의자, 책상과 컴퓨터를 조절하는 것 이외에, 환자가 누진다초점렌즈 안경을 착용하고 모니터를 보고 있는지를 확인하는 것도 유용하다. 누진다초점렌즈 안경의 독서 부분 렌즈가 대개 아래쪽에 위치하기 때문에, 눈 높이의 모니터를 볼 때 자신도 모르게 비생리적인 목뼈의 폄을 일으킨다. 이런 문제를 해결하는 유일한 방법은 눈과 모니터의 거리에 맞는 초점거리를 가진 컴퓨터 전용 안경을 사용하는 것뿐이다. 이런 상황은 책상 위에 놓인 책은 아니지만, 노래방기기의 노래 점수처럼, 눈 앞에 수직으로 놓인 물체를 확인할 때는 모두 여기에 해당된다.

직장에서 일하는 환자의 사진

물리치료사가 환자의 직장을 방문할 수 없다면, 환자가 물리치료실을 방문할 때 직장에서 일하고 있는 자신의 모습이 담긴 비디오나 사진을 가져오는 것이 좋다.

▶ 스태미나. 곧은 자세가 초기에 힘들게 느껴지는 이유는 매우 많다. 만약 구부정한 자세 때문에 등 근육이 위축되어 있다면, 곧은 자세를 취함으로써 등 근육을 빠르게 강화할 수 있다. 초기의 근육통에도 불구하고, 대개 3-4주 후에는 곧은 자세가 더 이상 힘들게 느껴지지 않을 것이다. 곧은 자세는 등 근육을 위한 최상의 훈련이다. 곧은 자세는 비용이 들지 않는 운동이고, 근육을 적절한 범위 내에서 정확하게 훈련시킬 수 있다. 자세 훈련에 대한 한 연구에 따르면, 등의 폄근은 6주 안에 뚜렷하게 향상될 수 있다고 한다 (Waibel 등, 2013).

노력이 필요 없는 곧은 자세

만약 환자가 동적 자세로 일한다면, 노력하지 않고도 처음부터, 구부정한 자세에서 곧은 자세로의 전환이 가능하다.

▶ **가동성.** 탄성 저항이 이완될 때 더 쉽게 곧은 자세가 이루어진다. 만약 아래 테스트 중에서 하나라도 양성이면, 해당 운동을 수행한 이후에 즉각 똑바른 자세를 이룰 수 있다:

- 턱 당기기 가동성
- 등뼈 폄 가동성
- 돌림 가동성
- 허벅지뒤쪽 유연성

전후 비교

하루 동안 얼마나 척추만곡의 중립위를 하고 있는가?

감별진단

다음의 자각운동은 허벅지 뒤쪽의 탄성 저항이 곧은 자세를 방해하고 있는지를 알아보는 테스트에 대한 설명이다.

자각운동: 저항

다리가 지면에 닿지 않고 자유롭게 움직일 수 있을 만큼 높이의 테이블이나 낮은 담벼락 위에 앉는다. 구부정한 자세에서 곧은 자세로 전환할 때 여러분의 무릎이 굽힘된다면, 여러분은 허벅지뒤쪽의 탄성 저항이 곧은 자세를 더 어렵게 만들 수 있음을 알아야 한다.

이 테스트를 위한 이상적인 앉기 자세는 낮은 담벼락이나 주방 테이블 위에 앉는 것이다. 그 이유는 여러분의 다리가 바닥에 닿지 않아야 하고 (그림 3.9a), 또 무릎을 굽혀 발로 벽이나 캐비넷을 압박할 수 있어야 하기 때문이다(그림 3.9b). 구부정한 자세를 취할 때 (그림 3.9a)는 발꿈치가 벽이나 캐비넷으로부터 약간(손가락 2개의 폭만큼) 떨어져 있을 것이고, 곧은 자세를 취할 때 (그림 3.9b)는 발꿈치가 벽이나 캐비넷에 접촉하게 될 것이다.

생체역학

건강한 척추는 곧은 자세를 필요로 한다 (Fischer 2004). 곧은 자세가 일정하게 유지되면, 자세관련 문제들이 영구적으로 향상될 것이다 (그림 3.10).

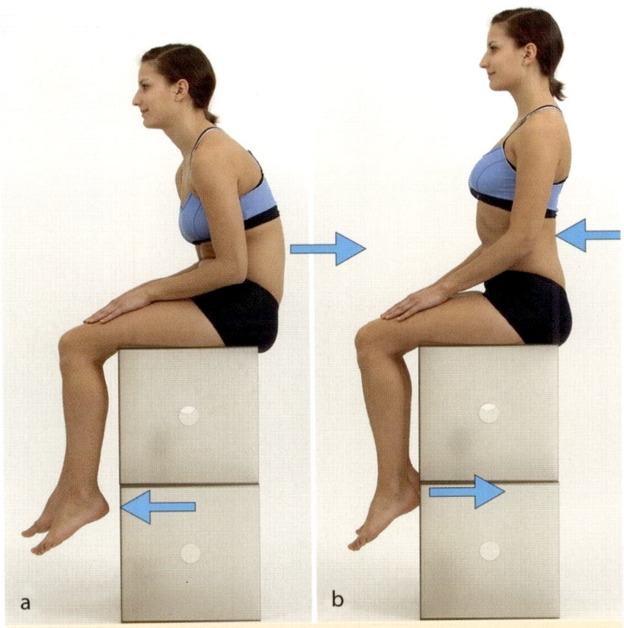

그림.3.9 높은 곳에서의 앉은 자세.

a. 왼쪽: 구부정한 자세를 취할 때, 발꿈치와 벽 (수직면) 사이의 거리가 손가락 2개 정도 간격을 가져야 한다.
b. 오른쪽: 뒤넙다리근이 너무 짧으면, 허리뼈가 앞굽음될 때 무릎이 자동적으로 굽힘된다.

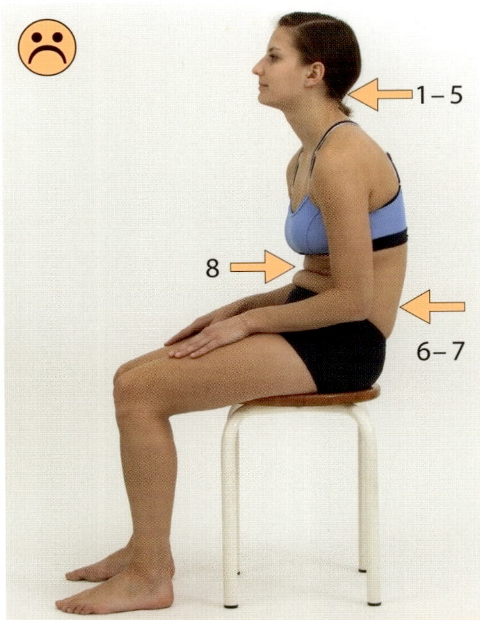

그림.3.10 구부정한 자세의 역 효과: (1) 타이트한 목 근육, (2) 관절 차단, (3) 신경 압박, (4) 척추사이원반 압박, (5) 척수와 척추동맥의 공간 협소, (6) 척추사이원반에 대한 스트레스, (7) 위축된 등 근육, (8) 복부장기 압박 등.

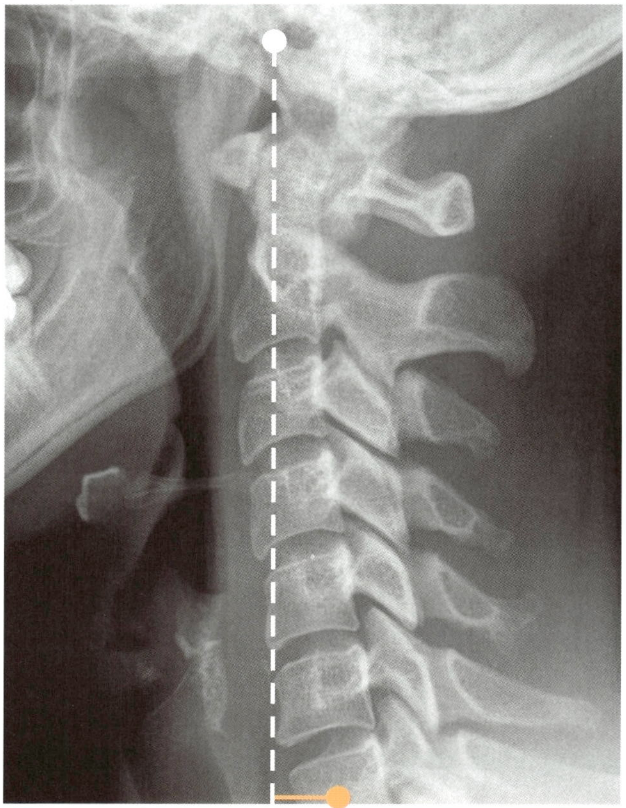

그림.3.11 머리의 무게중심을 통과하는 수직선(흰색선). 목 근육의 지렛팔 (오렌지색)

▶ **긴장된 목 근육.** 목 근육의 지렛팔 (그림 3.11)은 C7 척추뼈몸통의 중심이 머리의 중력중심을 통과하는 수직선 (흰색선)과 직각으로 교차하는 수평선 (오렌지색)으로 표기되고 있다.
목 근육이 일으키는 토크의 값은 머리의 무게에다 지레팔 길이를 곱한 값이다. 그림 3.12는 구부정한 자세가 긴 지렛팔을 갖게 된다는 것을 보여주고 있다. 이것은 구부정한 자세에서 목 근육이 머리 자세를 유지하기 위해서는, 더 크게 작용을 해야 한다는 것을 의미한다.

만약 구부정한 자세로 인해 평균 5kg의 성인 머리가 C7 중심으로부터 앞쪽으로 6cm 전위되었다면, 토크는 3 Nm까지 증가된다. 이것은 목과 어깨 근육의 근전기 활동이 굽힘된 자세 때 왜 증가되는지를 보여주고 있다(Schudler 등 1986; Marshall 등 1995; Yoo 등 2006).

구부정한 자세가 복식호흡을 어렵게 만들고 흉식호흡을 증가시켜 목의 보조호흡근을 더욱 긴장시키기 때문에, 목 근육의 긴장이 증가하게 된다.

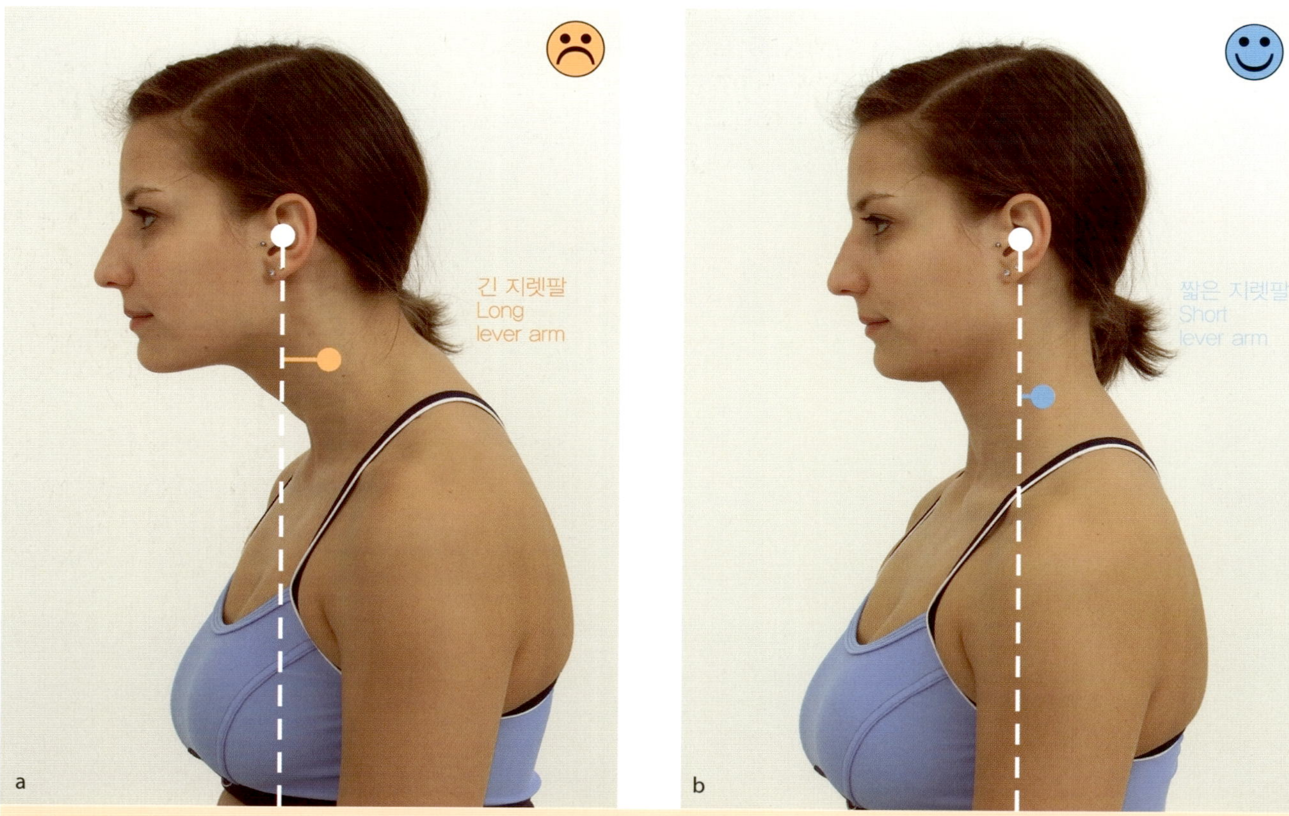

그림.3.12 a. 머리가 앞쪽으로 쏠린 구부정한 자세에서의 긴 지렛팔 (왼쪽). b. 곧은 자세에서의 짧은 지렛팔 (오른쪽).

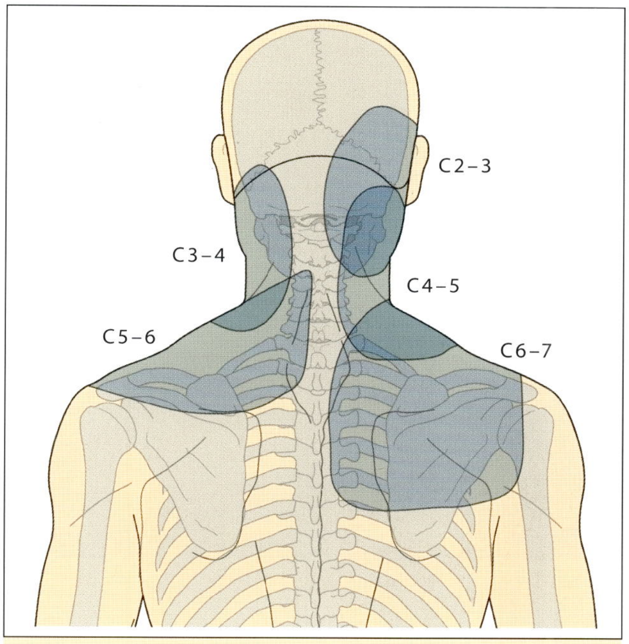

그림.3.13 연관통

목 근육 긴장은 구부정한 자세일 때 증가하는데, 그 이유는 구부정한 자세가 머리의 앞쪽 전위를 일으켜, 앞쪽 목 근육을 과도하게 신장하기 때문이다. 앞쪽 목 근육의 탄성 긴장은 아래턱을 뒤쪽과 아래쪽으로 당긴다. 이런 아래쪽 당김은 목 폄근의 긴장 증가와 아래턱 내밈에 의해 상쇄되어야 한다. 이런 영향은 환자가 바로 누운 자세를 취할 때 쉽게 느껴질 수 있다. 특히, 환자에게 아래턱을 앞으로 내밀도록 주문하고, 치료사는 손가락을 목 폄근이 있는 환자의 뒤통수 아래에 배치하여 앞쪽으로 밀 때 쉽게 느껴진다 (그림 4.5 참고). 환자가 자신의 아래턱을 이완할 때 긴장이 더 커져서, 중력을 이용해 바닥쪽인 뒤쪽으로 아래턱을 활주하도록 한다 (그림 4.6 참고). 앞쪽으로 쏠린 머리 자세가 목 근육의 기능을 어떻게 방해하는지를 환자에게 보여 주기 위해, 다음의 자각운동을 이용할 수 있다.

자각운동: 근육 균형

머리가 앞쪽으로 쏠린 구부정한 자세 (그림 3.12a)에서 삼키기 활동을 해 보면, 구부정한 자세가 근육 균형을 어떻게 방해하는지를 쉽게 느낄 수 있다. 그런 다음, 곧은 자세 (그림 3.12b)에서도 삼키기 활동을 해 보고, 얼마나 쉽게 삼키기 활동이 일어나는지를 비교해 본다.

▶ **관절 차단과 신경 압박.** 머리가 앞쪽으로 쏠린 자세는 중간과 아래쪽 목뼈의 폄을 증가시킨다. 이런 과도한 폄 자세는 후관절 (facet joint)과 신경뿌리의 압박을 증가시킨다 (Farmer 1994). 후관절의 압박은 가동성을 제한하고, 이들 관절의 퇴행성 변화를 증가시킨다.

자각운동: 쉬운 목뼈 돌림

머리가 앞쪽으로 쏠린 구부정한 자세 (그림 3.12a 참고)에서 불편 없이 최대한으로 머리를 한쪽으로 돌림한다. 그리고 여러분의 시야에 들어오는 물건이 무엇인지를 확인해 본다. 다시 중간 지점으로 머리를 다시 돌린 후, 반대쪽으로 머리를 돌린다. 그 다음 교정된 자세 (그림 3.12b 참고)에서, 위와 동일한 동작을 수행한다. 어느 것이 더 쉽게 느껴지는지 확인하고, 또 자세 교정으로 여러분의 시야가 얼마나 확장되는지를 느껴 본다.

앞쪽으로 쏠린 머리 자세에 의한 후관절의 과부하는 국소 통증이나 연관통을 일으킬 수 있다 (Dwyer 등 1990; Kim 등 2005)(그림 3.13).

▶ **척추사이원반 압박.** 앞쪽으로 쏠린 머리 자세는 중간과 아래쪽 목뼈의 폄을 증가시키고, 원반의 뒷부분을 압박한다 (그림 3.14a). 이런 압박은 원반 뒷부분의 통증, 열상 및 탈출을 촉진한다.

▶ **척수와 척추동맥의 공간 협소.** 목뼈의 늘어남은 척수강을 좁게 만든다. 이런 좁아짐은 척수의 신경역동학을 압박하고 억제할 수 있다. 특히 척수강이 시작한 곳에서 좁아진다. 목뼈의 폄도 척추동맥의 내강을 감소시키고, 목뼈의 굽힘은 온목동맥의 대칭적 순환을 증가시킨다 (Caro 등 1991).

만약 한쪽 가로구멍이 좁아지면 뇌로 가는 혈류가 감소하게 될 것이고, 뇌에 혈류를 공급하는 다른 동맥 (양쪽 속목동맥과 반대쪽 척추동맥)의 순환도 감소될 것이다. 한쪽 동맥의 흐름이 충분하지 않아도, 손상받지 않은 다른 쪽 동맥의 공급으로 충분한 혈류가 뇌에 공급되어, 환자는 대개 무증상을 가질 것이다 (Rivett 등 1999).

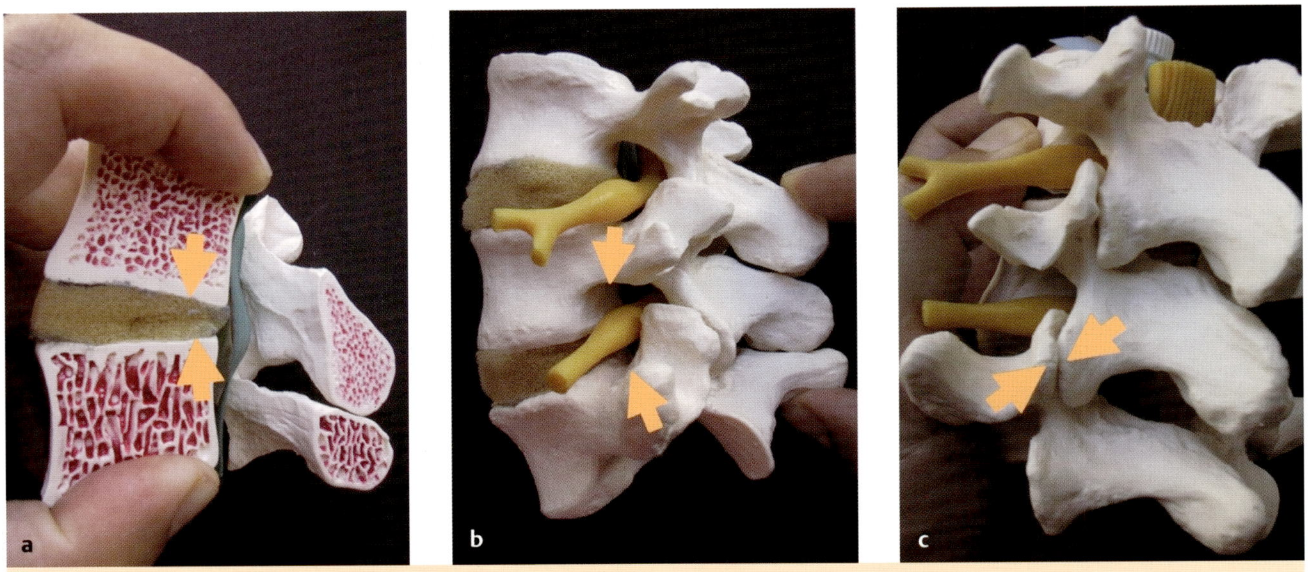

그림.3.14 척추분절에 대한 폄 끝범위의 효과

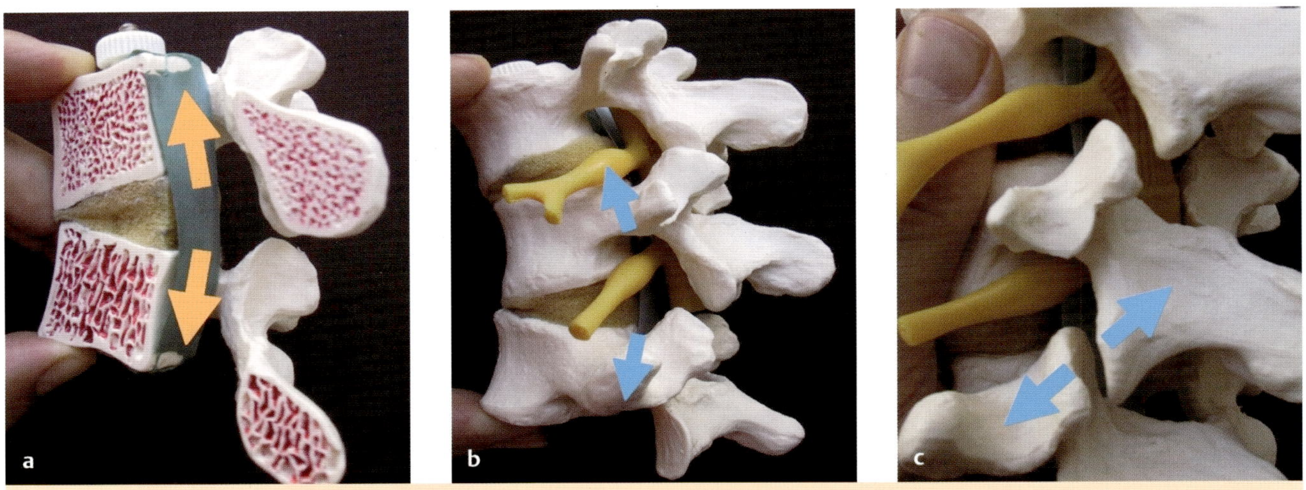

그림.3.15 척추분절에 대한 굽힘 끝범위의 효과

▶ **원반 과부하.** 만약 등 폄근이 구부정한 자세에 의해 활성화되지 않으면, 결합조직에 의해서만 유지되는 지점까지 허리뼈와 등뼈의 분절이 중력에 의해 굽힘될 것이다. 이런 경우, 굽힘의 축보다 앞쪽에 있는 척추 조직은 압박될 것이고, 반대로 뒤쪽에 있는 척추 조직은 신장될 것이다 (그림 3.15a).

결과적으로 압박은 원반의 앞쪽 부분과 척추뼈몸통의 앞쪽 부분에 영향을 준다. 척추뼈몸통은 척추 활 (vertebral arch) 부분의 뼈보다 덜 치밀해질 것이다 (스펀지 뼈처럼). 이런 이유 때문에, 수년 동안의 구부정한 자세는 척추뼈몸통의 형태를 쐐기형으로 만들어, 뒤굽음성 변형을 초래할 수 있다.

단지 10분 동안의 뒤쪽 조직 (원반의 뒤쪽 부분, 뒤세로인대, 관절주머니, 척추사이인대)의 신장도 척주의 안정성을 감소시킨다 (Little과 Khalsa). 부가적으로 원반은 구부정한 자세일 때 더 많은 스트레스를 받게 된다. 그 이유는 구부정한 자세일 때 후관절이 부하를 제대로 전달하지 못하기 때문이다 (Adams와 Hutton 1980; Nachemson 1981).

뒤굽음 스트레스

처음에는, 많은 사람들이 구부정한 자세를 더 편안하게 느낄 것이다. 그 이유는 허리뼈 폄근이 이완되고, 척추사이공간이 더 넓고, 후관절이 하중을 덜 받기 때문이다. 그러나 장시간이 지나면, 구부정한 자세가 뼈, 원반 및 인대를 손상시킬 수 있다.

▶ **등 근육의 위축.** 습관적인 구부정한 자세는 등 폄근을 위축시킨다. 이런 그 결과로 척추와 엉덩엉치관절의 근육 안정성이 소실된다. 이것은 관절, 관절주머니, 인대 및 원반에 스트레스를 부가시킨다. 역으로, 일정한 자세 훈련은 등 근육을 강화하여, 비틀린 척추와 엉덩엉치관절을 재위치시키고 안정화시킬 수 있다.

▶ **복부 장기의 압박.** 구부정한 자세는 복부 장기를 압박한다. 부가적으로, 구부정한 자세는 마사지처럼, 순환, 가동성, 복부장기의 기능을 향상시키는 복식호흡을 방해한다. 곧은 자세는 간, 콩팥, 쓸개 및 췌장이외에, 특히 위장과 창자에 좋은 영향을 주어, 복식호흡을 자유롭게 만든다. 그러므로 소화계 질환이 곧은 자세로부터 향상되는지를 찾는 것도 매우 가치가 있다. 예를 들어, 열공성 탈장(hiatal hernia)이 똑바른 자세로 인해 닫히지는 않겠지만, 척추의 신장은 위장에 대한 압박을 감소시키고, 위장의 내용물이 탈장을 통해 식도 로 역류하는 가능성을 감소시킨다. 신장된 자세는 이런 역류를 감소시킴으로써, 식도 역류의 불편을 해소하는데 도움을 줄 수 있다.

3.3 옆굽힘이나 비틀림이 없는 앉은 자세

테스트

여러분의 골반, 가슴 및 머리가 같은 방향을 쳐다보고 있는가? (그림 3.16과 그림 3.17). 여러분의 신체 일부가 옆굽힘되거나 비틀려 있지 않는가? 정면의 거울을 통해 이 자세를 체크해 본다.

운동

앉은 자세에서 여러분의 척추가 옆굽힘되거나 비틀려지지 않도록 움직여 자세를 취한다.

▶ **대체 운동.** 만약 교정된 자세에서 지속적인 문제를 가지고 있다면, 원인을 찾고, 적절한 치료나 다른 자세를 제안해야 한다.

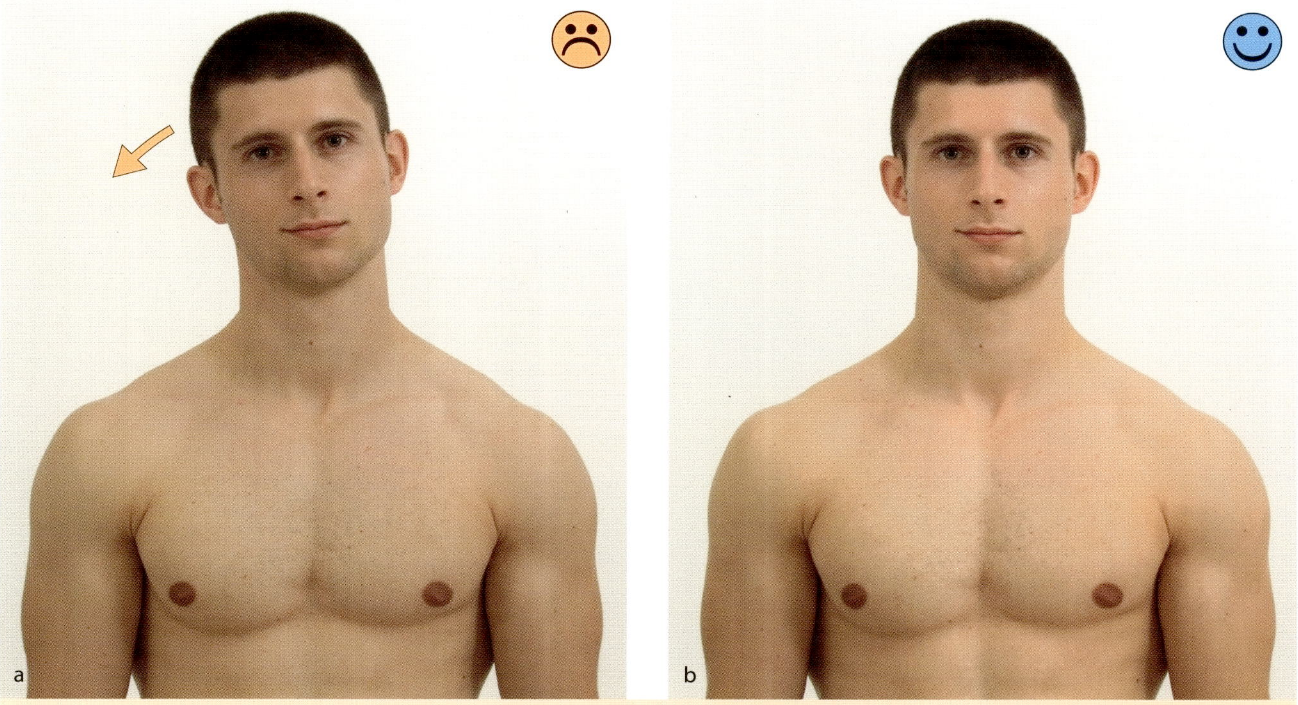

그림.3.16 머리가 한쪽으로 기울어져 있는 모습(a). 똑바른 머리 자세(b)와 비교해 본다.

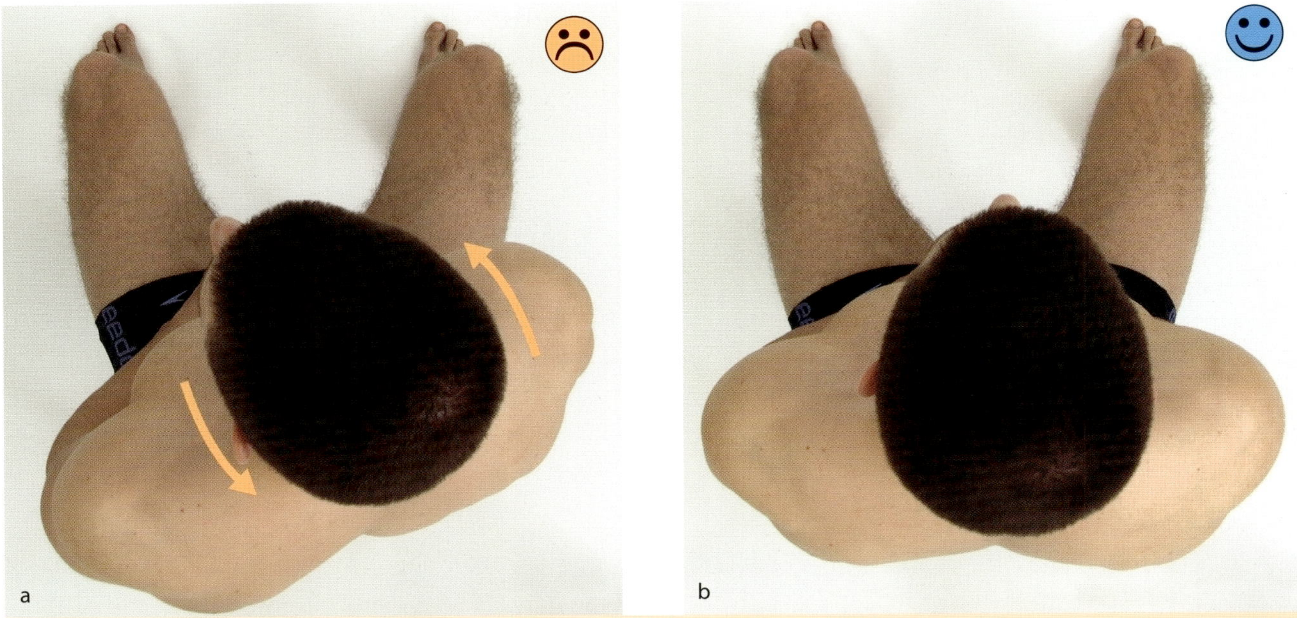

그림.3.17 비틀린 상체(a)과 비틀리지 않은 상체(b)를 비교해 본다. 비틀리지 않은 상체는 상체와 골반이 같은 방향을 바라보고 있다.

문제 해결

비틀리지도 않은 척추가 지속적인 긴장을 일으킨다면, 다음의 테스트와 운동을 이용하여 역학적 장애물을 찾아내고 해결한다. 다음 테스트 중 하나가 양성이라면, 해당되는 운동을 수행하도록 환자에게 주문하고, 이것이 긴장 없이 비틀리지 않은 자세를 만드는지를 결정한다. 대답이 "예" 라면, 여러분은 장애를 찾아내고 해결한다.

- 긴장의 시작을 느끼기 전 까지, 완전하지 않겠지만 여러분의 자세가 비틀리지 않도록 시도한다. 그리고 동시에 모든 이완 운동을 수행한다.
- 친자세 환경
- 발을 대칭적으로 배치하고 앉은 자세
- 대칭적으로 체중을 분포한 앉은 자세
- 눈 근육 협응
- 돌림 가동성
- 어깨 가동성
- 팔신경 가동성
- 엉덩관절 폄 가동성
- 허벅지 앞쪽 유연성

옆굽음증이 있는 경우에는 무엇을 할 것인가?

특발성 옆굽음증이 있다면, 완전한 교정을 기대할 수 없다. 교정은 할 수 있는 만큼만 진행해야 하고, 또 환자의 기능과 증상을 향상시키는 동안에 교정해야 한다.

전후 비교

척추가 옆굽힘이나 비틀린 자세가 아닌 정상 자세를 하루 동안 얼마나 취하고 있는가?

감별진단

가로면 (돌림)과 이마면 (옆굽힘) 상에서 척추 비틀림의 주요 원인은 잘못된 인간공학, 옆굽음증, 습관화된 비대칭 운동 패턴, 균형을 이루지 못한 눈 근육 등이다. 옆굽음증은 척추를 굽힘했을 때 옆굽음증의 볼록 측면에 있는 갈비뼈가 혹처럼 튀어나오는 형태를 띤다. 인간공학 결점의 확인과 제거는 "친자세 환경" 단락에서 설명될 것이다. 약간의 행운이 따르면, 클리닉에서의 치료 과정에서 습관적인 비대칭 운동 패턴을 확인할 수 있다. 만약 이런 행운이 일어나지 않으면, 환자의 직장을 방문해서 환자를 관찰하여 인간공학적 결점과 비대칭 운동 패턴을 확인해야 할 것이다. 만약 비대칭성 운동 패턴이 보호성 운동이거나 보상성 운동의 수단이라면, 비대칭을 교정하도록 환자에게 요구했을 때 보호성 또는 보상성 운동이 일어나는 부위에서 증상이 발생할 수 있다. 예를 들어, 오른쪽 귀의 청각소실로 머리를 오른쪽으로 돌림하고 있는 사람이 머리를 중립위로 돌리면 소리를 잘 들을 수 없을 것이다. 균형을 이루지 못한 눈 근육이 종종 눈 근육의 협응 테스트와 운동을 통해 확인될 수도 있고, 또 향상될 수 있다.

생체역학

비틀리지 않은 척추는 비틀린 자세로부터 발생한 원반, 관절, 신경 및 근육의 토크를 완화시킨다.

종종 비틀린 척추는 옆굽음증이라고도 불린다. 옆굽음증의 원인이 알려지지 않았다면, 그 옆굽음증을 특발성 옆굽음증이라고 부른다. 가장 흔하게 발생하는 이런 옆굽음증의 경우에는, 옆굽음증의 꼭대기 부위에서 척추뼈몸통이 변형된다. 특히 성장이 끝난 후에는, 물리치료에 의해 척추뼈몸통의 변형이 더 이상 교정되지 않을 것이다. 그러나 이런 경우라도, 자세, 가동성 및 근력 등의 해당 결점을 교정하면 옆굽음증의 부분적인 향상을 얻을 수 있다.

눈의 중요성

눈 근육의 불균형은 목뼈의 돌림에 의해 상쇄된다. 예를 들어, 오른쪽 눈의 가쪽곧은근이 수축되거나 과긴장되어 있다면, 그 눈은 약간 벌림된 자세(가쪽으로 쏠린 자세)를 취할 것이다. 이것은 약간 오른쪽으로 쳐다보고 있다는 의미이다. 그럼에도 불구하고, 환자가 전방을 똑바로 쳐다보려고 한다면, 그 환자는 보상작용으로 머리를 약간 왼쪽으로 돌려서 쳐다 봐야 할 것이다.

3.4 고정된 척추 만곡 중립위

테스트

다른 관절을 움직이지 않고, 엉덩관절만 움직여 몸통을 앞쪽과 뒤쪽으로 기울일 때, 턱과 가슴 사이의 거리를 유지하고 척추만곡의 중립위와 허리뼈의 자연스런 홈을 유지할 수 있는가 (그림 3.18a-c와 비교해 본다)?

이것을 체크하기 위해서는, 먼저 척추만곡의 중립위 자세를 취해야 한다 (그림 3.4 참고).

그런 다음, 한쪽 손의 엄지와 검지를 최대한 벌린 후, 검지를 허리띠 중앙 부위에 위치시키고, 여러분이 할 수 있는 만큼 엄지를 허리뼈의 가장 높은 지점에 위치시킨다 (그림 3.18). 여러분이 앞쪽이나 뒤쪽으로 몸을 기울일 때, 엄지와 검지사이의 거리를 유지하도록 노력해야 하고, 즉 허리뼈의 자연스런 홈(만곡)이 유지되어야 한다 (그림 3.18).

여러분이 뒤쪽으로 기울일 때, 엄지와 검지 사이의 거리가 줄어들면 안 된다. 역으로, 몸을 앞쪽으로 기울일 때는 엄지와 검지 사이의 거리가 증가되지 않아도록 주의해야 한다. 그리고 엄지가 척추에서 아래쪽으로 활주하지 않아야 한다.

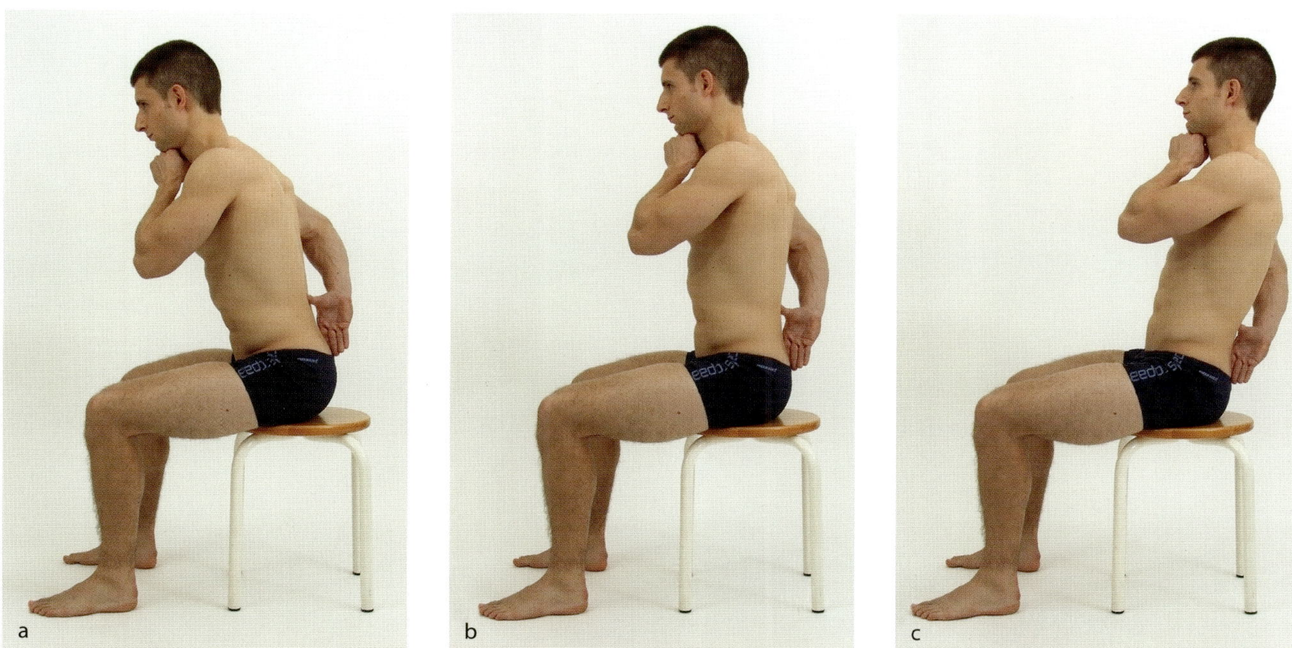

그림.3.18 척추 만곡의 중립위

a. 엉덩관절을 굽힘함으로써 앞쪽으로 기울임.
b. 중간 자세
c. 엉덩관절을 폄함으로써 뒤쪽으로 기울임

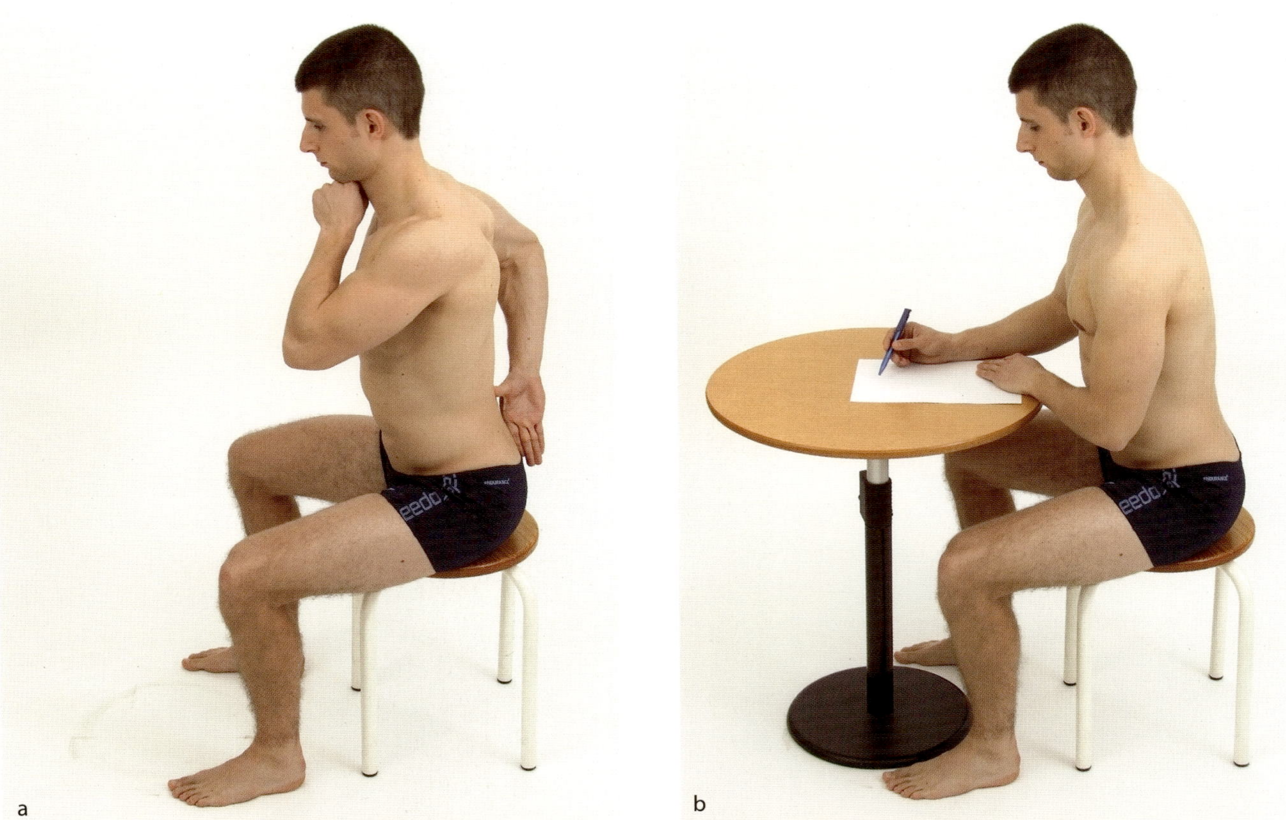

그림.3.19 글을 쓰는 동안, 전체 상체를 앞쪽으로 숙인 자세

앞쪽과 뒤쪽으로 몸을 기울일 때 턱과 가슴사이의 거리도 유지되어야 한다. 턱과 가슴사이의 거리를 유지하기 위해서는, 나머지 손을 주먹 쥐고, 턱과 가슴 사이에 배치한다 (그림 3.18). 어느 정도 시간이 지나면, 여러분은 엉덩관절만 움직여 상체를 하나의 단일체처럼 기울일 수 있을 것이고, 일상생활동작을 할 때마다 이런 자세를 사용할 수 있을 것이다 (그림 3.19b).

운동

여러분의 척추가 특정의 역학적 스트레스를 받는 일상생활동작을 할 때 (물건 들기, 당기, 또는 밀기)나, 몸을 앞쪽과 뒤쪽으로 기울일 때, 여러분은 고정된 척추만곡의 중립위를 유지해야 할 것이다.

▶ **대체 운동.** 만약 여러분의 어깨 가동성이 제한되면, 엄지와 검지를 등 뒤에 배치하여, 허리뼈의 만곡이 불편하거나 불가능한지를 모니터링한다. 이런 경우, 여러분은 엄지를 복장뼈에 배치하고 검지를 배 위에 배치하여 척추만곡을 모니터링할 수도 있다. 엄지와 검지사이의 거리 변화가 있는지를 결정하는 이런 체크 자세의 단점은 호흡 움직임이나 척추만곡의 변화에 의해 일어난다.

문제 해결

환자가 척추만곡 중립위를 취할 수 없다면, 적절한 해결책이 "척추만곡의 중립위" 단락에서 제공되어 있다. 엉덩관절을 움직여 앞쪽과 뒤쪽으로 몸을 기울일 때, 역학적 장애를 확인하고 해결하기 위해 다음의 테스트와 운동을 이용해야 한다. 다음 테스트 중 한 테스트에서 양성이 나타나면, 환자에게 해당 운동을 하도록 주문하고, 엉덩관절만 움직였을 때 앞쪽 기울임과 뒤쪽 기울임이 쉽게 일어나는지를 결정해야 한다. 대답이 "예" 라면, 여러분은 장애를 확인하고 해결해야 한다.

- 의자높이
- 앉은 자세를 취하는 동안 양쪽 무릎사이의 거리와 양쪽 발사이의 거리
- 대칭적 발 배치를 한 앉은 자세
- 볼기근육의 유연성
- 허벅지 뒤쪽의 유연성
- 엉덩관절 굽힘의 가동성

전후 비교

특정 스트레스 (들기, 밀기, 당기기 등) 뿐 만 아니라, 몸을 앞쪽과 뒤쪽으로 기울였을 때 하루 중 얼마 동안이나 고정된 척추만곡의 중립위를 취할 수 있는가?

감별진단

의자 높이를 수정한 후, 양쪽 무릎과 양쪽 발 사이의 넓게 벌리고 앉거나, 발을 대칭적으로 배치하면, 고정된 척추만곡 중립위를 유지한 채 앞쪽 기울임을 쉽게 할 수 있다. 부적절한 다리 자세는 엉덩관절의 굽힘을 방해할 수 있다. 볼기근육이나 허벅지 뒤쪽의 유연성 운동으로 앞쪽 기울임과 뒤쪽 기울임이 향상하면, 해당 부위의 불충분한 유연성에 의해 움직임이 차단된 경우이다. 그리고 엉덩관절 가동성 운동으로 움직임이 향상되면, 엉덩관절 굽힘이 불충분한 경우이다. 끝으로 허리뼈의 나쁜 근육 안정성을 가진 환자는 뒤쪽으로 몸을 기울일 때 무의식적으로 허리뼈를 폄하게 될 것이고, 반대로 앞쪽으로 몸을 기울일 때는 허리뼈를 굽힘하게 될 것이다.

생체역학

고정된 척추만곡의 중립위 운동은 특정 스트레스 (들기, 당기기, 밀기, 또는 몸통을 기울일 때) 아래에서 환자로 하여금 보호성 척추만곡 중립위를 유지하도록 만들 것이다. 예외적인 스트레스를 받는 동안, 이런 단기간의 안정화는 근력 강화 효과를 가질 뿐 만 아니라, 척추를 올바른 자세로 유지할 것이다. 컴퓨터 앞에 앉은 있는 것과 같이, 특정 스트레스를 받지 않는 장기간의 활동 동안, 동적 자세는 정적 자세의 스트레인을 피하는데 중요한 역할을 한다.

3.5 앉은 자세에서의 균형잡힌 상체

테스트

여러분의 상체가 균형잡힌 자세를 취하고 있는가?

위의 질문에 대한 답을 찾기 위해서는, 먼저 왼손의 손가락으로 배 (두덩뼈 바로 윗 부분)를 눌러 배 근육의 긴장을 느껴야 한다 (그림 3.20a). 만약 여러분이 두덩뼈를 찾지 못하면, 음모(pubic hair) 바로 위쪽 부분을 누르면 된다. 오른손은 오른쪽 엉덩뼈능선위에 배치한다. 이때 엄지를 앞쪽 방향으로 향하게 하고, 나머지 손가락을 오른쪽 등폄근에 배치한다 (그림 3.20b). 만약 여러분의 오른쪽 어깨가 불편하다면, 팔을 바꾸어서 실시하는 것이 좋다 (그림 3.20c).

여러분이 고정된 척추만곡 중립위를 하고 수직 자세에서 뒤쪽으로 기울이면 (그림 3.20a), 등은 이완할 것이고, 손가락으로 배를 눌러 배가 얼마나 긴장되어 있는지를 느낄 수 있다.

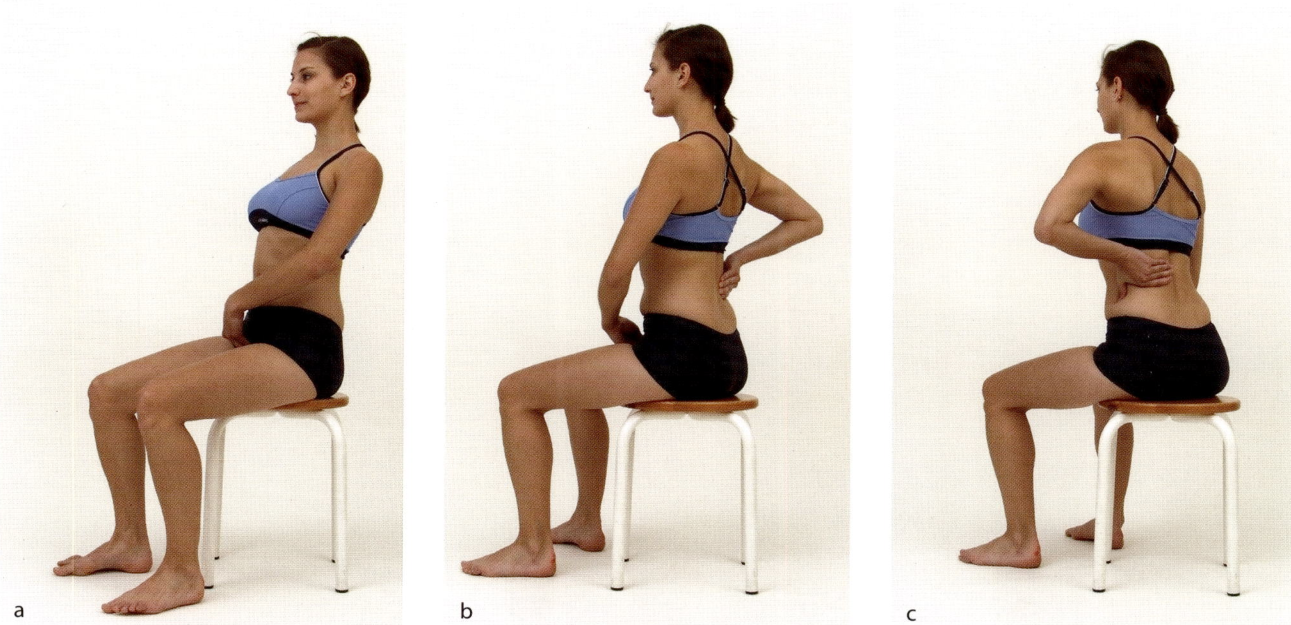

그림.3.20
a. 상체를 뒤로 기울인 자세, b. 균형 잡힌 상체, c. 상체를 앞쪽으로 기울인 자세

같은 방법으로, 여러분은 고정된 척추만곡 중립위를 유지하고 수직 자세에서 몸통을 약간 앞쪽으로 기울이면 배가 이완될 것이고, 그런 다음 손가락으로 등 근육이 얼마나 긴장되어 있는지를 느낄 수 있다.

앞쪽 기울임과 뒤쪽 기울임 사이의 균형잡힌 자세에서(그림 3.20b), 여러분은 배근육과 등근육이 동등하게 얼마나 이완되어 있는지를 느낄 수 있다.

운동

여러분이 장시간 동안 앉아 있으면, 상체를 수직 자세로 유지하는데 신경을 써야 한다.

▶ **대체 운동.** 여러분은 손가락을 사용하지 않고, 앞쪽으로 기울이고 뒤쪽으로 기울일 때 배근육 긴장과 등 근육 긴장 사이의 변화를 느낄 수 있도록 노력해 본다. 이것은 여러분의 신체 자각을 훈련시키는 것이고, 모든 상황에서 빠르게 그리고 눈에 띄지 않게 균형잡힌 상체 자세를 찾도록 만든다. 이런 자각운동은 여러분이 앞쪽이나 뒤쪽으로 기울일 때 다른 많은 근육의 긴장이 어떻게 변화하는지를 여러분께 가르쳐 줄 것이다.

문제 해결

여러분이 앞쪽 근육 사슬과 뒤쪽 근육 사슬사이의 근육 긴장 변화를 느낄 수 없으면, 손가락이 척주세움근과 배곧은근에 제대로 위치되었는지를 체크한다. 매우 뚱뚱한 사람의 경우에는, 배곧은근의 위쪽 끝단이 칼돌기 바로 아래에 위치하기 때문에 배곧은근이 아래쪽 끝단보다 쉽게 느껴질 것이다. 게다가 "고정된 척추만곡 중립위" 단락에서 설명되었듯이 앞쪽으로 기울이거나 뒤쪽으로 기울일 때 허리뼈의 앞굽음을 유지할 때만 근육 긴장의 변화가 뚜렷이 느껴질 것이다. 앞굽음이 일정하게 유지되지 않으면, 근육 긴장 변화와 척추만곡 변화 사이를 손가락으로 구분할 수 없을 것이다. 허리뼈가 충분히 앞굽음되지 않으면, 척주세움근이 긴장과 이완 사이의 명확한 대조를 할 수 없을 만큼 충분하게 긴장되지 않는다.

만약 환자가 수직 자세를 견고하게 유지하면, 균형잡힌 자세가 동적 자세의 중간지점이어야 함을 알아야 한다. 한편, 환자는 반복적으로 균형잡힌 자세를 건너가야 하지만, 결코 중간지점에서 멈추어서는 안 된다. 이와 동시에 척추는 과도한 근육긴장을 피하기 위해, 균형잡힌 자세에서 벗어나서는 절대로 안 된다. 몸에서 가장 유익한 것은 척추만곡 중립위로 된 균형잡힌 상체 자세의 중간 지점에서 이루어지는 작고 지속적인 움직임이다. 이런 움직임의 예는 동적 앉은 자세와 동적 선 자세의 운동에서 볼 수 있다.

전후 비교

앉은 자세에서 상체를 수직 자세로 하고 하루에 얼마 동안 유지하는가?

감별진단

앉아서 일하는 많은 직업들은 상체를 앞쪽으로 숙이는 자세를 필요로 하는데, 이것은 등쪽 근육사슬의 긴장을 증가시킨다. 작업 자세의 결과로 초래된 등 근육 긴장을 가진 환자는 작업 중에 등 근육의 긴장이 증가됨을 보고할 것이다.

반대로, 앉은 자세에서 습관적으로 상체를 뒤쪽으로 기울이는 자세는 일반적으로 작업 조건에 의해 일어나지 않는다. 이것은 앞정강근, 엉덩허리근에서 관자근까지 앞쪽에 있는 근육사슬에 과부하를 가한다. 결과적으로, 앞쪽 근육 사슬을 형성하는 특정 부위에서 증상이 일어날 수 있다. 예를 들어, 관자근의 긴장 증가로 두통이 발생할 수 있다.

습관적으로 뒤쪽으로 기울이는 자세의 가장 흔한 원인은 등뼈의 폄 결핍이다. 과도한 등뼈의 뒤굽음증이 있음에도 불구하고, 시선이 수평을 이루려면 2가지의 보상 작용이 이루어져야 한다. 목뼈의 과도한 젖힘에 의해 보상 작용이외에, 몸을 뒤쪽으로 젖힘으로서 시선이 약간 올라갈 수 있다. 보상 기전은 대개 복합적으로 일어난다.

습관적인 상체의 뒤쪽 기울임이 증상을 일으킨다면 신중한 테스트를 해야 하고, 만약 향상이 필요하다면 등뼈 폄 가동성을 수행해야 한다.

생체역학

앞쪽 근육 사슬과 뒤쪽 근육 사슬의 이완이 동등하다면, 균형잡힌 상체 자세는 척추사이원반의 압박을 제거하고, 근육 피로를 초기에 예방할 것이다. 균형잡힌 자세에서는 몸통 근육의 균형에 요구되는 토크가 "0" 에 가깝기 때문에, 똑바른 자세는 근육의 작용이 필요없을 것이다. 이것은 균형잡힌 상체를 동적 자세의 이상적인 중간지점으로 만든다.

3.6 친자세 환경

테스트

여러분이 자주 사용하거나 (의자, 책상, 컴퓨터 키보드 등) 자주 보는 모든 것 (책, 사람, 컴퓨터, TV)들이 중립의 균형 잡힌 척추자세로 앉거나 서 있는 동안, 그들을 사용할 수 있도록 배치되어 있거나 설치되어 있는가?

운동

자주 사용하거나 자주 보는 것들을 중립의 균형잡힌 척추 자세로 앉거나 선 자세에서 그들을 사용할 수 있도록 배치한다 (그림 3.21).

문제 해결

인간공학적 해결에 대한 제안이 수행되지도 유지되지도 않는다면, 그 이유는 이것이 너무 불편하지 않거나, 너무 비싸기 때문이다. 종종 누군가의 승인이 필요하거나 개인적 결단을 필요로 한다.

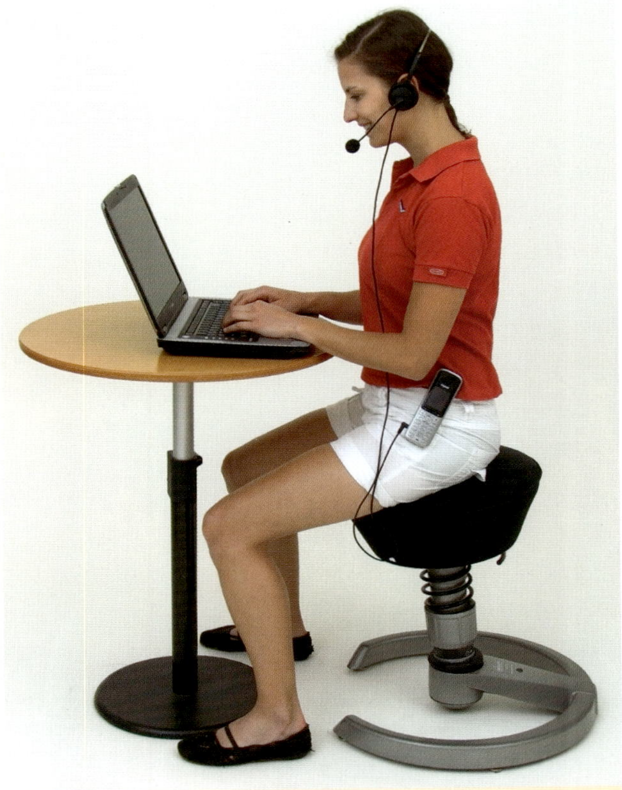

그림.3.21 에르고노믹 워크스테이션

물리치료사로서, 회사가 새로운 인간공학적 가구, 장비, 도구 등을 구입해야 한다고 결론을 내린다면, 근로자 보다는 회사 경영진과 먼저 토의를 해야 한다. 만약 회사 경영자가 여러분의 제안을 거절한다면, 여러분은 근로자가 실망하지 않도록 해야 하고, 또 직업장의 분위기에 해를 끼쳐서도 안된다.

최상의 해결책은 치료사로서 여러분은 소유하고 있는 장소와 도구를 이용하여 실행에 옮기는 것이다. 이런 이유 때문에, 여러분은 책상을 조절할 수 있도록 최소한 도구인 드라이버와 교환가능한 비트들을 가지고 있어야 한다. 만약 책상이나 스크린이 충분히 높지 않다면, 거의 모든 장소에서 이용될 수 있는 복사용지 패키기 위에 그들을 설정할 수도 있다. 부가적으로, 여러분은 운동에 대한 방향, 앞굽음증 지지대, 책 받침대, 손목 지지대 및 전화기를 위한 헤드세트 등과 같이, 환자에게 빌려주거나 팔 수 있는 저비용의 아이템을 갖추는 것이 유용하다.

> **기준**
>
> 팔이나 다리가 배치되어야 하는 특정 각도와 같은, 인간공학적 기준에 절대로 의존해서는 안 된다. 기준은 넓은 개인적 변이 범위를 가진 통계학적 평균값이다. 물리치료사로서의 자질과 의무를 바탕으로, 여러분은 환자를 기준틀 안에 강제해서는 안 되고, 환자가 개인의 생체역학적 균형을 인지하도록 해야 하고, 또 환자가 그것을 찾는데 도움을 주어야 한다.

전후 비교

환자는 인간공학적으로 디자인된 환경에 하루 중에서 얼마 보내고 있는가?

감별진단

문제가 야기되는 위치에서 환자를 관찰하는 것이 가장 효율적이다. 예를 들어, 환자가 컴퓨터로 작업할 때 증상이 증가하면, 환자의 작업장에서 환자를 관찰해야 하고, 그 장소에서 적절한 교정을 수행해야 한다. 결과적으로, 작업장에서의 20분은 그것을 수행하는데 충분한 시간이다.

만약 작업장을 방문할 수 없다면, 직장에서 일하는 환자의 사진이나 동영상이 문제를 확인하고 올바른 해결책을 구하는데 유용할 수 있다. 예를 들어, 여러분의 환자는 자신이 일하고 있는 모습을 휴대폰으로 촬영하도록 동료에게 요구할 수 있다.

생체역학

인간공학적 환경이 확보되어야 하는 가장 중요하고 기본적인 생체역학적 원리는 다음과 같다:

- 중립의 자세 위치
- 짧은 지렛팔
- 불필요한 긴장에 대한 의식적인 이완
- 동적 자세와 수축과 이완사이의 변화

3.7 의자 높이

테스트

장시간 동안 정기적으로 앉게 되는 여러분의 의자 높이는 엉덩관절 (그림 3.22 ①)이 무릎관절 (그림 3.22 ②)보다 약간 더 높을 수 있도록 충분히 높은가?

운동

정기적으로 장시간 동안 여러분이 앉는 의자 높이가 여러분의 엉덩관절 (그림 3.22 ①)이 무릎관절 (그림 3.22 ②) 보다 약간 더 높도록 충분한 높이야 한다.

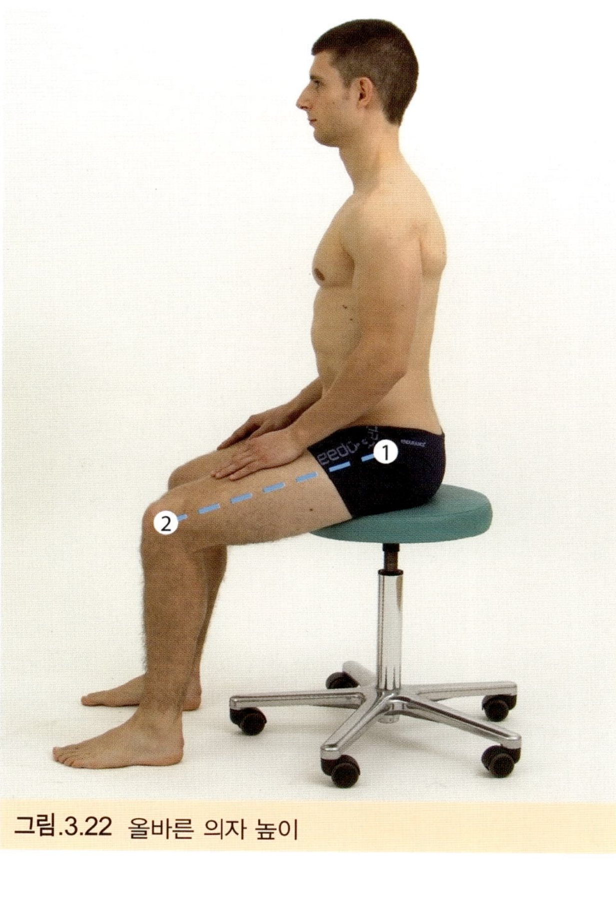

그림.3.22 올바른 의자 높이

올바른 좌석높이를 어떻게 찾는가

만약 좌석이 충분히 높으면, 똑바른 앉은 자세가 쉽게 이루어진다. 만약 좌석이 너무 높으면, 허벅지의 뒤쪽이 압박되거나 앞쪽으로 미끄러지는 느낌이 일어날 것이다. 이상적인 의자 높이는 허벅지 뒤쪽이 압박되지 않거나 앞쪽으로 미끄러지는 느낌이 일어나지 않고, 척추가 쉽게 곧게 펴지도록 해야 한다.

문제 해결

조절이 불가능한 의자의 좌석은 쿠션을 이용함으로써 조절할 수 있다. 만약 편리한 쿠션이 없다면, 환자는 자신의 발을 의자 밑에 배치함으로써 무릎관절을 낮출 수 있다. 그러나 이 자세는 다리가 불안정하고, 뒤넙다리근을 타이트하게 만들고, 또 무릎넙다리관절의 압박을 상승시키기 때문에, 단시간 동안만 이 자세를 취하는 것이 좋다.

전후 비교

엉덩관절이 무릎관절보다 더 높게 위치하는 앉은 자세를 하루 중 얼마 동안 취하고 있는가?

감별진단

좌석 레벨의 상승이 허리 통증을 일으킨다면, 테이블 높이가 올라가지 않기 때문에 환자는 허리를 숙여 이런 보상한다.

한편, 허리뼈 협착증이 있으면, 상승된 좌석에 의한 척추의 곧은 자세가 등과 다리의 증상을 더욱 악화시키는데, 그 이유는 척추가 곧게 됨으로써 척수관의 공간을 좁게 만들기 때문이다. 협착증이 있는 경우에는, 증상이 사라질 때까지 의자 높이를 낮춰 주는 것이 좋다. 심지어 엉덩관절이 무릎관절보다 더 이상 높지 않아도 된다.

생체역학

좌석이 너무 높으면, 양 발이 지면에 완전히 닿지 않을 수도 있다. 이런 자세의 경우에는, 좌석의 앞쪽 가장자리가 뒤쪽 허벅지에 의해 눌리게 되어, 불편할 뿐 만 아니라 다리의 정맥 환류가 방해를 받게 된다. 환자가 좌석 앞쪽으로 이동하여 이런 압박을 피하는 노력을 한다면, 그는 앞쪽 방향으로 미끄러지는 느낌을 가지게 될 것이다. 환자가 발꿈치를 들어올려 이런 압박을 피하려고 노력한다면, 그는 엉덩허리근육의 작용과 함께 다리 무게의 일부만을 유지해야 할 것이다. 이런 긴장이 습관화되면, 엉덩관절, 샅, 허리뼈 및 호흡 등에서 기능부전이 일어날 수 있다.

좌석이 너무 낮으면, 엉덩관절의 굽힘 각도가 너무 커져서, 엉덩관절 굽힘 축의 앞쪽에서 압박이 일어날 것이고, 엉덩관절 축의 뒤쪽에 있는 엉덩관절 폄근에서 탄성 긴장이 일어날 것이다. 양쪽 힘은 똑바른 골반자세에 반작용할 것이고, 그 결과로 척추만곡의 중립위를 만들 것이다. 엉덩관절 폄근의 불충분한 유연성이 방해를 받게 되는 엉덩관절 굽힘의 각도는 사람에 따라 상당히 다를 것이고, 볼기 근육의 유연성 운동에 의해 향상될 것이다. 그러므로 환자에게 특정의 굽힘 각도를 권장하는 것은 좋은 방법이 아니다.

3.8 앉은 자세에서의 양쪽 무릎 사이 간격과 양 발 사이 간격

테스트

여러분의 아래팔 길이만큼 양쪽 무릎과 양쪽 발을 띄워 배치하고 있는가?(그림 3.23).

운동

여러분의 양쪽 무릎과 양쪽 발사이의 간격을 아래팔 길이만큼 벌리고 앉는다.

문제 해결

만약 엉덩관절 벌림의 가동성이 양쪽 무릎과 양쪽 발을 충분히 벌림할 수 없다면, 허벅지 유연성 운동을 통해 엉덩관절 벌림의 가동성을 향상시킬 수 있는지를 살펴본다.

전후 비교

양쪽 무릎과 양쪽 발사이의 간격을 아래팔 길이만큼 벌리고 앉아 있는 시간이 얼마나 되는가?

감별진단

양쪽 무릎과 양쪽 발사이의 과도한 간격은 실제로 거의 볼 수 없고, 주로 불충분한 (아래팔 길이보다 짧은) 간격이 흔하다. 이렇게 되는 이유는 매우 많다. 대개 불충분한 거리를 가진 환자는 사회 관습을 준수한다. 예를 들어, 그들은 우아하게 또는 얌전하게 보이도록 다리를 교차시켜 앉는다. 다리를 교차한 자세는 엉덩관절 모음근의 긴장을 증가시킨다. 사회 환경 밖이라도 해도, 한쪽 다리의 교차는 습관화될 수 있고, 결국에는 구축으로 발달할 것이다. 허벅지 안쪽 테스트가 양성이면 모음근의 구축과 습관화된 긴장을 의미한다. 이런 경우, 골반바닥근이나 엉덩허리근도 종종 타이트해진다. 방광, 콩팥, 쓸개, 간, 작은창자, 위 등의 염증 결과로서 이들 근육의 부목 반사(splinting reflex)가 양쪽 무릎과 양쪽 발 사이의 불충분한 거리의 1차 원인일 수도 있고, 또 확산성 허리 통증의 원인일 수도 있다. 이런 이유 때문에, 양쪽 무릎과 양쪽 발 사이의 거리가 너무 짧고 확산성 허리 통증이 있으면, 다음과 같은 염증 징후를 알아보는 것이 현명하다:

- 방광: 배뇨 동안 화끈거림이 있고, 빈번한 절박성 배뇨가 있음.

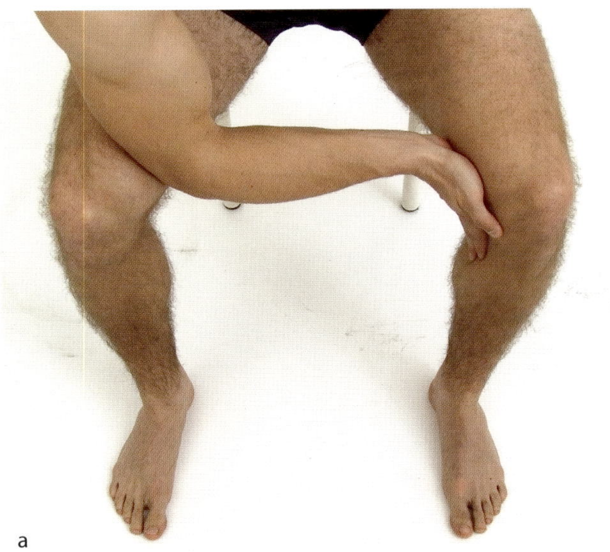

a

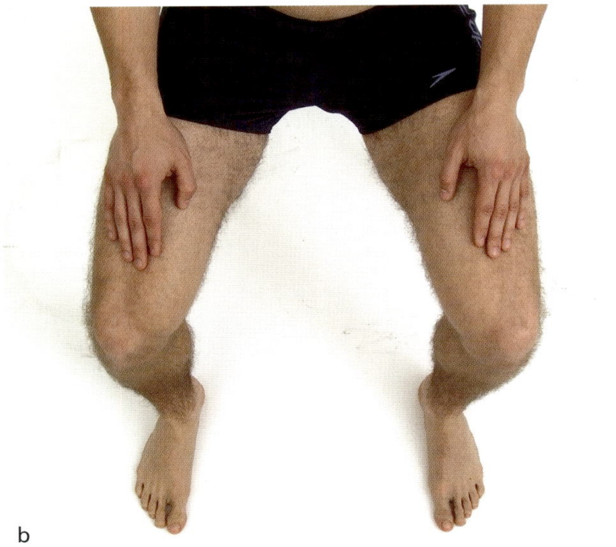

b

그림.3.23 아래팔의 길이 (a)가 양쪽 무릎과 양쪽 발 사이의 적절한 간격이다 (b).

- 콩팥: 주먹을 쥐고 콩팥부위를 가볍게 톡톡 때렸을 때 통증이 발생함.
- 간: 피부와 공막 (눈)이 황색으로 변색됨
- 쓸개: 지방 음식을 먹은 후, 옆구리 통증이 발생함
- 작은창자: 복부 팽배감, 변비, 설사, 복부 통증, 장운동 후 이완
- 위: 굶주림, 스트레스 또는 커피, 알콜 또는 흡연 등으로 속쓰림, 검은색의 대변, 상복부 통증 등이 심해짐.

질병 배제하기

이들 테스트 중 1개 이상의 테스트에서 양성 징후가 나타나면, 환자는 주치의나 내과 전문의와 상담하여 추가적인 테스트를 받아야 할 것이다. 만약 위 자극의 징후가 있으면, 그 원인이 헬리코박터균의 감염인지를 확인해 볼 필요가 있다.

생체역학

올바른 좌석 높이와 마찬가지로, 양쪽 무릎 사이의 넓은 거리도 골반의 앞쪽경사와 척추만곡의 중립위에 대한 필수 사항이다. 환자가 양쪽 무릎을 붙이거나 다리를 교차하고 앉으면, 똑바른 앉은 자세를 취하기가 더욱 어려워질 것이다.

3.9 앉은 자세에서 대칭적 체중 분포

테스트

양쪽 궁둥이로 체중을 균등하게 분포하고 앉아 있는가? (그림 3.24b), 양쪽 다리를 지면 위에 완전히 균등하게 배치하고 있는가? (그림 3.24b)

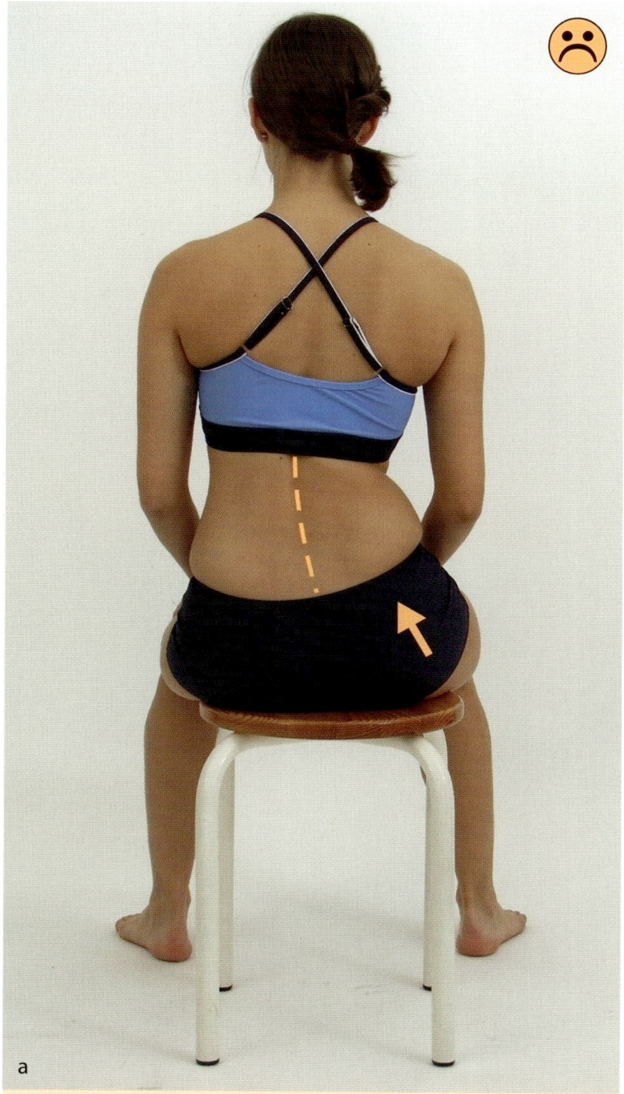

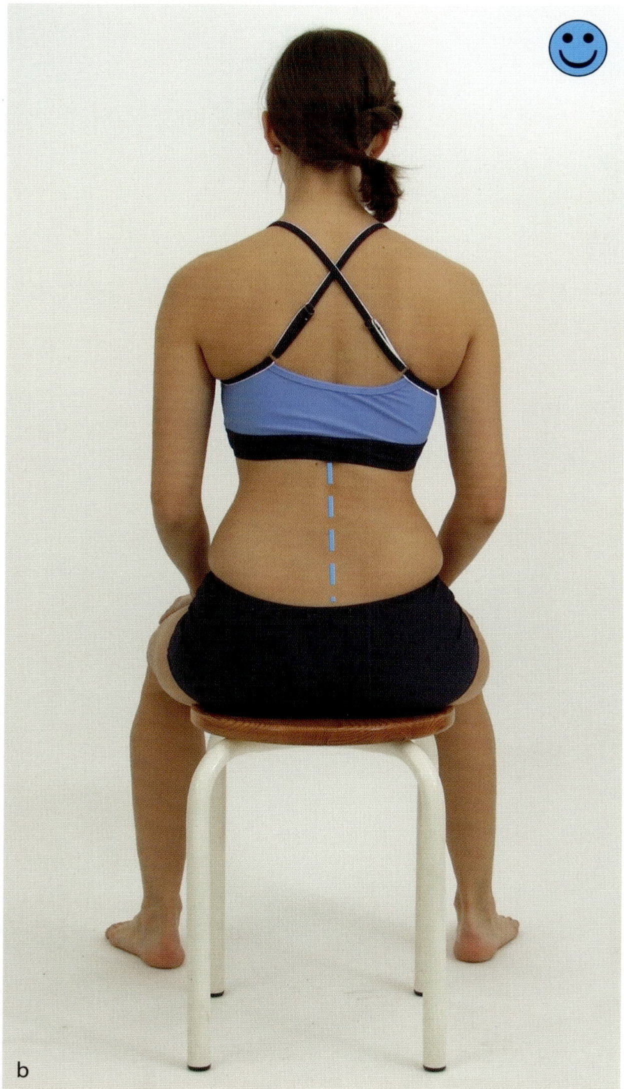

그림.3.24 양쪽 궁둥이의 불균등한 체중 분포 (a)와 균등한 체중 분포 (b).

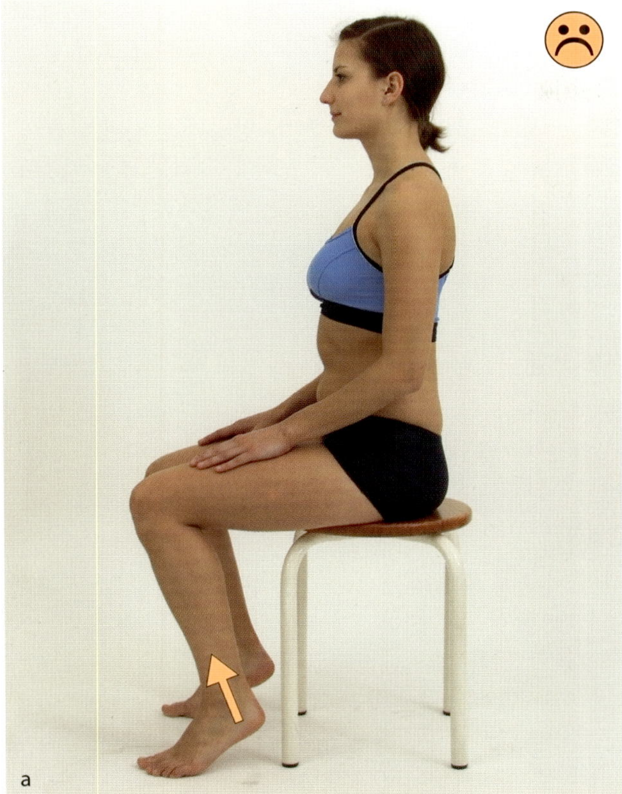

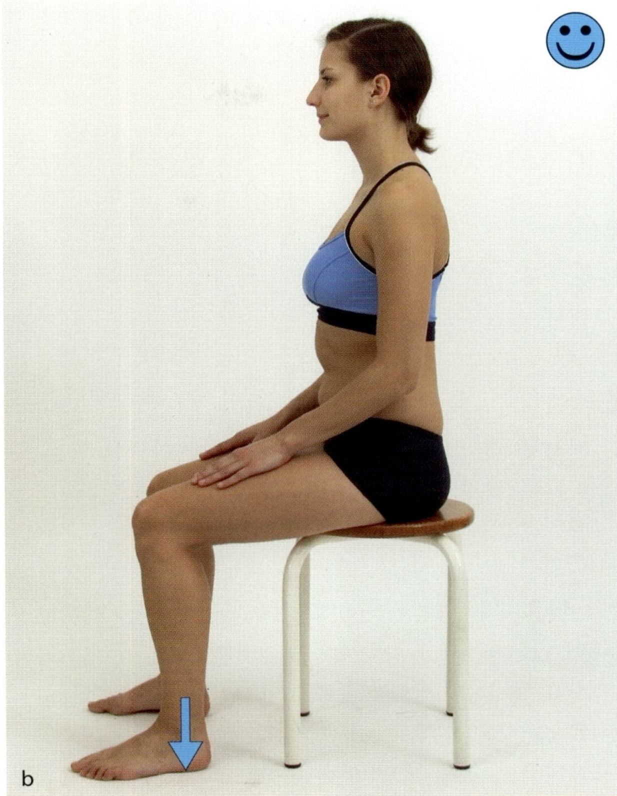

그림.3.25 긴장된 다리 자세 (a)와 이완된 다리 자세 (b).

운동

앉은 자세를 취할 때 양쪽 궁둥이로 균등하게 체중을 분포해야 한다 (그림 3.24b). 그리고 양쪽 다리의 체중이 지면 바닥에 완전하게 놓여야 한다 (그림 3.24b).

▶ **대체 운동.** 만약 여러분의 체중이 균등하게 분포되었는지를 확신할 수 없으면, 양쪽 궁둥이가 균등하게 압박되는 중간지점을 찾기 전에 체중을 좌우로 이동시켜 보는 것도 도움이 되고, 또 오른쪽 궁둥이와 왼쪽 궁둥이를 교대로 체중부하는 것도 도움이 될 것이다.

문제 해결

옆굽음증이 있는 경우에는, 양쪽 궁둥이에 체중을 균등하게 분포하더라도 척추가 불균형된 느낌을 가질 수 있다. 만약 이런 느낌이 지속되면, 양쪽 궁둥이에서 느껴지는 약간의 불균형이 척추의 균형을 유지하는데 필요할 수 있다.

전후 비교

양쪽 궁둥이로 균등하게 체중을 부하하고, 양쪽 다리를 지면 바닥에 완전히 내려놓는 앉은 자세는 앉은 자세의 몇 퍼센트 쯤 되는가?

감별진단

환자는 변화된 인지나 균형에서 실제 이동 때문에 불균형을 인지할 수 있다. 예를 들어, 궁둥뼈거친면 옆에 있는 궁둥신경에 염증이 있으면, 민감성이 증가되어 실제 보다 더 크게 압박되는 것처럼 인지될 수 있다. 환자가 앉아 있을 때, 치료사는 자신의 손을 환자의 궁둥뼈거친면 밑에 넣고 실제로 체중분포가 불균등하게 일어나는지를 느낄 수 있다. 배제되어야 할 전형적인 체중분포 불균등의 원인들로는 옆굽음증, 일할 때나 여가활동 때의 비대칭적 자세 습관, 엉덩엉치관절의 기능부전, 볼기근육의 비대칭 크기, 또는 통증을 피하기 위한 체중 이동 등이 있다.

생체역학

앉은 자세의 균등한 체중 분포는 옆굽음증 변형, 척추 근육의 긴장, 엉덩엉치관절의 불안정 등을 예방하는 역할을 한다. 지면에 발이 완전하게 체중부하되면 엉덩허리근이 이완하게 되는데, 이것은 엉덩관절과 허리 관절의 스트레스를 없애 주고, 복식 호흡을 촉진한다.

3.10 서기 자세의 폭

테스트

신발의 폭만큼 양 발을 벌리고 선 자세를 취하는가?
(그림 3.26)

운동

선 자세를 취할 때, 양쪽 발 사이에 신발 한짝을 놓을 수 있을 만큼 양 발을 충분히 벌리고 선 자세를 취한다
(그림 3.26).

문제 해결

균형 감각 결핍이나 외적 힘 (사나운 파도와 같은)의 효과에 의해 발생된 균형 문제가 있는 경우, 넓은 폭의 서기 자세는 균형을 유지하는데 필수적이다. 환자가 균형 문제를 가지고 있으면, 균형 훈련을 통해 정상의 서기 자세의 폭을 회복하도록 노력해야 한다.

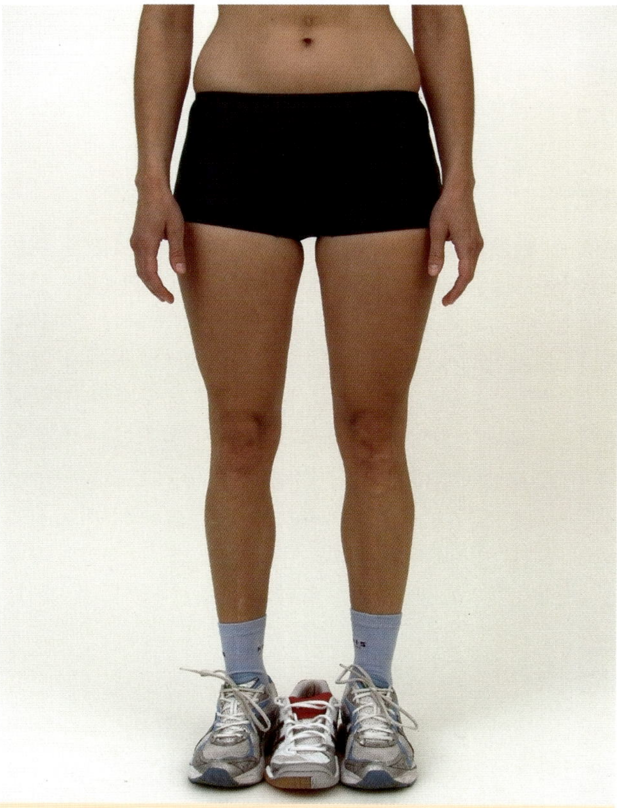

그림.3.26 신발 한짝의 폭만큼 양 발을 벌리고 서 있는다.

골반의 폭이 매우 넓은 환자의 경우에는, 양 발 사이의 폭은 신발 한짝 보다 더 큰 폭의 서기 자세를 취해야 한다. 치료사는 환자에게 신발 한짝의 폭보다 더 큰 넓이로 양 발을 벌림하도록 교육해야 한다. 엉덩관절 넓이 만큼 양 발을 벌림하고 선 자세를 취하도록 교육하는 것은 대부분의 환자에게 도움이 되지 않는다. 왜냐하면, 엉덩관절 넓이가 갖는 의미가 명확하지 않고 이런 간격이 양쪽 발에 어떻게 적용되는지가 명확하지 않기 때문이다.

전후 비교

선 자세를 취할 때, 신발 한짝의 폭만큼 양 발을 벌리고 서 있는 자세를 하루 중 얼마나 취하고 있는가?

감별진단

서기 자세의 폭이 너무 좁으면, 예를 들어, 양 발이 붙어 있으면, 균형을 유지하기가 더 어려워진다. 결과적으로, 엉덩관절 근육과 골반바닥근이 긴장되는데, 그 이유는 그들이 지속적으로 작용해야 하기 때문이다. 이런 이유 때문에, 만약 엉덩관절 근육과 골반바닥근이 과도하게 긴장되면, 넓은 폭의 서기 자세를 취할 수 없을 것이다.

한편, 너무 넓은 폭의 서기 자세는 발활과 1번 발허리발가락관절에 과도한 부하를 제공하여, 다양한 발 기형을 초래할 수 있다. 이런 이유 때문에, 이런 종류의 기형이 나타나면, 서기 자세의 폭도 연구되어야 한다.

여러분은 환자에게 서기 자세의 폭을 교정해 줌으로써 넓은 폭의 서기 자세가 균형 결핍을 보상하기 위한 것인지를 결정할 수 있다. 환자가 균형 잡기를 어려워 하는 것처럼 보이거나 주관적으로 느껴지면, 이것은 균형 결핍의 징후이다. 이런 경우에는, 균형 결핍의 원인을 확인해야 하고, 치료해야 한다.

생체역학

환자가 신발 한짝의 폭만큼 벌리고 서 있으면, 그 간격은 엉덩관절 폭만큼 벌리고 선 경우이고, 양쪽 다리의 축이 서로 나란하게 배열된 경우이다. 이런 나란한 자세는 체중이 한쪽으로 이동되더라도 골반이 수평을 이루는 이점을 가진다. 부가적으로, 올바른 서기 자세의 폭은 엉덩관절과 발 관절에 가해지는 압박을 이완시키고, 안정된 동적 서기 자세를 촉진한다.

3.11 선 자세에서의 대칭적 체중 분포

테스트

선 자세를 취할 때 여러분의 체중을 어떻게 분포하는가? 양쪽 발에 체중을 균등하게 배분하고 서 있는가? 발꿈치와 발의 앞쪽 볼 (ball)에 체중을 균등하게 배분하고 서 있는가?

운동

일상활동을 할 때, 양쪽 발에 체중을 균등하게 배분하려고 노력해 보고 (그림 3.27, 3.28, 3.29 비교), 또 발꿈치와 발의 앞쪽 볼(ball)에 체중을 균등하게 배분하려고 노력해 본다 (그림 3.30a-c 비교). 이 자세는 경직하게 유지되어서는 안되지만, 여러분이 모든 방향으로 체중을 정기적이고 지속적으로 이동할 때 동적 자세의 중간지점에 있어야 한다. 예를 들어, 여러분은 교대로 앞뒤 (그림 3.30a-c)나 좌우로 (그림 3.27, 3.28, 3.29) 체중을 이동할 수 있다. 그러나 여러분은 습관적으로 중간지점으로부터 멀어진 동일 방향(왼쪽, 오른쪽, 앞쪽, 뒤쪽)으로 이동된 체중을 유지하려 해서는 안 된다. 여러분은 다음의 자가운동을 통해 이것이 그런 경우인지 또는 아닌지를 확인할 수 있다.

자각운동: 왼쪽–오른쪽 체중 분포

여러분은 엉덩관절의 긴장을 체크함으로써 여러분의 체중이 한쪽으로 이동되어 있는지를 느낄 수 있다. 이것을 하기 위해, 여러분의 양 손을 각각 엉덩뼈능선 바로 아래쪽인 엉덩관절 위에 배치한다 (그림 3.28). 척추를 곧게 세우고, 어깨와 골반을 균등하게 왼쪽으로 움직여 여러분의 체중을 왼쪽으로 이동해 본다. 이때 양쪽 무릎은 펴되어야 한다 (그림 3.29). 만약 여러분의 체중이 이런 방법으로 왼쪽으로 이동하면, 여러분은 왼손을 통해 왼쪽 엉덩관절 근육이 긴장되어 있음을 느낄 것이다 (그림 3.29 ①). 역으로, 만약 여러분의 체중이 오른쪽으로 이동하면, 여러분은 오른손을 통해 오른쪽 엉덩관절 근육이 긴장되어 있음을 느낄 것이다 (그림 3.27 ②). 이제 양쪽 엉덩관절 근육이 모두 이완된 중간지점을 찾아본다 (그림 3.28). 이런 중간지점에서, 여러분의 체중은 좌우로 균등하게 분포되어 있을 것이다. 이것은 여러분의 동적 자세의 중간지점이어야 한다. 여러분은 약간의 노력으로 손을 통하지 않고, 체중을 좌우로 움직일 때 엉덩관절 근육의 긴장을 느끼는 방법을 배울 것이다.

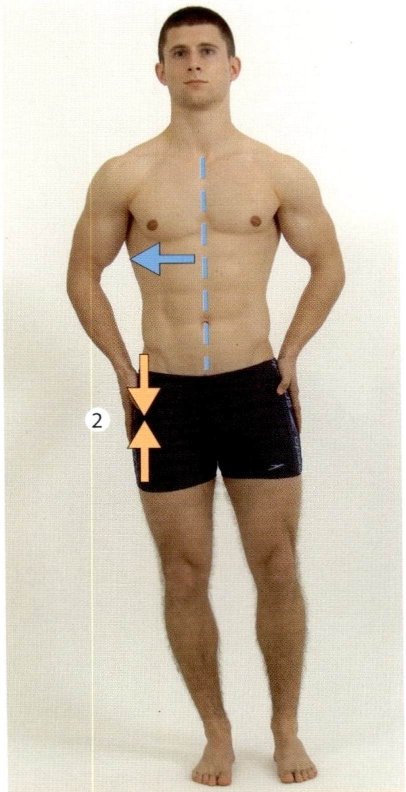

그림.3.27 만약 체중이 오른쪽으로 이동하면, 오른쪽 엉덩관절 근육이 긴장된다.

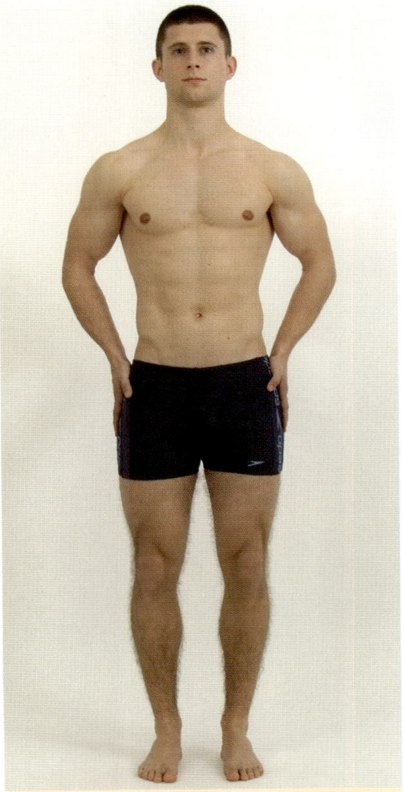

그림.3.28 체중이 균등하게 분포되면, 양쪽 엉덩관절 근육이 이완된다.

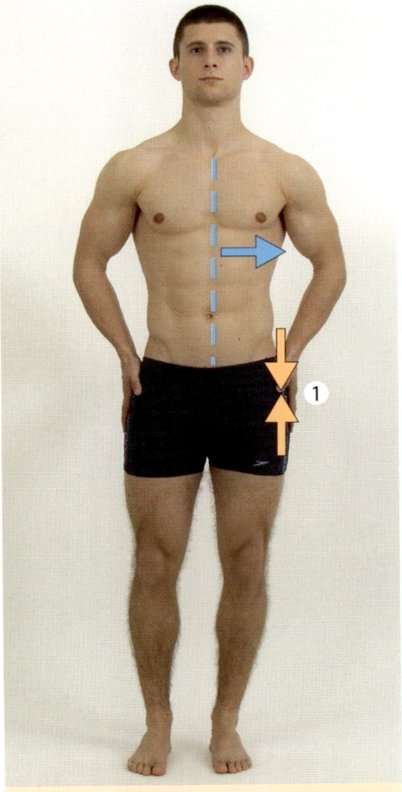

그림.3.29 체중이 왼쪽으로 이동하면, 왼쪽 엉덩관절 근육이 긴장된다.

자각운동: 앞쪽-뒤쪽 체중 분포

여러분은 다리 근육의 긴장을 통해 여러분의 체중이 발꿈치과 발볼에서 균등하게 분포되는지를 느낄 수 있다 (그림 3.28b). 만약 여러분의 체중이 뒤쪽으로 (발꿈치쪽으로) 너무 멀리 이동되어 있다면, 정강이쪽 근육과 발뒤쪽에 있는 근육이 긴장될 것이다 (그림 3.30c). 만약 여러분의 체중이 발의 볼쪽인 앞쪽으로 이동되어 있으면, 장딴지 근육이 긴장될 것이다 (그림 3.30a).

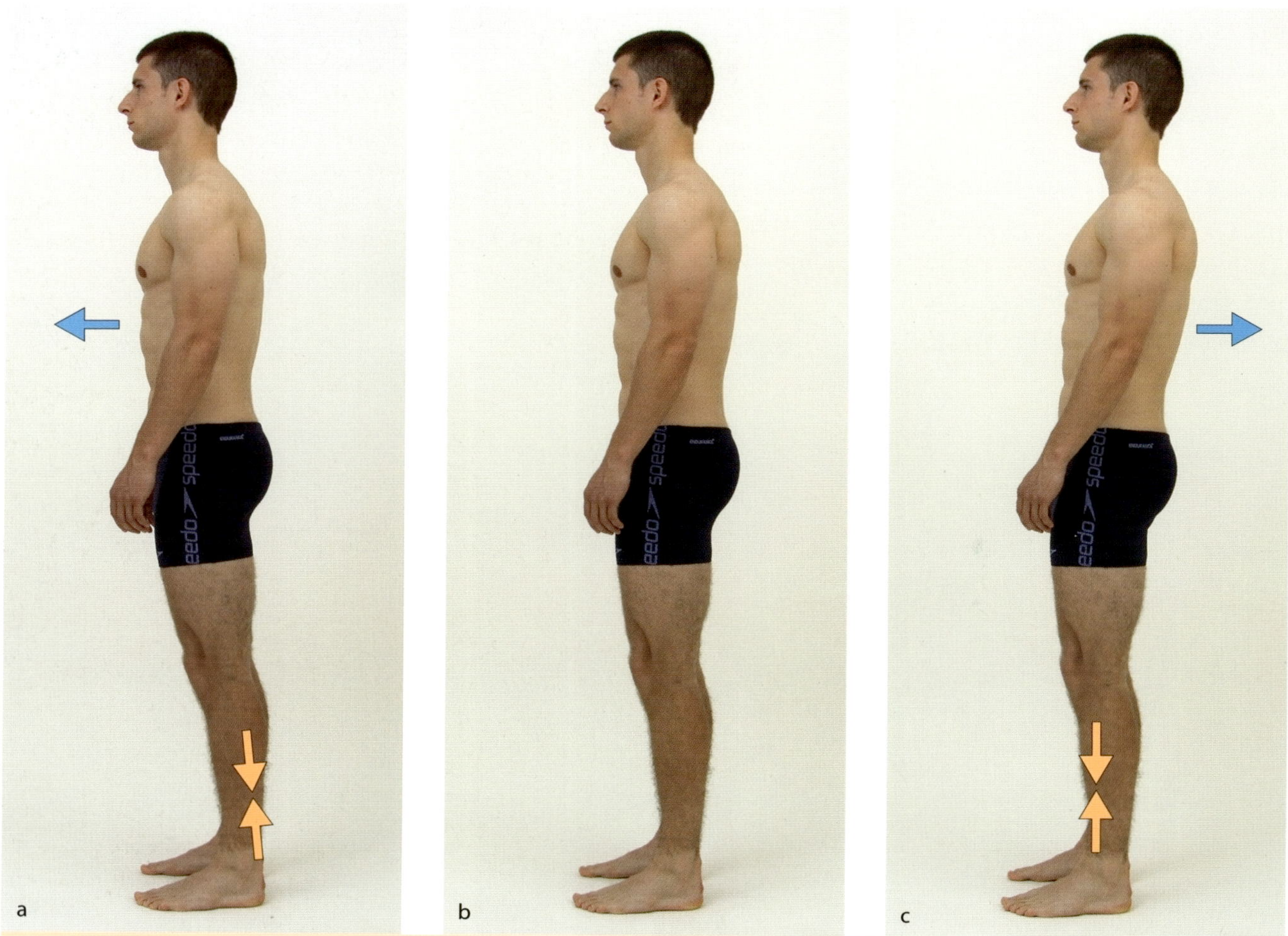

그림.3.30 체중이 중간지점으로부터 앞쪽으로 이동되어 있으면, 장딴지 근육이 긴장될 것이다 (a). 체중을 균등하게 분포하고 서 있으면, 장딴지 근육이 이완될 것이다 (b). 환자의 체중이 중간지점으로부터 뒤쪽으로 이동되어 있으면, 정강이 근육이 긴장될 것이다 (c).

▶ **대체 운동.** 여러분이 체중을 발꿈치쪽인 뒤쪽으로 이동했을 때 정강이 근육이 긴장되는 곤란한 느낌을 가진다면, 맨발로 거울 앞에 서 있을 때 정강이 근육이 긴장되는 것을 여러분은 볼 수 있다: 여러분이 체중을 너무 멀리 뒤쪽으로 이동하는 순간, 정강이 바닥쪽의 힘줄이 튀어나오게 되는 것을 눈으로 확실할 수 있다. 힘줄이 육안으로 이완될 때까지 여러분의 체중을 앞쪽으로 이동함으로써 그런 자세를 교정해 본다.

문제 해결

양쪽 발 사이의 불균등한 체중 분포는 다리 길이 차이와 골반 수평을 보상하려는 시도일 수 있다.

측정 장비를 통해 다리 길이 차이를 체크해 본다 (그림 3.31). 여러분이 다리 길이 차이를 찾았다면, 다리 길이 차이를 교정하고, 신체 기능과 구조의 반응이 가장 유익하게 일어나는 신체 부위에 대해 부분적으로 또는 완전하게 의존하는지를 확인해 본다. 대개 교정은 균등한 체중분포를 촉진한다.

전후 비교

체중이 양쪽 발에 균등하게 분포되어 있는 경우가 하루 중 얼마나 되는가?

감별진단

다리길이 차이는 육안으로 쉽게 확인할 수 없다. 150명의 학생을 대상으로한 연구에서, 육안 테스트의 결과와 X선 테스트의 결과를 비교했다. 육안 테스트는 임상적으로 타당한 6-10㎜ 범위에서 다리길이 차이의 43%를 놓쳤다.

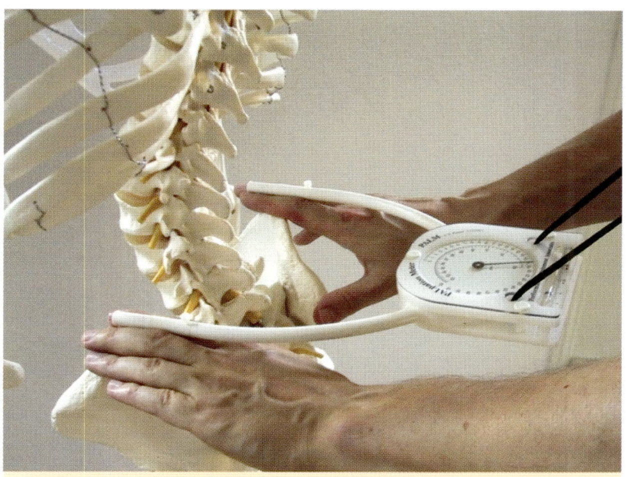

그림.3.31 PALM을 이용한 골반경사 측정

X 선 테스트 결과에 보다 가까운 결과를 PALM(Palpation Meter)(Petrone 등 2003)을 이용해 얻을 수 있다. 치료사가 손가락으로 뼈 표식점을 촉진할 때 PALM (그림 3.31)은 객관적 측정 데이터를 제공하는 측정 장비이다.

만약 치료사가 엉덩뼈능선 위에 손가락과 함께 PALM을 함께 배치하고 환자가 체중을 왼쪽이나 오른쪽으로 움직이면, 골반 경사에 대한 이런 체중 이동의 효과를 측정할 수 있다.

다리길이 차이가 구조적 문제인지 아니면 기능적 문제로 발생하는지는 다음의 가동성 운동으로 확인할 수 있다: 돌림 가동성, 볼기 근육 유연성, 허벅지 뒤쪽 유연성, 허벅지 안쪽 유연성, 엉덩관절 폄 가동성 및 허벅지 앞쪽 유연성 등. 다리길이 차이가 이들 운동에 의해 감소된다면, 기능적 문제로 인해 다리길이 차이가 일어난 것이다.

▶ **2개 체중계 테스트.** 환자에게 2개의 체중계 위에 똑바로 서도록 주문하고 눈금을 보지 않도록 한다 (그림 3.32). 그리고 촉진을 통해 양쪽 엉덩관절 벌림근의 균형을 찾도록 환자에게 주문한다 (그림 3.28 참고). 환자가 근육 균형

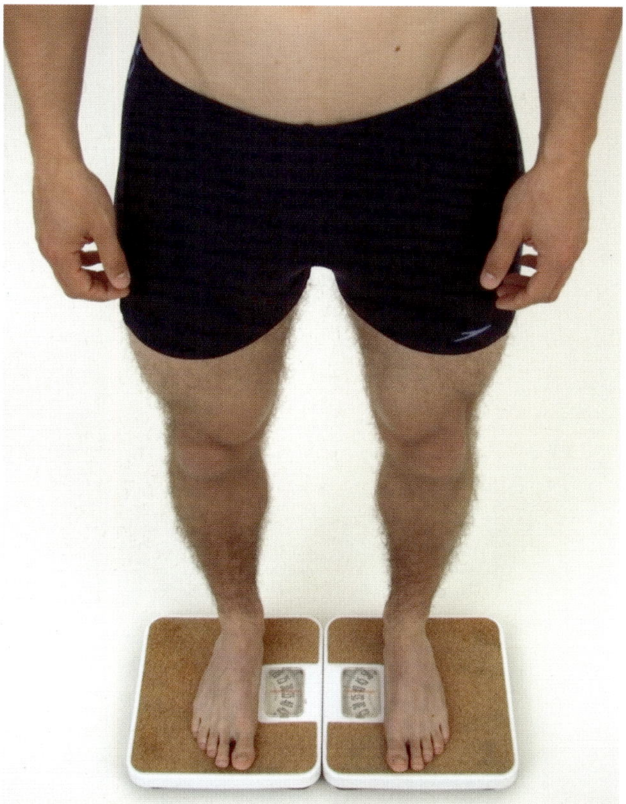

그림.3.32 2개 체중계 테스트

을 찾았다고 말하면, 체중계의 눈금을 체크한다. 만약 체중계가 양쪽 발 사이에서 체중을 균등하게 분포하고 있다고 확신되면, 촉진 방법이 환자에게 적절한 방법이다.

만약 이것이 그런 경우가 아니라면, 여러분은 근육 평형의 촉진을 사용해야 한다 (그림 3.28 참고). 만약 양쪽 체중계가 동일한 체중을 보이고 있다면, 환자는 자신의 근육 평형을 찾을 수 있고, 여러분과 함께 이런 방법을 계속 수행해 본다 .

엉덩관절 벌림근이 균형을 이루고 있을 때도 양쪽 체중계가 불균등한 체중을 보인다면, 아마도 근육은 다른 비대칭을 보상하는 것일 수 있다. 만약 찾는 것과 교정이 불가능하다면, 양 발의 균등한 체중분포보다는 척추 근육의 균형을 유지하는 것이 더 좋을 것이다 (그림 3.28 참고). 각 환자 사례에서 최고의 환자 기능과 증상의 향상을 제공하기 위해, 엉덩관절 근육의 균형인지 아니면 양 발사이의 균등한 체중분포인지를 항상 결정해야 한다.

생체역학

다리길이가 동일하다면, 균등하게 체중분포된 서기 자세가 다리와 몸통 근육의 균형을 촉진할 뿐 만 아니라, 골반 근육의 안정성과 이마면에서의 척추 중립위를 촉진한다.

발꿈치에 대한 압박 감각을 토대로 한, 양쪽 발 사이의 체중 분포 비교는 위에 기술된 근육 평형의 촉진보다 정확하지 않을 것이다 (그림 3.28 참고). 이런 이유는 발꿈치의 압박 감각보다 손가락의 촉감이 더 정확하기 때문이다. 부가적으로 발꿈치의 압박 감각은 불균등한 체중 분포가 장시간 동안 지속될 때도 변할 수 있다. 끝으로, 발꿈치의 압박 변화는 딱딱한 지면에서만 느껴질 수 있다. 그러므로 체중 분포를 체크하는 이런 방법은 부드러운 신발을 신을 환자에게 부적절할 것이다.

3.12 선 자세 (균형잡힌 상체)

테스트

선 자세를 취할 때 상체가 균형을 이루고 있는가?

위의 질문에 대한 해답을 찾으려면, 먼저 왼손의 손가락으로 배(두덩뼈 발로 위쪽)를 살짝 눌러봄으로써 배근육의 긴장을 느껴 본다 (그림 3.33a-c ①). 여러분이 두덩뼈를 찾지 못하면 음모(pubic hair) 바로 위쪽 부분을 누르면 된다. 그 다음 오른손을 오른쪽 엉덩뼈능선위에 배치한다. 이때 엄지를 앞쪽 방향으로 향하게 하고, 나머지 손가락을 오른쪽 등 폄근에 배치한다 (그림 3.33a-c ②).

이제 등 근육을 이완하고, 손가락이 배근육의 긴장을 느끼고 배가 손가락을 바깥으로 밀 때까지 골반을 앞쪽으로 내민다 (그림 3.33a).

비슷한 방법으로, 중간지점을 지나 뒤쪽으로 궁둥이를 밀 때 배근육이 이완하고 등 근육이 긴장되어 있는지를 손가락을 느낄 수 있다 (그림 3.33c).

이제 이들 2 자세 사이의 중간지점을 찾는다. 즉, 등 근육과 배 근육이 모두 이완된 자세를 찾는다 (그림 3.33b). 이것은 상체를 균형잡고 선 자세이다.

여러분의 습관화된 자세가 골반을 앞쪽으로 내밀 때 상체를 뒤쪽으로 기울이는 경우라면, 균형잡힌 자세는 제일 먼저 궁둥이가 뒤쪽으로 더 멀리 내밀게 되는 것을 느낄 것이다. 2개의 거울을 이용해 측면에서 여러분 자신을 바라보거나 다른 사람으로 하여금 여러분을 바라보게 함으로써, 여러분은 이것이 그런 경우가 아님을 찾을 것이다. 오히려 균형잡힌 자세에서 여러분은 더 똑바르고, 더 균형잡히고, 더 호리호리한 것을 바로 볼 수 있을 것이다.

운동

여러분이 서 있을 때, 상체가 수직에 가깝도록 유지해야 한다.

▶ **대체 운동.** 앞쪽과 뒤쪽으로 몸을 기울일 때, 손가락을 사용하지 않고도 배근육과 등 근육사이의 긴장 변화를 느끼도록 노력한다. 이것은 여러분의 자각운동을 훈련시키고, 일상생활동작을 하는 동안 빠르고 눈에 띄지 않게 균형잡힌 상체 자세를 찾게끔 만든다. 이런 자각운동은 앞쪽이나 뒤쪽으로 몸을 기울일 때 많은 다른 근육에서 긴장이 변화하는 것을 여러분께 가르쳐 줄 것이다.

문제 해결

환자가 앞쪽 근육 사슬과 뒤쪽 근육 사슬 사이의 근육 긴장 변화를 느낄 수 없다면, 여러분은 손가락이 척주세움근과 배근육에 배치되었는지를 체크해야 한다. 매우 뚱뚱한 환자의 경우에는, 칼돌기 바로 밑에 있는 배곧은근의 위쪽 끝단이 아래쪽 끝단보다 더 쉽게 느껴질 것이다.

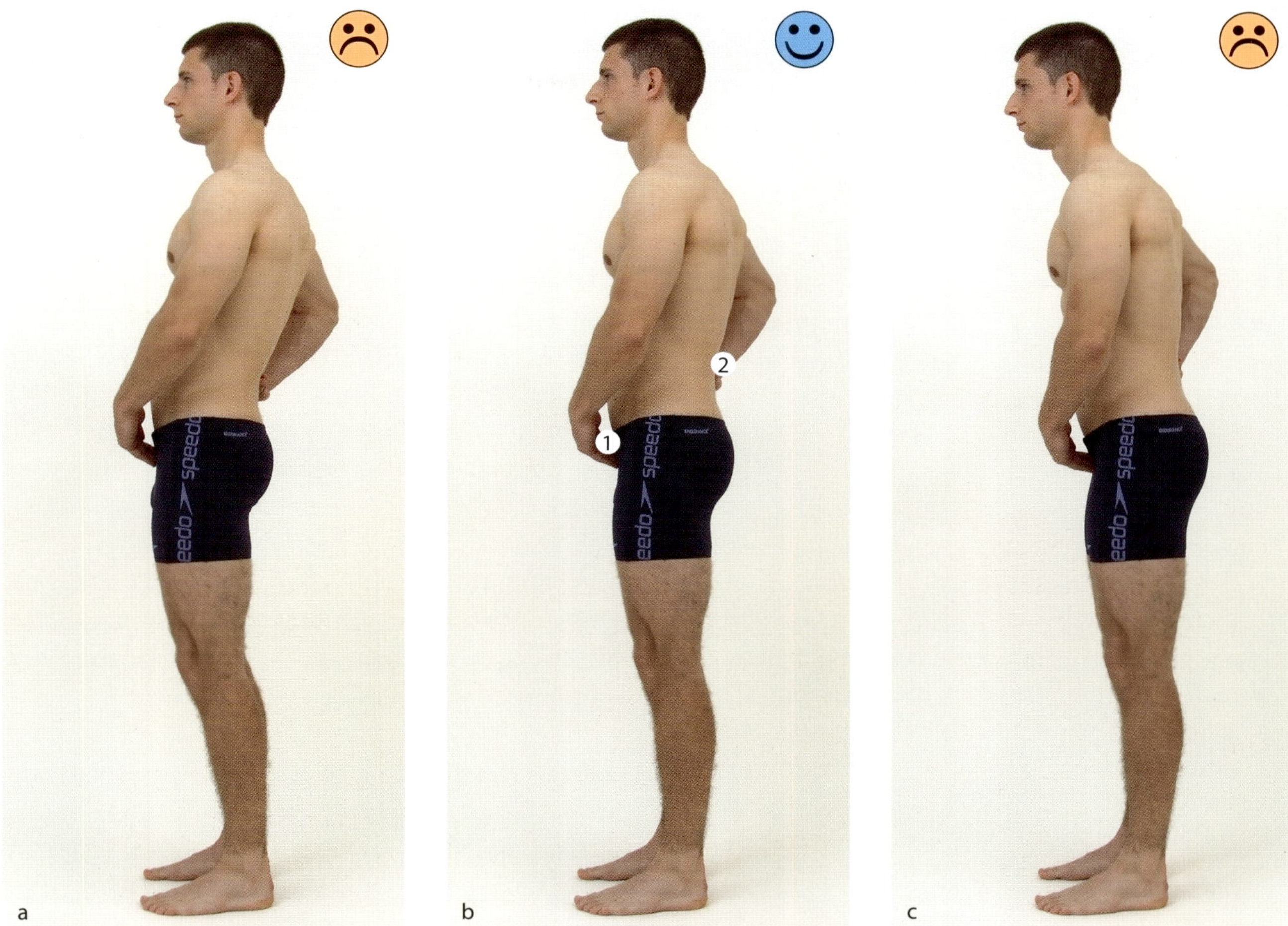

그림.3.33 골반을 너무 앞쪽으로 내민 자세 (a), 균형잡힌 골반 자세 (b), 그리고 너무 뒤쪽으로 내민 자세 (c).

팁핑 (기울기) 대신, 푸싱 (밀기)

환자가 균형잡힌 상체 자세를 찾는 동안 골반을 기울이지 못하고, 중간지점을 지나 앞쪽과 뒤쪽으로 골반을 밀 때, 근육 긴장의 변화만이 촉진될 수 있다.

자세 교정 직후, 환자의 자세가 골반이 앞쪽으로 이동된 자세로 즉시 되돌아가는 것은 등뼈의 폄 결핍을 보상하는 것일 수 있다. 등뼈 폄의 문제가 있는 경우에, 상체와 골반을 균형잡힌 자세로 가져가면 시선이 아래쪽으로 내려간다. 시선을 다시 위쪽으로 올리려면, 골반을 앞쪽으로 이동해야 하거나 목뼈를 젖힘해야 한다. 이런 이유 때문에, 골반이 앞쪽 경사된 자세로 서 있는 사람의 경우에는 등뼈 폄의 가동성을 항상 테스트해야 한다. 만약 테스트가 양성이면, 등뼈 폄 가동성의 완전한 회복은 환자로 하여금 균형잡힌 중립위를 갖게 만들고, 또 정면을 똑바로 바라볼 수 있게 만든다.

만약 환자가 골반을 앞쪽으로 이동시켜 등뼈 폄 결핍을 보상한다면, 골반을 재정렬하고 등뼈를 곧게 펴도록 환자를 교육해야 한다. 균형잡힌 자세를 갖춘 이런 교정 자세는 환자에게 과도하게 교정된 것처럼 보일 수 있다. 환자가 2개의 거울을 이용하여 교정된 자세가 느끼는 만큼 이상하게 보이지 않고, 실제로 더 좋게 보이고 배가 날씬해져 보인다면, 환자는 일상생활에서 이런 자세를 유지하려는 동기부여를 가지게 될 것이다.

전후 비교

서 있는 동안 상체를 수직으로 하는 자세가 하루 중 얼마나 되는가?

감별진단

균형잡히지 않은 서기 자세의 가장 빈번한 형태는 골반이 앞쪽으로 이동된 자세이다 (그림 3.33a). 이 자세는 허리뼈의 압박을 일으키고, 사타쿠니의 긴장을 초래한다 (본 단락의 "생체역학" 단락 참고).

허리뼈의 압박이 국소 증상을 일으킨다면, 자세를 교정했을 때 이들 증상이 좋아질 것이다. 한편, 신경재생이 느리기 때문에, 자세 교정 후 일정 시간이 지나야만 골반의 앞쪽 이동이 가쪽넙다리피부신경의 감각이상을 일으켰는지를 결정할 수 있다 (아래 상자 참고).

가쪽넙다리피부신경 부위의 감각이상

가쪽넙다리피부신경의 감각이상이 말단에서 일어나는지 아니면 L1-L2 신경뿌리 영역에서 일어나는지가 결정될 수 있다. 만약 손상이 말단 부위라면, 가쪽넙다리피부신경은 대개 근육 구멍에서 압박된다. 이것은 허벅지 가쪽의 넓은 감각이상을 일으킨다. 한편, 탈출된 원반은 대개 가쪽넙다리피부신경의 2개 신경뿌리 (L1 또는 L2) 중 하나를 압박한다. 발생된 감각이상은 L1 또는 L2 피부절의 더 좁은 밴드를 따른다. 신경뿌리 영역에서 신경 압박의 다른 징후는 허리뼈 견인에 의한 가쪽 허벅지의 감각이상이고, 허리뼈 동측 옆굽힘으로 감각이상이 증가한다.

생체역학

앞쪽 근육 사슬과 뒤쪽 근육 사슬이 동등하게 이완되어 있으면, 균형잡힌 상체 자세는 원반의 압박을 해제하고, 몸통과 다리의 빠른 근육 피로와 긴장을 예방한다. 반대로, 균형잡힌 상체 자세에서는 몸통 근육의 균형에 요구되는 토크가 "0" 에 가깝기 때문에, 여기에서는 똑바른 자세가 노력없이 이루어진다. 이것은 균형잡힌 상체를 동적 자세의 이상적인 중간지점으로 만든다. 부가적으로, 상체가 균형을 이루면 선 자세의 무릎관절 젖힘이 자동적으로 해결된다.

반대로 골반이 앞쪽으로 이동된 자세는 무릎관절의 젖힘을 일으킬 뿐 만 아니라, 사타쿠니의 긴장과 허리뼈의 압박을 일으킨다. 골반의 앞쪽 이동은 허리뼈 앞굽음을 증가시키고, 허리뼈 뒤쪽 부분을 압박한다. 그리고 동시에 이것은 상체의 뒤쪽 이동을 일으킨다. 상체의 뒤쪽 이동은 엉덩관절 굽힘근의 긴장 증가에 의해 보상되어져야 한다. 엉덩관절 굽힘근으로는 엉덩허리근, 넙다리근막긴장근, 중간볼기근와 작은볼기근의 앞쪽 섬유 등이 있다.

넙다리근막긴장근과 중간볼기근와 작은볼기근의 앞쪽 섬유의 긴장 증가는 이들 근육과 가쪽 근막의 지속적인 국소 증상을 초래할 수 있다. 골반 앞쪽 이동의 교정이 지속적인 향상을 일으키는 유일한 방법이다. 그러나 만약 근육이 수년 동안 긴장되어 있었다면, 지속적인 자세 교정으로 인한 향상이 수개월에 거쳐 점진적으로 느껴질 것이다.

한편, 엉덩허리근의 과긴장은 허리뼈 압박을 강화한다. 한편, 긴장된 엉덩허리근의 체적 증가와 경화(hardness)가 신경과 근육이 지나가는 근육 구멍의 좁은 공간에서 가쪽넙다리피부신경을 압박한다.

가쪽넙다리피부신경이 손상되기 쉬운 다른 지점은 신경이 그 날카롭게 휘어지는 근육 구멍에서 나오는 부위이다. 이런 휘어짐은 골반의 앞쪽 이동에 의해 강화되고, 이 지점에서 신경이 스트레스를 받는다. 만약 스트레스가 너무 오랫동안 지속되면, 전형적인 결과로서 가쪽 허벅지에서 둔감이 일어난다 (본 단락의 "감별진단" 참고).

엉덩관절의 굽힘은 가쪽넙다리피부신경에 가해지는 스트레인을 이완한다. 이런 이완은 근육 구멍 입구의 꺾임이 엉덩관절 굽힘에 의해 감소되기 때문에 일어난다. 엉덩관절이 굽힘될 때 부가적으로 엉덩허리근도 이완하는데, 이것은 근육 구멍 내에서 신경에 대한 공간이 더 많이 남겨지기 때문이다.

선 자세에서 골반 앞쪽 이동의 교정은 가쪽넙다리피부신경의 스트레스를 해제하고, 회복될 기회를 제공하지만, 신경 회복이 매우 느리기 때문에, 둔감이 오랫동안 존재한다면 회복되는데 수 주에서 수 개월 걸릴 수 있다.

4 이완
Relaxation

경련 근육의 이완은 관절, 신경, 림프관, 혈관 등으로부터 스트레스를 완화한다. 더욱이, 근육의 이완은 관류를 향상시키는 근육내의 혈류 저항을 감소한다.

수축과 이완은 단일 근육의 지역적인 이벤트가 아니다; 이것은 신체 전반의 다양한 근육들이 연결된 사슬처럼, 도미노가 쓰러지듯이 진행한다. 이런 근육들의 연결 때문에, 약간의 훈련으로도 기능적 근육사슬인 혀-아래턱-아래 입술-어깨-배의 이완이 전체 등 근육을 포함한 다른 근육들을 동시에 이완시키는 것을 느낄 수 있다.

4.1 이완된 혀

테스트

입안의 넓은 부위에서 앞니로부터 약간의 간격을 두고 혀가 이완되어 있는가? (그림 4.1)

운동

먹기, 마시기 및 말하기 등의 다른 활동을 하지 않을 때, 혀끝을 입 안의 넓은 부위와 앞니로부터 약간 떨어진 지점에 위치시켜 여러분의 혀를 이완시킨다.

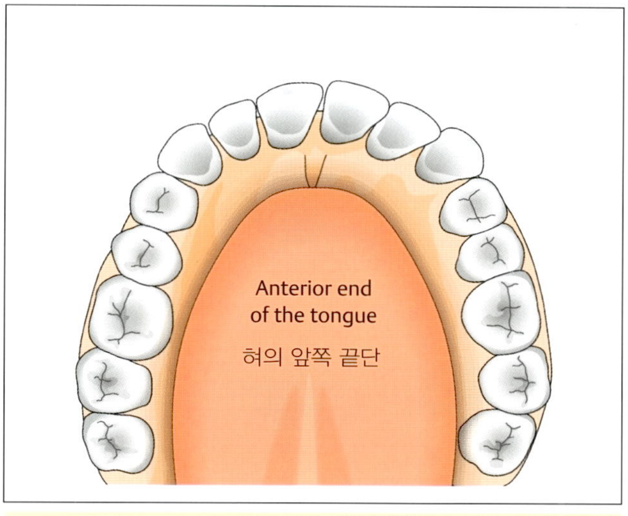

그림.4.1 혀의 올바른 위치

먼저 아래턱을 이완하고, 혀의 올바른 안정 자세를 찾아야 한다. 만약 혀가 이완 자세에서 너무 길다고 느껴지면, 아래턱을 조금 더 아래로 내려, 적절한 혀의 길이 감각을 회복시킬 수 있다.

▶ **대체 운동.** 앞니로부터 약간 떨어진 혀 위치에 대한 정의는 정확하지 않는데, 그 이유는 직감적으로 혀의 안정 자세를 찾는 여유를 남겨 두기 위함이다. 이런 안정 자세의 목적은 아래턱 근육의 이완이다. 만약 직감적으로 선택된 혀의 위치를 통해서도 안정 자세에 도달하지 못하면, 위턱의 앞니에서 약간 떨어진 입천장에 혀끝을 배치한다. 만약 여러분이 이 거리가 얼마나 커야 하는지를 확신하지 못하면, 턱 근육이 최대로 이완되는 거리를 선택해야 한다. 턱 근육의 이완과 자연스런 혀 위치를 찾는데 도움이 되는 다른 설명은 아래의 상자에서 기술된다.

혀의 올바른 안정 자세를 어떻게 찾는가

혀가 입천장(앞니로부터 약 1㎝되는 지점)에 약간 닿을 때까지 혀의 앞쪽 1/3을 위쪽으로 활주시킨다 (그림 4.1). 이때 혀의 뒤쪽 2/3는 해먹처럼 느슨해야 한다. 만약 이런 혀의 위치가 "L" 발음을 내는 위치라면, 여러분은 이런 위치를 "L 위치" 라고 생각할 수 있다.

여기에서 설명되는 혀의 안정 자세는 앉은 자세나 선 자세에서만 적용된다. 여러분이 누워 있을 때는 혀가 완전히 이완되어, 혀 전체와 아래턱이 중력에 의해 약간 뒤쪽으로 활주된다.

문제 해결

만약 환자가 운동이나 대체 운동으로도 이완된 턱의 느낌을 갖지 못하면, 동시에 아래 사항에 집중하여 턱이 이완되는 느낌을 갖도록 한다:

- 척추만곡의 중립위
- 이완된 아래턱
- 이완된 아래 입술
- 복식호흡

입으로 숨을 쉬면, "대체 운동" 단락에서 설명되었듯이, 혀가 입천장에 닿을 수 없을 것이다. 만약 환자가 입으로 숨을 쉬는 것을 여러분이 발견하면, 환자에게 입을 닫고 코를 통해 숨을 쉬도록 요구해야 한다. 만약 그렇지 않으면, 환자에게 비강을 열고 5분 동안 지속적으로 코로 숨쉬는 것을 제안할 수 있다.

전후 비교

혀가 앞니에 닿지 않는 이완된 자세를 하루 중 얼마나 취하고 있는가?

감별진단

대부분의 환자는 혀 위치를 의식하지 않는다. 이런 이유 때문에, 병력을 청취할 때 환자는 그들의 혀가 순간적으로나 습관적으로 앞니에 닿고 있는지를 말하지 못한다. 그러나 치료사는 혀를 관찰함으로써 이것을 확인할 수 있다.

혀의 소견

습관적으로 혀가 앞니에 닿는다면, 혀 가장자리를 따라 잇빨 자국이 있다 (그림 4.2). 잇빨 자국의 정확한 위치는 환자가 습관적으로 자신의 혀를 앞쪽이나, 한쪽 측면, 또는 양쪽 측면으로 누르는 습관을 가지고 있음을 의미한다. 혀가 입 바닥 위에서 완전히 이완되어 놓일 때, 잇빨 자국을 확인할 수 있을 것이다 (그림 4.2). 잇빨 자국을 확인하기 위해서는, 치료사는 혀를 언급하지 않고 환자에게 입을 벌리도록 요구한다. 혀를 언급하면, 환자는 혀를 길게 내밀거나 혀에 긴장을 주게 된다.

생체역학

본 단락의 "대체 운동" 단락에서 설명된 혀가 입천장에 닿는 혀의 생리적 안정 자세는 위턱의 정상 발달에 필수 조건이다. 만약 성장기 동안 이런 혀 닿기가 이루어지지 않으면, 위턱이 정상적인 넓은 형태를 갖지 못할 것이다. 결과적으로, 코로 숨쉬는 것이 힘들어질 것이고, 윗니의 정상 배열이 이루어지지 않을 것이다.

성장이 멈춘 후에는, 위턱에 배치되는 혀도 장점을 가진다. 대부분의 사람들은 이런 혀의 위치가 그들에게 이완된 턱의 위치를 제공해 줌을 찾는다. 부가적으로, 이런 혀 위치는 앞쪽 구강과 뒤쪽 구강 사이의 밀폐 파티션(칸막이)으로 작용한다. 이런 칸막이 효과는 치아를 보호한다. 즉, 치아를 앞쪽 구강의 타액에 잠기게 만들고, 또 뒤쪽 구강의 호흡 기류에 의해 건조되도록 한다. 이것은 매우 유익한데, 그 이유는 타액이 무기질, 항체, 그리고 충치와 잇몸 염증을 막아주는 산-균형 완충기를 함유하기 때문이다.

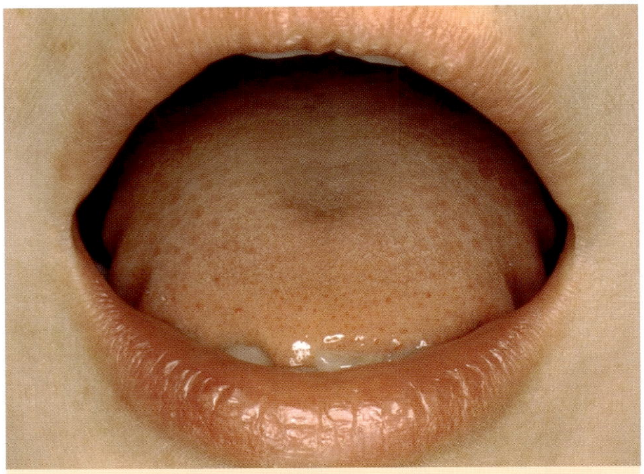

그림.4.2 혀의 가장자리에 있는 잇빨 자국

혀의 가장 흔한 비정상 기능 (parafunction)은 치아를 앞쪽으로 미는 것이다. 혀의 앞쪽 압박은 치아의 위치를 전이시켜, 치아와 잇몸 사이의 틈을 만들어, 산 (acid)과 냉(cold)에 매우 민감한 치아의 목을 노출시킨다. 치아와 잇몸 사이의 틈은 세균이 서식하는 장소 역할을 한다.

비정상 기능 (parafunction)

치과에서, 비정상 기능(parafunction)은 씹는 근육이나 혀의 비기능적인 활동을 의미하는 용어이다. 비정상 기능으로는, 잇빨 갈기 또는 혀의 앞니 압박 등이 있다.

게다가 앞니의 뒤쪽 반응력에 반작용하는 가쪽날개근의 협력작용 없이는 혀가 앞니를 압박할 수 없다.

가쪽날개근

가쪽날개근의 습관적인 긴장은 많은 증상과 기능부전을 촉진한다:

- 근육 자체의 통증 유발
- 이명
- 귀속에서 압박감이 일어남
- 가쪽날개근의 이는곳에서 일어난 긴장으로 나비뼈와 이웃한 머리뼈사이에서 긴장이 일어남
- 가쪽날개근의 아래쪽갈래 당김에 의해 아래턱머리에서 뼈가시가 발생함
- 가쪽날개근의 위쪽갈래 당김에 의해 관절원반의 앞안쪽 변위가 일어남
- 원반이 앞쪽으로 변위됨으로써 턱관절 통증, 염발음 및 잠김이 일어남

4.2 이완된 아래턱

테스트

앉은 자세나 선 자세: 여러분의 아래턱이 중력에 의해 내려가 있는가, 여러분의 뺨이 이완되어 있는가, 그리고 윗니와 아랫니 사이의 간격이 큰 가? (그림 4.3과 그림 4.4 비교)

누운 자세: 중력이 이완된 아래턱을 위턱에 대해 뒤쪽으로 당기고 있는가? (그림 4.5와 그림 4.6 비교)

운동

일상생활에서는, 위아래 입술이 가볍게 닿도록 하고, 아래턱을 느슨하게 만든다 (그림 4.4와 그림 4.6).

문제 해결

만약 환자가 아래턱을 느슨하게 만들 수 없는 문제를 가지고 있으면, 동시에 아래 사항에 집중하여 턱이 이완되는 느낌을 갖도록 한다:

- 척추만곡의 중립위
- 이완된 아래 입술
- 이완된 혀
- 복식호흡
- 이완된 어깨

저작 작용 근육에 대한 도수 구강내 근막이완술의 이용은 아래턱이 이완되는 느낌을 환자가 갖도록 하는데 도움을 줄 수 있다.

전후 비교

일상생활에서 아래턱이 이완되는 시간은 얼마나 되는가?

감별진단

아래턱의 비정상적 과긴장은 긴장된 근육 사슬의 반사를 유도하거나 보상작용을 유도할 수 있고, 또 스트레스에 의해 유발될 수도 있다.

반사성 과긴장은 통증이나 혈종에 의해 유발될 수 있다. 만약 반사성 과긴장이 통증에 의해 유발된다면, 통증의 근원으로서 근육과 치아를 구분해야 한다. 만약 비정상 기능 (parafunction) 때문에 턱 근육에서만 통증이 있다면,

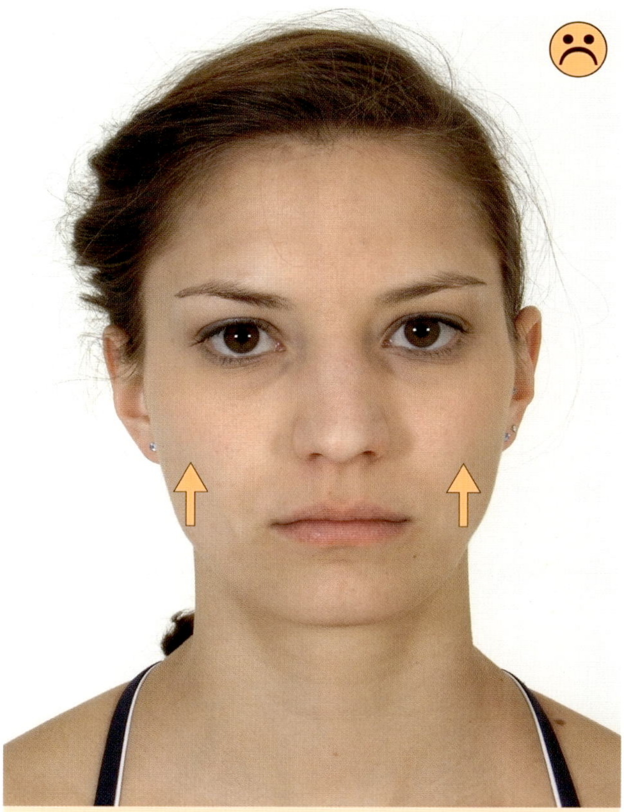

그림.4.3 턱 근육이 긴장되어 치아를 강하게 닫고 있음.

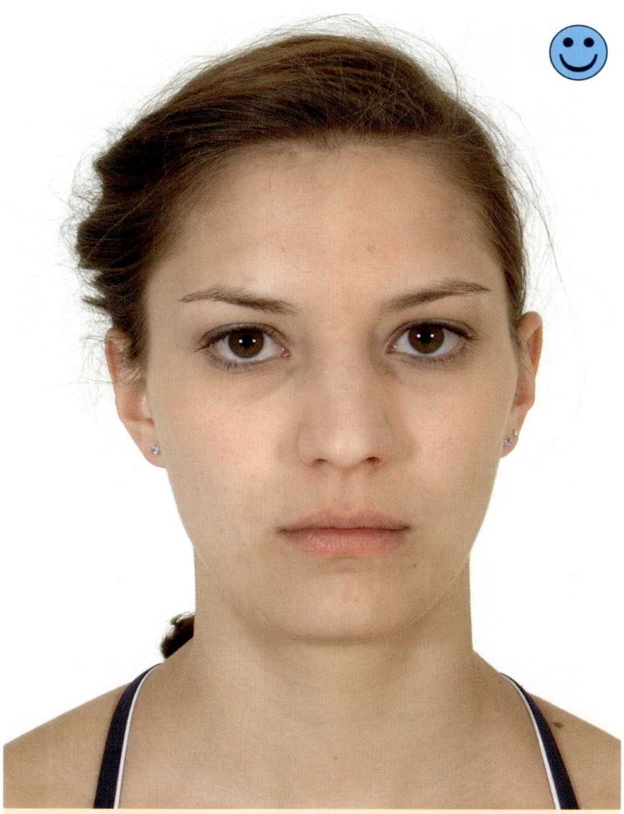

그림.4.4 아래턱이 이완되어 치아 사이가 벌어져 있음.

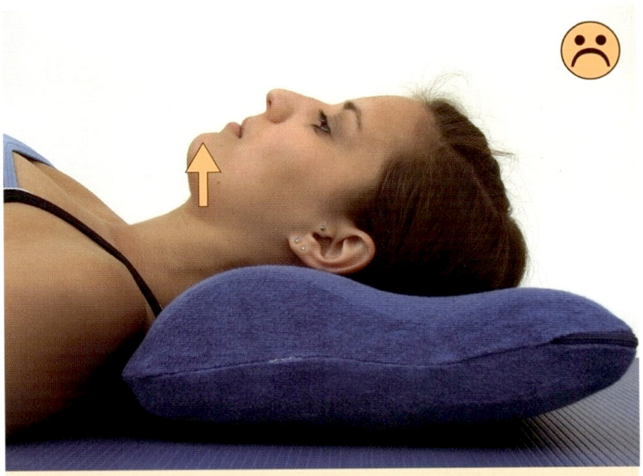

그림.4.5 아래턱을 앞쪽으로 내밀 때, 여러분의 턱은 중력에 의해 아래턱이 뒤쪽으로 활주할 때보다 더욱 긴장될 것이다.

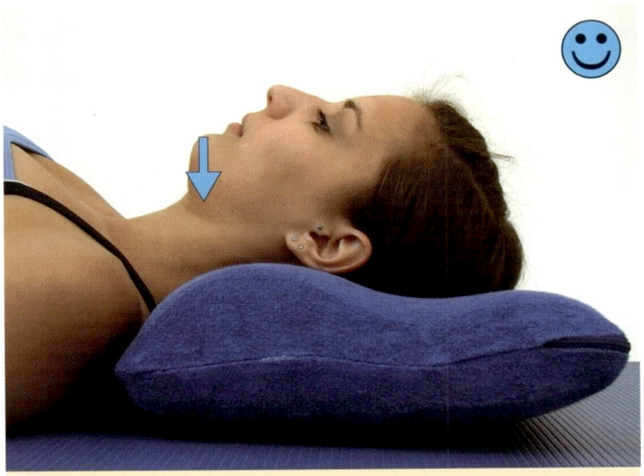

그림.4.6 중력에 의해 아래턱이 뒤쪽으로 활주하면, 아래턱 근육의 긴장이 감소될 것이다.

의식적인 이완운동과 도수근막이완술로 긴장이 해결될 수 있다.

피하혈종

만약 여러분이 치과의사의 국소 마취제 주사후 자연스럽게 입을 벌지 못하지만, 아래턱 관절차단의 징후가 없으면, 혈관이 압박되었는지를 결정할 필요가 있다. 손상된 근육, 대개 깨물근에서 혈종이 발생할 수 있다. 만약 혈종이 있다면, 대개 물리치료의 효과가 떨어진다. 혈종이 감염되지 않았다면, 혈종이 점진적으로 흡수되어 자발적으로 좋아지는데, 대략 6주가 걸릴 것이다. 감염된 혈종은 항생제 투여했을 때만 좋아진다.

아래턱 근육의 반사적 긴장이 치아와 잇몸의 통증성 문제로 야기된다면, 통증을 제거하는 치과적 치료에 의해서만 교정될 수 있다. 이런 치통은 의식적인 이완운동이나 아래턱 근육의 긴장을 완화하는 도수정복으로 최대 10분 동안 약간 완화될 수 있다. 한편, 치아와 잇몸은 건강하고 아래턱 근육의 습관적인 긴장이 치통의 유일한 원인이라면, 아래턱 근육을 이완시키는 도수 기법에 의해 즉각 몇 시간 동안 치통이 감소될 것이다. 환자가 이완된 안정 자세에 익숙하다면, 추가적인 치료 없이도 이런 종류의 치통은 영구적으로 사라질 것이다.

구부정한 자세의 보상작용으로 인한 아래턱 근육의 긴장은 척추만곡 중립위를 취했을 때 해결될 것이다. 자세와 아래턱 근육 긴장 사이의 생체역학적 연결은 아래의 "생체역학" 의 단락에서 설명될 것이다.

만약 긴장된 근육이 긴장 사슬의 일부이면, 사슬의 다른 근육이 이완됨으로서도 쉽게 이완될 것이다.

스트레스에 의한 긴장은 스트레스 수준을 이동시킴으로써 자연스럽게 강화되거나 감소된다. 예를 들어, 주요 스트레스 인자가 작용하면, 근육의 긴장은 쉬는 날 보다 일하는 날에서 더욱 증가된다.

생체역학

아랫니는 삼키기나 씹기 동안에 윗니와 닿아야 한다. 이외에 다른 때 일어나는 빈번한 윗니와 아랫니의 접촉은 아래턱을 거상하는 근육(깨물근, 안쪽날개근, 관자근 등)에 과부하를 일으킨다. 만약 환자가 아래턱을 느슨하게 만드는 자세에 익숙해지면, 이 부위에 대한 증상의 예후가 좋은 편이다.

지속적인 이완

과긴장된 아래턱 근육의 지속적인 이완은 과도한 긴장이 반사에 의해 일어나지 않을 때, 보상작용으로 일어나지 않을 때, 또는 아래턱 근육에 의해 일어나지 않은 긴장 사슬의 일부가 아닐 때만 가능하다.

자세와 근육 긴장 사이의 관계

저작 작용 근육에서 일어나는 가장 흔한 보상성 긴장의 원인은 구부정한 자세이다. 만약 환자가 이 자세에서 정면을 똑바로 쳐다보기 원한다면, 목뼈를 젖힘해야 할 것이다. 이런 목뼈 젖힘은 목 앞쪽에 있는 위쪽 목뿔근과 아래쪽 목뿔근의 탄성 긴장을 일으킬 것이다. 이런 탄성 긴장은 아래턱을 뒤쪽과 아래쪽 방향으로 당긴다. 몇몇 사람들은 입이 벌려지도록 이런 당김을 제공한다. 그러나 대부분의 사람들은 이런 당김에 저항하면서 아래턱을 그대로 유지한다. 이런 경우, 그 사람들은 아래턱을 거상하는 근육의 긴장을 증가시킴으로서 아래쪽 당김에 보상작용한다. 아래턱을 앞쪽으로 내미는 근육은 구부정한 자세에서의 목뿔근육의 등쪽 당김에 보상하면서 긴장을 증가시킨다.

4.3 이완된 아랫입술

테스트

윗입술이 아랫입술에 의해 아래쪽으로 가볍게 당겨지도록 아래 입술이 느슨하게 이완되어 있는가? (그림 4.7과 그림 4.8 비교)

운동

일상생활에서, 말하거나 얼굴 표정과 같은 기능이 일어나지 않을 때 윗입술로부터 아랫입술이 느슨해지도록 운동한다 (그림 4.8). 또한 미소를 지은 후, 아랫입술과 입꼬리가 중력의 당김에 의해 느슨해지는지를 확인해 본다. 그런 다음, 여러분은 얼굴에 팩을 붙이듯이, 얼굴을 쳐다보지 않고도 주름이 없는 미소를 다시 지울 수 있을 것이다.

문제 해결

환자가 아랫입술을 느슨하게 만들 수 없다면, 동시에 아래 사항에 집중하여 아랫입술이 이완되는 느낌을 갖도록 한다:

- 척추만곡의 중립위
- 이완된 아래 입술
- 이완된 혀
- 이완된 아래턱
- 이완된 어깨
- 복식호흡

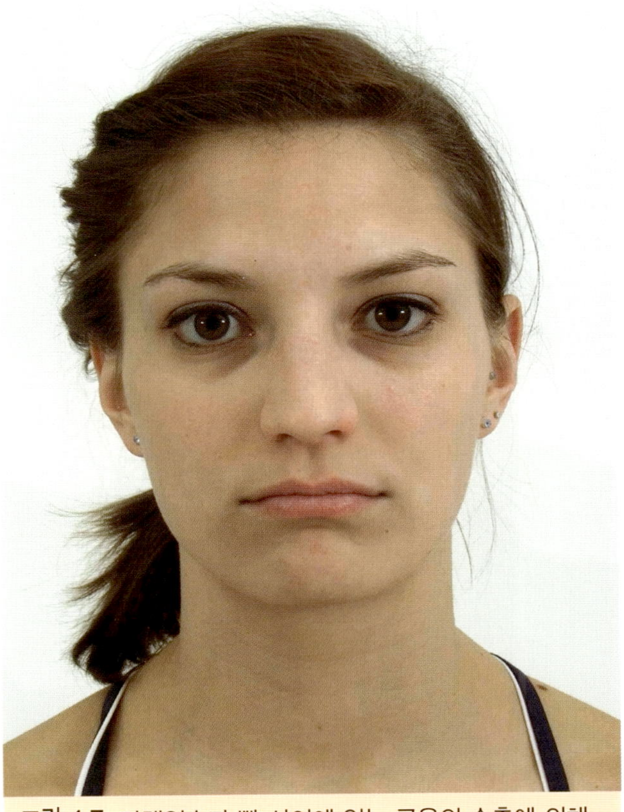

그림.4.7 아랫입술과 뺨 사이에 있는 근육의 수축에 의해 아랫입술이 위쪽으로 당기게 된다.

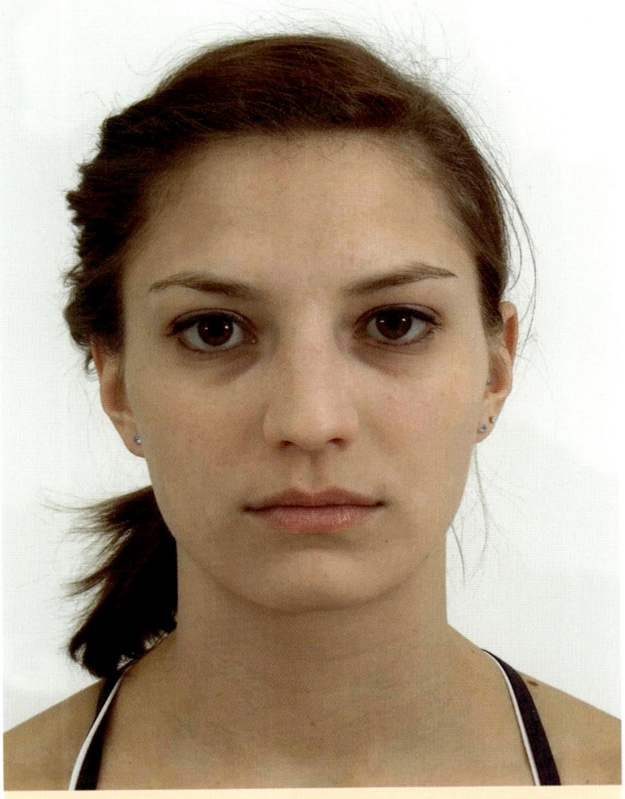

그림.4.8 아랫입술이 윗입술로부터 느슨하게 매달려 있다.

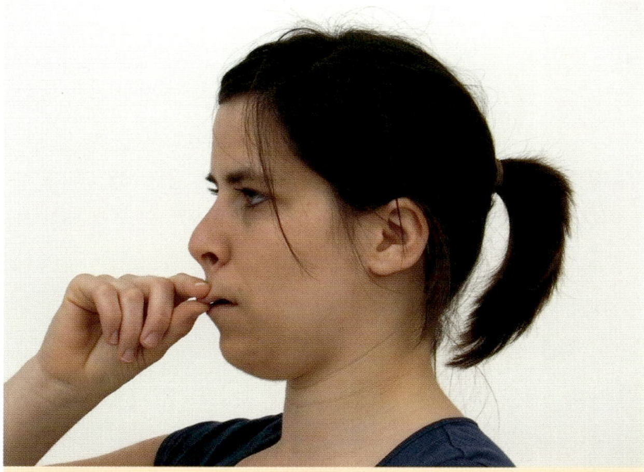

그림.4.9 윗입술의 스트레칭이 너무 짧은 경우.

만약 환자가 운동 후에도 아랫입술을 이완하지 못하면, 여러분은 개방교합 (open bite), 증가된 수평 겹침 (overbite), 윗입술에 대해 보상작용을 하기 위해 환자가 아랫입술을 위쪽으로 올릴 수 있는지를 체크해야 한다.

개방교합과 증가된 가로 수직겹침은 치열교정 치료에 의해서만 교정될 수 있다. 짧은 윗입술은 신장될 수 있다 (그림 4.9).

전후 비교

일상생활에서, 윗입술로부터 아랫입술이 느슨해지는 경우가 얼마나 되는가?

감별진단

아랫입술과 윗입술 사이의 거리가 너무 멀다면 (그림 4.10), 능동 보상작용으로서 아랫입술을 위쪽으로 올림으로서 양쪽 입술을 닿게 할 수 있다 (그림 4.11). 입술 사이의 간격이 지나치게 너무 멀면, 양쪽 입술 중 한쪽 입술이 너무 짧은 경우일 수 있다:

- 기능적으로 짧은 아랫입술은 목 앞쪽 근육이 구부정한 자세 (그림 3.3 참고)로 인해 긴장될 때나 아랫입술을 아래쪽으로 당길 때 일어날 수 있다.
- 윗입술이 짧은 경우에는, 입을 느슨하게 벌리고 있을 때 (그림 4.10), 윗입술이 위쪽 앞니를 완전히 덮을 수 없거나 윗입술에 의해 전혀 덮여지지 않을 만큼 윗입술 근육이 짧은 경우이다.

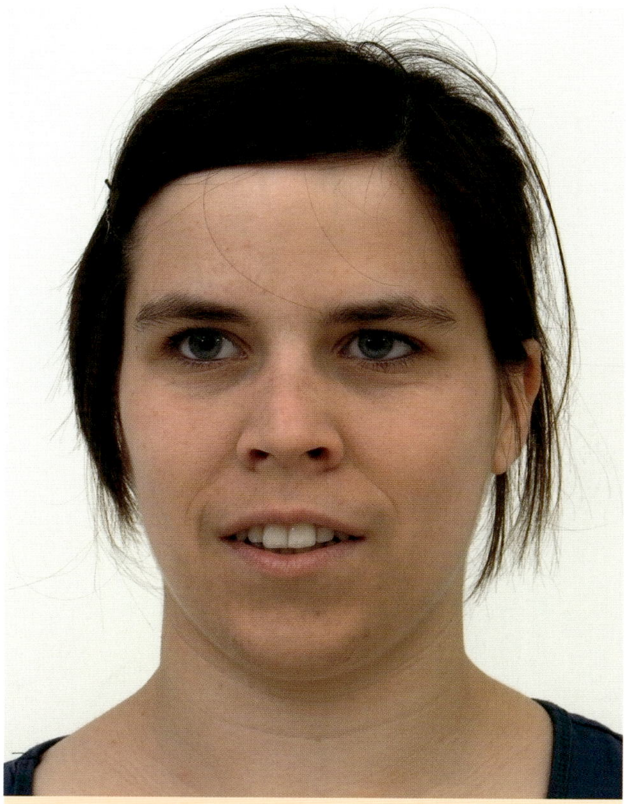

그림.4.10 이완된 상태에서, 짧은 윗입술은 위쪽 앞니를 약간 또는 전혀 덮을 수 없다.

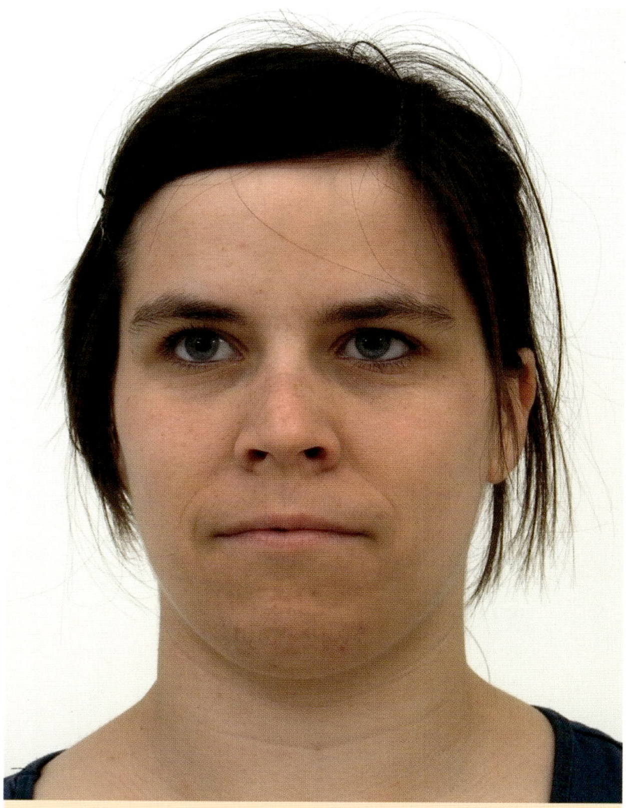

그림.4.11 양쪽 입술이 턱근 (mentalis muscle)의 긴장에 의한 닿을 때 짧은 윗입술이 보상작용을 해야 한다.

한편, 입술이 정상 길이를 가지고 있어도, 윗턱과 아래턱이 수직이나 수평으로 너무 멀리 떨어져 있다면 양쪽 입술 사이의 간격이 과도하게 멀어질 수 있다:

- 위쪽과 아래쪽의 어금니가 닿아 있을 때, 위쪽과 아래쪽의 앞니들은 정상적으로 2-3㎜의 수직 중첩을 가지고 있어야 한다. 앞쪽 개방교합의 경우, 수직 겹침이 없다.
- 수평 겹침이 증가되면, 위쪽 앞니와 아래쪽 앞니 사이의 수평 틈이 평상시의 1-2㎜보다 더 클 것이다.

생체역학

턱근의 수축에 의해 아랫입술이 위쪽으로 올라간다. 아래턱을 앞쪽으로 내밀더라도 아랫입술이 위쪽으로 올라갈 수 있는데, 이들 두 움직임은 항상 함께 일어난다. 가쪽날개근은 아래턱을 앞쪽으로 내미는 주요 인자이다. 그래서 위쪽으로 올라간 아랫입술은 가쪽날개근의 수축을 유도한다 (이완된 아래턱의 "생체역학").

4.4 이완된 어깨

테스트

똑바른 척추 자세로부터 중력에 의해 여러분의 어깨가 느슨하게 이완되어 있는가? (그림 4.12a)

누운 자세에서, 여러분의 어깨가 느슨하게 누워 있는 지면 쪽으로 내려가 있는가? (그림 4.12b)

운동

일상활동 동안 똑바른 척추로부터 여러분의 어깨를 느슨하게 만든다.

문제 해결

만약 환자가 자신의 어깨를 느슨하게 만들 수 없는 문제를 가지고 있으면, 아래 사항에 동시에 집중하여 어깨가 이완되는 느낌을 갖도록 한다:

- 척추만곡의 중립위
- 이완된 아래턱
- 이완된 아랫입술
- 이완된 혀
- 복식호흡
- 팔꿈치를 몸통 옆에 느슨하게 떨어뜨린다.

만약 이것이 충분하지 않으면, 다음 부위에 있는 문제를 발견하고 교정해야 한다:

- 등뼈 폄 가동성
- 팔 신경 가동성
- 어깨 가동성
- 돌림 가동성

특정 활동 동안 긴장이 증가하면, 각각 활동의 인간공학이 향상될 수 있는지를 테스트해야 한다. 예로, 어깨와 귀 사이에 전화기를 끼우고 통화하는 습관이나 무거운 가방을 한쪽 손으로 또는 어깨로만 운반하는 습관이다. 그런 경우, 어깨올림근에 가해지는 상당한 하중을 줄이는 방법으로써 전화기 대신에 헤드셋을 사용하고, 또 어깨나 손으로 무거운 가방을 드는 대신, 등에 가방을 메는 방법을 찾는다. 백팩은 골반 주위를 견고하게 메는 엉덩관절 벨트를 가지고 있어야 한다. 즉, 무게의 대부분이 어깨에 걸리지 않고 골반에 걸리도록 한다.

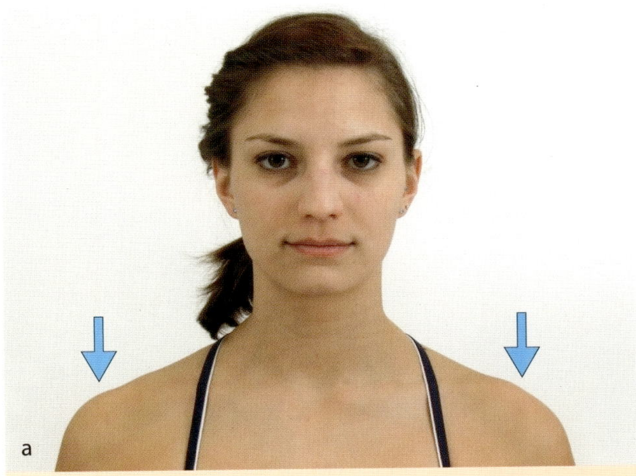

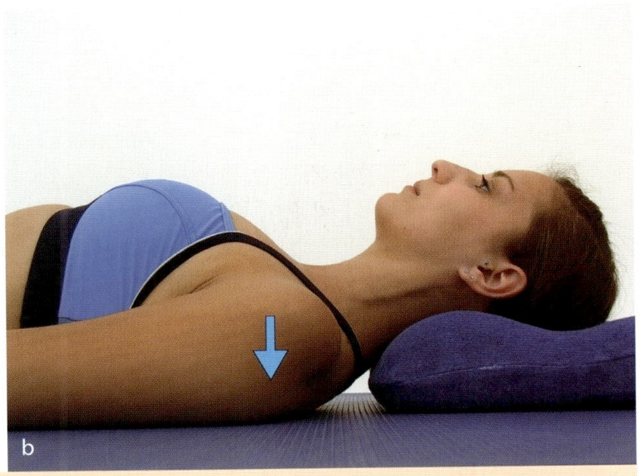

그림.4.12 여러분의 어깨를 중력 방향으로 떨어뜨린다.

전후 비교

환자의 어깨가 똑바른 척추에 매달린 시간이 하루 중 얼마나 되는가?

감별진단

어깨 올림근의 정상 톤에 대한 필수조건은 인간공학적 환경, 복식호흡, 등뼈 폄 가동성, 어깨 가동성, 팔 신경 가동성, 돌림 가동성 등이다. 이들 부위의 문제는 적절한 테스트와 운동을 통해 밝혀지고 교정되어야 한다. 만약 테스트 목적이 달성되었고 어깨가 이완할 수 있다면, 원인을 발견하고 제거해야 한다.

- 일할 때 목의 긴장이 증가하면, 생체역학적 원인과 심리적 원인을 구분할 필요가 있다. 생체역학적으로 발생한 긴장은 신체적 과제를 바꿀 때 변화하고, 반면 심리적 원인으로 인한 긴장은 직장의 문화에 크게 의존하는 것 같다. 이런 이유 때문에, 여러분은 환자의 증상이 신체적 과제나 직장의 문화에 얼마나 의존하는지를 물어봐야 한다.
- 목뼈갈비가 인구의 1%에서만 존재하지만, 팔신경얼기의 아래쪽가지를 자극할 수 있어, 어깨 올림근의 반사적 긴장을 증가시킬 수 있다. 목뼈갈비를 배제하는 촉진의 소견은 반드시 결정적이지 않다. 오직 X 선만이 특정 진단을 제공한다.

생체역학

어깨 올림근의 비정상 수축을 일으킬 수 있는 생체역학적 원인은 다음과 같다:

- 이들 근육은 과긴장된 근육 사슬의 한 부분일 수 있다. 여기에서 해결책은 적절한 이완 운동을 통해 이들 근육 사슬을 이완할 수 있는 열쇠를 찾는 것이다. 이완된 아래턱, 이완된 아랫입술, 이완된 혀, 그리고 복식호흡 등이 이완의 주요 열쇠이다.
- 머리의 앞쪽 쏠림으로 인한 목뼈 굽힘근 토크의 증가: 굽힘근의 토크는 척추만곡 중립위를 회복함으로써 정상으로 돌아온다. 적절한 가동성 운동(등뼈 폄 가동성과 돌림 가동성)에 의해 이 자세의 탄성 저항이 제일 먼저 이완된다.
- 자극된 팔신경얼기를 보호하는 어깨 올림근의 반사적 수축. 팔신경얼기의 자극은 종종 증가된 중립 긴장의 결과이고, 대부분은 정중신경에 악영향을 미친다. 만약 이것이 그런 경우라면, 팔 신경 가동성 테스트와 운동으로 제한이 확인되고 향상될 수 있다. 만약 신경이 운동으로 회복된다면, 어깨 올림근의 긴장은 자동적으로 완화될 것이다.
- 어깨의 올림과 내밈에 의해 보상되는 오목위팔관절의 안쪽돌림 제한. 양쪽 오목위팔관절의 안쪽돌림은 정중선 쪽으로 가져간다. 이것은 키보드 사용과 같은 많은 활동에 꼭 필요한 동작이다. 만약 오목위팔관절의 안쪽돌림이 제한되면, 양 손을 정중선 쪽으로 가져가기 위해, 보상작용으로써 어깨를 올림하고 내밈하게 될 것이다. 어깨 가동성이 재설정되면, 이런 보상작용은 불필요하게 될 것이다.
- 팔꿈치가 몸통 옆에 유지되지 않기 때문에, 팔의 토크가 증가됨. 이것은 종종 컴퓨터 작업을 할 때 일어난다. 즉, 마우스나 키보드가 신체로부터 너무 멀리 떨어져 있고 아래팔이 지지되지 않을 때 일어난다. 환자는 아래의 자각운동을 통해 어깨관절의 굽힘이나 벌림시 위등세모근의 긴장이 뚜렷하게 증가되는 느낌을 배울 수 있다.

자각운동: 어깨 근육의 수축과 이완

테이블 앞에 앉아서, 왼쪽 빗장뼈에 오른손의 집게손가락과 가운데손가락을 배치한다. 이들 손가락이 거기에 위치한 근육에 도달할 때까지 그 손가락들을 뒤쪽으로 민다. 다음 자세에서 근육의 수축과 이완 시의 차이점을 느낀다:

- 왼쪽 아래팔을 테이블 위에 이완시켜 올려놓을 때.
- 왼쪽 어깨를 귀쪽으로 약간 들어올릴 때
- 왼팔을 몸통 옆에 자연스럽게 늘어뜨릴 때
- 왼팔을 약간 앞쪽으로 뻗을 때
- 왼팔을 약간 옆으로 벌림할 때

만약 환자가 이완된 어깨 자세에 익숙해지면, 어깨 올림근과 어깨 올림에 참여하는 근육사슬의 나머지 근육들이 이완할 수 있다. 이것은 근육에 가해지는 부하를 완화하고, 목뼈와 가슴문의 압박을 감소시킨다. 끝으로, 어깨가 이완될 때, 위등세모근의 이는곳에서 일어나는 뒤통수밑의 젖힘도 해결될 수 있다.

4.5 복식호흡

테스트

아랫배가 숨을 들여쉴 때 팽창하는가? (그림 4.13) 이완된 날숨 단계에서 여러분의 가슴우리가 곧은 자세를 그대로 취하고 있는가? 여러분이 숨을 쉴 때 거울을 통해 여러분의 어깨, 가슴우리, 빗장뼈 등의 움직임이 일어나지 않음을 확인할 수 있는가?

운동

앉은 자세를 취할 때 척추만곡 중립위의 자세와 균형잡힌 상체 자세를 유지한다. 가슴우리를 올림하지 않고, 날숨시 배를 약간 안쪽으로 당기고, 들숨시 배를 이완한다.

▶ **대체 운동.** 최상의 느낌에 의존하여, 들숨을 하는 동안 여러분의 배를 앞쪽, 뒤쪽, 옆쪽, 또는 여러 방향 (동시에)으로 움직일 수 있다. 가슴우리를 올림하지 않고, 이야기를 중단한 동안 숨 고르기가 달성되어야 한다.

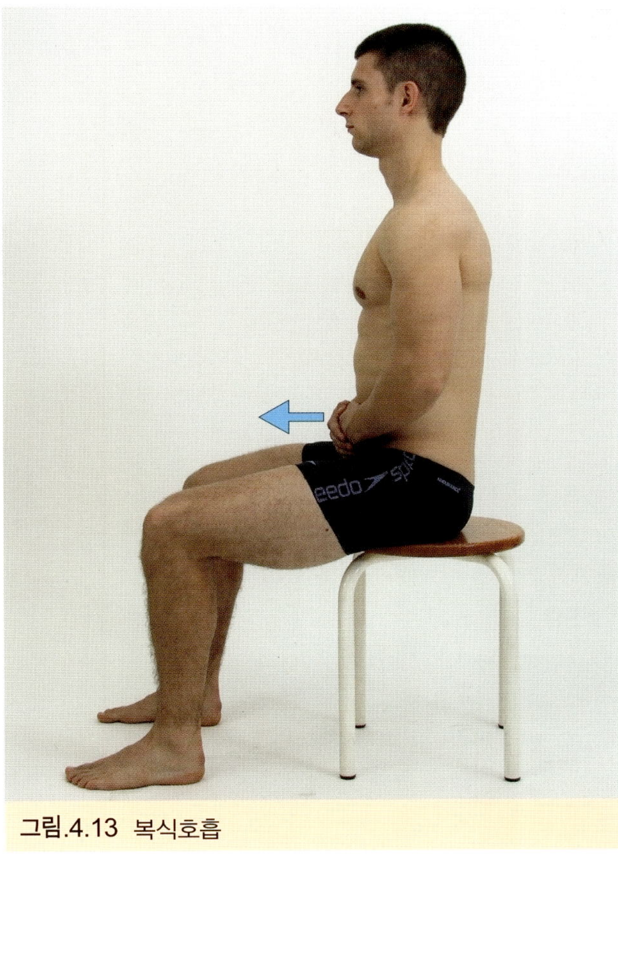

그림.4.13 복식호흡

이야기를 중단한 동안의 호흡

환자는 들숨이 필요할 때까지 큰 소리로 "1, 2, 3, 4 …" 숫자를 센다. 환자는 순수한 복식호흡을 통해 위에서 처럼 숫자를 셀 수 있어야 한다. 환자는 들숨을 하는 동안 말을 할 수 없다. 즉, 들숨을 쉬려면 말을 중단해야 한다. 환자는 들숨을 완전히 쉰 다음에 말을 한다.

만약 환자가 들숨을 쉬는 동안 가슴우리를 들어올리 않고 이것을 할 수 없다면, 동일 호흡 기전을 이용하여 이제는 숫자 세기에서 자신의 계획을 설명하는 것으로 바뀌어야 한다. 이것은 대화를 하는 동안 복식호흡 유지의 목표를 위해 훈련을 제공한다.

끝으로, 동일한 방법으로 환자는 자신의 삶에서 긴장을 일으키는 상황에 대해 말해야 한다. 대개 긴장을 일으키는 상황은 복식호흡을 흉식호흡 패턴으로 바꾼다. 그러나 시간과 더불어 일정한 연습을 통해, 환자는 긴장된 상황 속에서도 이완된 호흡을 어떻게 하는지를 배운다. 이완된 호흡은 환자로 하여금 정신을 집중하는데 도움을 주고, 긴장과 관련된 증상을 피하도록 만든다.

문제 해결

순수한 복식호흡으로의 전환은 거의 자발적으로 일어나지 않지만, 아래 문제점의 제거와 충실한 연습을 통해 실현될 수 있다.

- **구부정한 자세.**
  순수한 복식호흡이 가능하지 않는 가장 흔한 이유는 환자가 날숨을 쉬는 동안 척추만곡 중립위를 유지하지 못하고 약간 몸을 숙이는 것이다. 이런 자세를 취할 때, 들숨을 쉬는 공간이 충분하지 않기 때문에 복강이 압박을 받게 될 것이다. 그러므로 매우 중요한 것은 척추를 곧게 유지하고 배를 안쪽으로 당겨 날숨을 시작하는 것이다. 훈련을 시작할 때, 배꼽을 가능한 척추에 가깝게 많이 당김으로써 날숨 운동을 강화하는 것이 도움이 된다. 과환기로부터 이런 기법을 방지하려면, 다음 호흡이 필요하다고 느껴질 때까지 날숨 운동의 끝지점에서도 배꼽 당김을 유지해야 한다.

- **과긴장된 배근육.**
  환자가 몸을 뒤쪽으로 기울이고 앉거나 선 자세를 취한다면 (아무것도 기대지 않고), 배근육의 작용으로 환자를 유지하기 어려울 것이고, 들숨 쉬기가 더욱 어려워질 것이다. 이런 경우, 환자는 상체를 똑바로 유지한 자세를 취할 때 얼마나 더 쉽게 느껴지는지를 비교해야 한다.

• **너무 타이트한 바지.**
만약 바지 단추를 풀고 앉은 자세에서의 복식호흡이 더 쉬워지면, 바지가 타이트한 것이다. 흉식호흡으로 인한 증상을 제거하기 위해, 환자는 바지의 단추를 채우던 채우지 않던 간에, 거의 동일한 복식호흡의 들숨이 쉽게 일어날 수 있는 느슨한 바지를 사야 한다. 바지는 옷가게 피팅 룸에서 체크되어야 한다. 환자가 체중을 감소할 의향이 있더라도, 적어도 느슨한 바지 하나쯤을 구입해야 한다. 그 이유는 다이어트의 효과가 매우 느리게 진행되거나 전혀 효과가 나타나지 않을 수도 있기 때문이다.

• **잘못 판단.**
많은 사람들은 더 날씬해 보이도록 하기 위해 배근육의 긴장을 유지하거나, 너무 타이트한 바지를 입는다. 여러분은 환자에게 이것이 잘못된 생각임을 알려주어야 한다. 이완된 복식호흡은 창자를 포함한 모든 복부장기를 마사지하고, 이완시키고, 순환을 증진시킨다. 만약 복식호흡이 일어나지 않는다면, 변비에 걸리기 쉽고, 창자가 부풀게 되고, 복부 팽창가 유발될 것이다. 그러므로 복식호흡이 매우 중요하다. 들숨을 쉴 때 배가 불쾌하게 팽창된 느낌이 든다면, 배근육에 긴장을 주는 것은 좋은 방법이 아니다. 좋은 해결책은 배가 건강하게 느끼도록 만드는 다이어트이다.

• **어려운 호흡.**
습관화된 흉식호흡 패턴이 사라졌을 때, 대부분의 환자들이 우선적으로 갖는 느낌은 충분한 공기를 들여 마실 수 없다는 것이다. 이런 불충분의 느낌은 오래된 호흡 운동의 부재에서 새로운 호흡 패턴으로 바꾸면 즉각 사라질 것이다. 사실, 복식호흡의 전환은 에너지 소실이 적고 증가된 수행능력을 갖는 더 깊고, 더 느린 호흡을 유도한다 (Mead와 Loring 1982; Jones 등 2003; Vickery 2007).

• **긴장의 사슬.**
입과 얼굴의 근육이 긴장하면, 복식호흡이 더욱 어려워질 것이다. 치아를 접촉하고, 혀로 치아를 압박하고, 아랫입술을 위쪽으로 밀 때보다 아래턱, 혀, 아랫입술을 이완한 채 복식호흡하는 것이 얼마나 더 쉬운 복식호흡이 되는지를 경험하도록 한다.

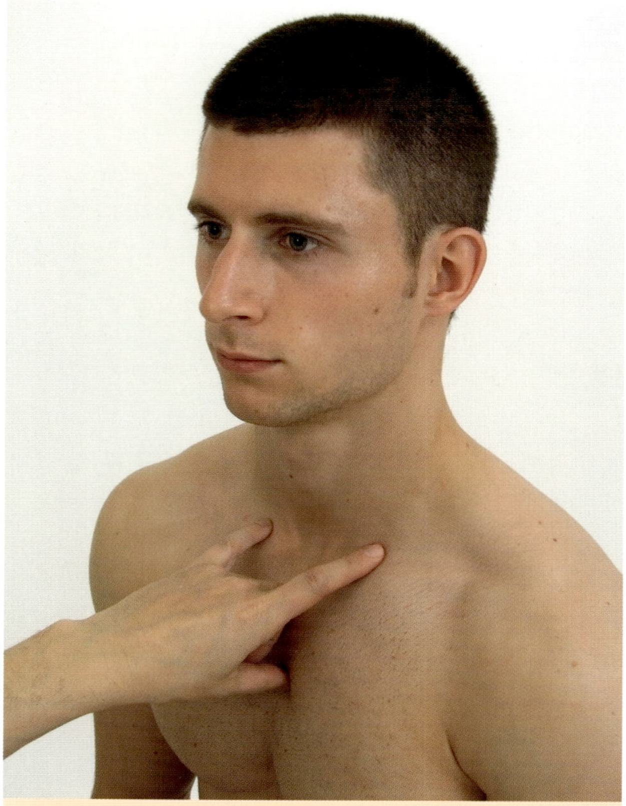

그림.4.14 갈비복장 움직임의 촉진

전후 비교

환자는 하루 중 얼마 동안이나 복식호흡을 수행하고 있는가?

> **갈비복장 움직임의 촉진**
> 여러분은 다음과 같은 복식호흡의 교육을 통해 단기간의 효과를 확인할 수 있다. 여러분은 환자와 마주 앉아서, 왼손의 집게손가락을 왼쪽 빗장뼈 위에, 그리고 새끼손가락을 오른쪽 빗장뼈 위에, 그리고 엄지를 복장뼈 위에 배치한다 (그림 4.14). 이런 손 자세로, 여러분은 들숨을 쉴 때 가슴우리가 올라가는지를 정확하게 느낄 수 있다. 복식호흡운동 전 · 후로 가슴우리의 움직임이 어떻게 일어나는지를 비교해 본다.

감별진단

등뼈의 완전한 폄은 이완된 복식호흡의 중요한 필수조건이다. 그러므로 환자가 흉식호흡을 하면, 등뼈 폄 가동성 테스트를 통과할 수 있는지를 항상 체크해야 한다. 등뼈 폄은 Scheuermann 병과 강직성 척추염과 같은 질환이나 압박골절에 의해서도 제한될 수 있다. 이런 경우에는 순수한 가로막 들숨이 불가능해지기 때문에 그들 환자에게 복식호흡을 요구해서는 안 된다.

생체역학

환자는 다음 계산을 이용하여 복식호흡의 중요성을 알아야 한다. 여러분의 환자가 흉식호흡을 하는 성인이고 분당 12회의 낮은 안정시 호흡률을 가졌다고 가정해 보자. 이것은 환자가 중력을 거슬리고 1시간 동안 720번 (12×60) 어깨를 들어 올리게 되고, 하루 중 14시 동안에는 총 10,080번 (720×14) 어깨를 들어 올리게 되는 것이다. 몸통 무게의 kg당, 흉식호흡을 하는 사람은 하루에 약 10톤의 무게를 들어 올린다.

이런 일은 목뼈 주위의 모든 근육과 아래턱을 올림하는 근육(깨물근, 관자근, 안쪽날개근)에 의해 수행된다. 이들 근육의 비정상 호흡은 목뼈, 어깨-목 영역, 머리, 턱, 인두 및 팔신경얼기의 통증과 기능부전을 초래할 수 있다.

예를 들어, 흉식호흡으로 들숨을 할 때, 팔신경얼기가 앞목갈비근과 중간목갈비근 사이 (목갈비근사이 팔신경얼기 차단)에서 충돌될 수 있고, 또는 1번 갈비뼈와 작은가슴근에 의해서도 충돌될 수 있다. 이런 신경압박은 팔이음뼈와 팔에서 반사적 근육 긴장을 초래할 수 있고, 이것은 팔과 손의 감각이상을 초래할 수 있다.

재훈련된 호흡은 손목굴증후군을 향상시킬 수 있다.

손목굴 증후군을 가진 환자(예, 손목굴을 가볍게 두드렸을 때 손에서 일어나는 감각이상이나 찌릿한 감각으로 잠을 설치는 사람, 그리고 손목굴 부근에서 신경전도속도가 떨어지는 사람)는 위에 기술된 것처럼, 호흡을 재훈련함으로써 뚜렷한 향상을 경험하거나 증상이 사라지는 경험을 하게 될 것이다.

가로막의 부착점이 허리뼈의 척추뼈몸통, 갈비뼈, 칼돌기이기 때문에, 허리뼈와 등뼈의 정상 위치와 기능이 이완된 복식호흡으로 가능해질 수 있다. 비틀린 척추뼈, 특히 T6-9는 종종 복식호흡에 의해 자발적으로 교정될 수 있다.

끝으로, 복식호흡의 들숨시 복부장기가 아래쪽으로 내려가게 된다. 호흡 리듬으로 일어나는 이런 운동은 이들 복부장기의 순환과 기능을 촉진시킨다.

5 움직임

Movement

5.1 앉은 자세 바꾸기

테스트

여러분은 가끔 앉은 자세를 바꾸고 있는가? 등을 기대지 않고 앉은 자세를 취하는가? (그림 5.1a), 골반을 의자 끝에 밀착하고 등을 기대고 앉은 자세를 취하는가? (그림 5.1b). 또 어떤 경우에는 의자와 여러분의 일이 허용한다면, 의자에 거꾸로 앉기도 하는가? (그림 5.1c).

운동

일상에서 여러분은 가끔 앉은 자세를 바꾸어야 한다: 어떤 경우는 등을 기대지 않고 앉은 자세를 취하고 (그림 5.1a), 또 어떤 경우는 골반을 의자 끝에 밀착하고 등을 기대고 앉은 자세를 취한다 (그림 5.1b). 또 어떤 경우는 의자와 여러분의 일이 허용한다면, 의자에 거꾸로 앉기도 한다 (그림 5.1c).

문제 해결

등을 기대지 않고 장시간 앉은 자세를 취하기 때문에 환자가 등 문제를 가지고 있다면, 환자는 등받이에 등을 기대고 앉은 자세로의 변화가 자신의 등 문제를 향상시킬 수 있는지를 체크해야 한다.

대부분의 사람들은 앉기 자세의 시간 중에서 2/3 시간은 등을 기대지 않고 앉고, 1/3 시간은 등을 기대고 앉은 자세를 대개 잘 수행한다. 등 근육이 피로해지는 시점이 등을 기대지 않은 앉은 자세에서 등을 기대고 앉은 자세로 바꾸는 적절한 시점이다.

전후 비교

환자가 어느 시간 동안 앉아 있을 때 등을 기대지 않은 자세에서 등을 기대고 앉은 자세로 자세를 바꾸는가?

감별진단

등받이에 등을 기댈 때 허리 통증이 증가할 수도 있고, 감소할 수도 있다 (그림 5.1b)

환자가 등을 기대었을 때 엉덩엉치부위의 증상이 증가하

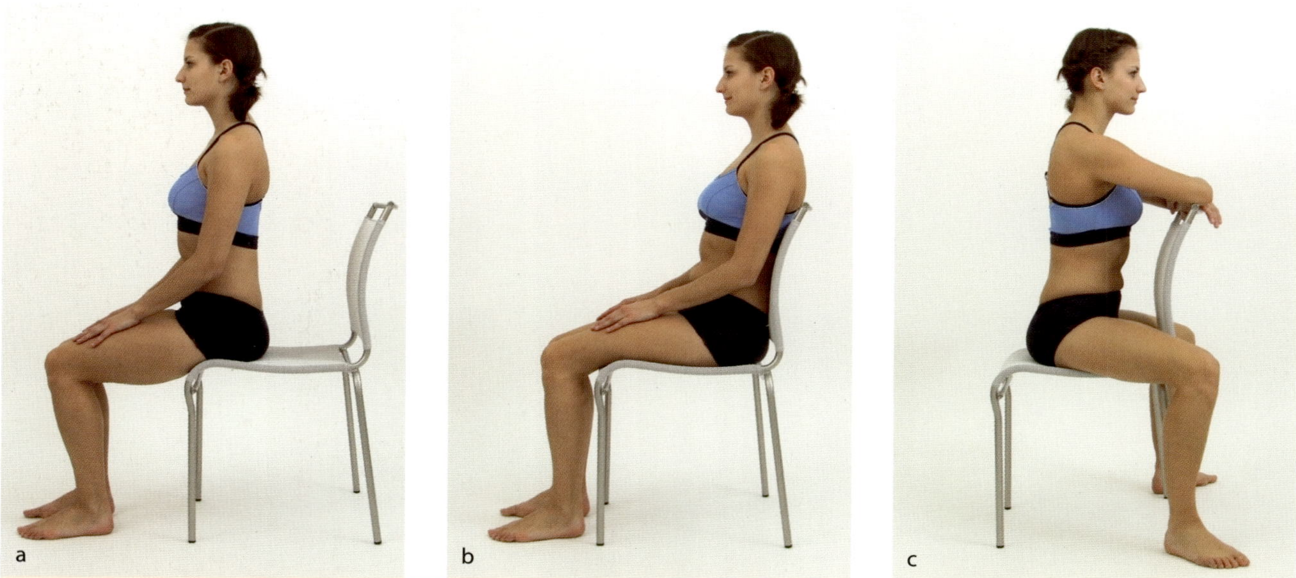

그림.5.1 앉은 자세 바꾸기

는 경우는 종종 엉덩엉치관절의 불안정한 부정정렬 때문이다 ("생체역학" 단락 참고). 만약 그런 경우라면, 치료사가 도수치료로 부정정렬을 교정하면 동일한 앉은 자세를 취하는 동안에도 증상이 즉각 완화될 것이다 (그림 5.1b).

만약 등을 기대지 않고 앉았을 때 발생한 허리 통증이 등받이에 등을 기대고 앉았을 때 완화되었다면, 그 이유는 등 폄근이 이완되고, 목뼈의 폄이 감소되고, 원반과 척추관절 및 구멍에서 압력이 감소되었기 때문일 것이다. 다음 테스트는 이들이 등을 기대지 않고 앉았을 때 발생하는 증상의 원인인지를 결정하는데 도움을 줄 것이다.

- 등을 기대지 않고 앉았을 때 일어나는 통증의 원인이 긴장된 등 폄근이라면, 배근육이 수축할 때까지 균형잡힌 상체 자세로 앉아 있을 때처럼, 척추 중립위를 유지하고 등을 뒤쪽으로 기울이면 통증은 곧 감소될 것이다. 감별진단을 위해, 이런 절차를 수행하는 동안 등받이에 등을 기대지 않아야 한다.
- 증상이 등을 기대지 않고 앉았을 때 일어나는 목뼈의 젖힘 때문이라면, 목뼈를 굽힘할 때 증상이 감소할 것이고, 반대로 목뼈를 폄할 때 증상이 악화될 것이다. 이런 경우, 목뼈 자세를 효율적으로 교정하기 위해서는, 목뼈의 젖힘이 등뼈 폄 가동성의 문제를 보상하고 있는지를 결정하는 것이 필수적이다.
- 허리 통증이 척추구조물의 압박 때문이라면, 견인 도수치료를 적용하면 증상이 감소할 것이고, 반대로 도수로 압박을 가하면 증상이 악화될 것이다.

생체역학

척추분절을 안정 자세로 하고 등받이를 기울이면, 원반, 후관절, 척추사이구멍에서의 압박이 감소된다. 상체의 무게가 등받이에 의해 지지되기 때문에, 이런 현상이 일어난다. 한편, 등받이를 뒤쪽으로 기울이면, 자세 근육이 덜 작용하게 되어, 결과적으로 척추 구조물에 대한 근육의 압박이 감소하게 된다.

그러나 근육의 이완이 척추와 엉덩엉치관절에 대한 안정성 효과도 감소한다. 등을 기대지 않고 앉을 때 엉덩엉치관절의 안정성이 더 좋아지는데, 그 이유는 근육의 안정성 뿐 만 아니라 보다 효과적인 밴드(인대)의 긴장 때문이다. 인대의 긴장은 축성 하중으로 인해 엉치뼈가 아래쪽으로 내려가는 즉, 엉덩엉치인대가 타이트해져 안정화된다는 사실에 기반된다.

뒤쪽으로 기울이고 앉은 자세의 이들 장점과 단점 때문에, 등을 기대고 앉은 자세와 등을 기대지 않고 앉은 자세의 변화가 필요하다. 부가적으로, 앉은 자세의 변화는 균형되지 않은 스트레스 분포를 통해 척추구조물의 손상을 예방할 수 있다.

만약 환자가 높은 등받이에 기대고 구부정한 자세를 취한다면, 어깨뼈 바로 밑까지 도달하는 리클라이닝 등받이를 사용하는 것이 유용하다. 이것은 상체의 무게가 등받이 위쪽 가장자리에 떨어뜨리도록 허용한다. 폄 토크는 수동으로 등뼈를 일자로 만들고, 운동사슬도 허리뼈까지 이르게 한다. 이것은 배근육의 긴장 증가에 의해 균형된다. 배근육이 척추뼈몸통의 받침점에서 거리가 멀리 떨어져 있기 때문에, 배근육의 수축은 등뼈 폄근의 수축만큼 척추를 안정시키지 못하고, 결과적으로 척추에 대한 압박의 효과를 떨어뜨린다.

5.2 자세의 변화

테스트

하루 동안, 여러분은 누운 자세, 선 자세, 걷기 또는 앉은 자세 등 30분 마다 자세를 바꾸고 있는가? (그림 5.2)

운동

하루 동안, 누운 자세, 선 자세, 걷기 또는 앉은 자세 등 30분 마다 여러분의 자세를 바꾸어 본다.

문제 해결

종종 30분마다 자세 바꾸는 것이 불가능할 때가 많다. 왜냐하면, 학교나 직장에서 장시간 동안 앉은 자세를 취해야 하기 때문이다. 과도한 장시간의 앉은 자세를 취할 때, 동적 앉은 자세나 서기 자세를 통해 척추에 가해지는 스트레를 완화시킬 수 있다.

침대에 누워 있는 사람의 경우에는 바로 누운 자세에서, 옆으로 누운 자세, 또는 엎드린 자세로 다양하게 자세를 바꿀 수 있다. 이 자세들 중 하나만 가능하다면, 동적 앉은 자세 운동이 기대어 누운 자세에서 응용할 수 있다.

전후 비교

환자는 하루 중 얼마 동안이나 누운 자세, 선 자세, 걷기 또는 앉은 자세 등 자세를 30분 마다 바꾸고 있는가?

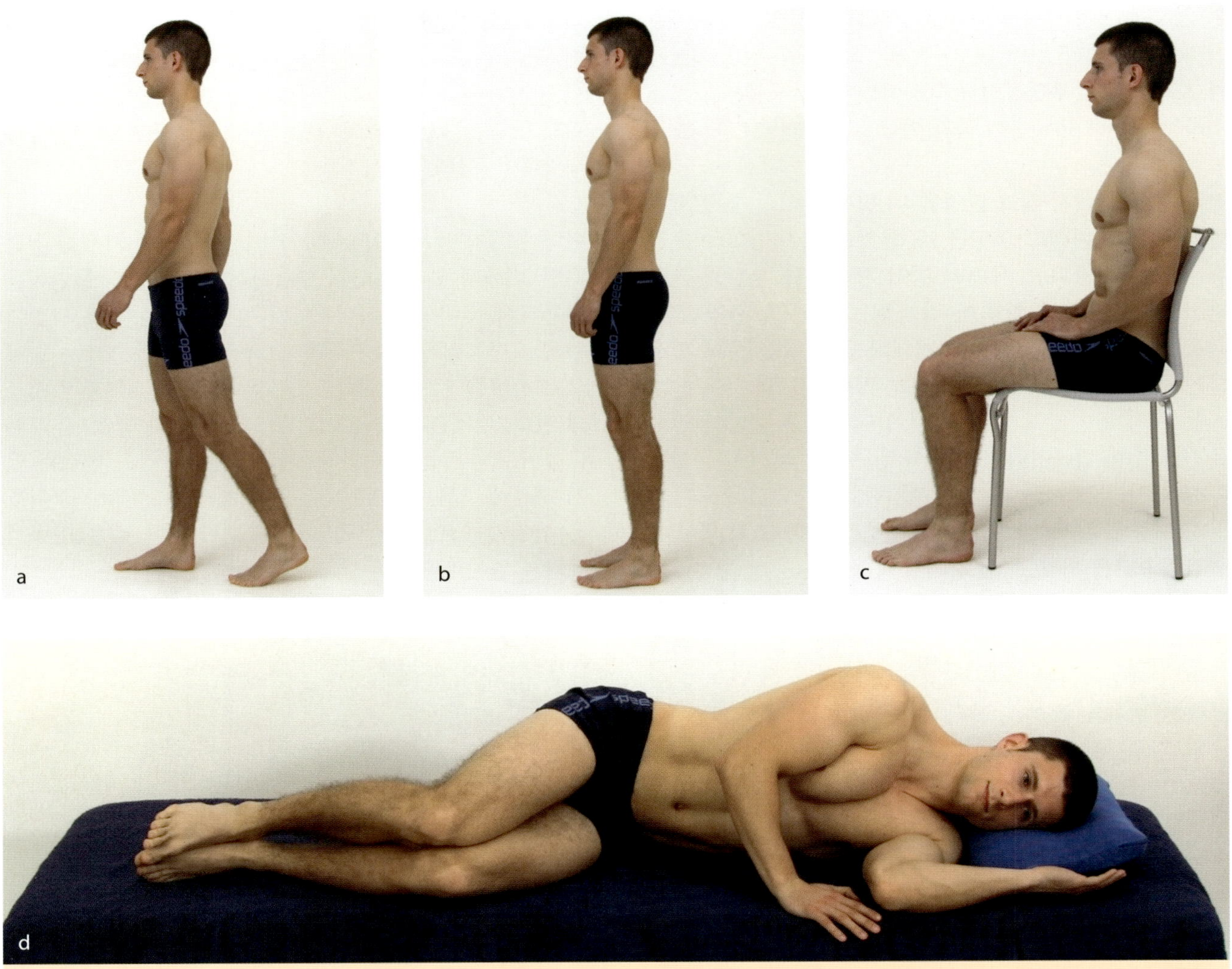

그림.5.2 자세의 변화

감별진단

허리뼈 협착증의 경우에는 환자가 서기 자세를 취할 때 허리뼈, 엉덩관절, 다리에서의 증상이 증가하고, 환자가 앉은 자세를 취하면 즉시 증상이 가라앉는다. 누운 자세에서 엉덩관절 굽힘을 수동으로 끝범위까지 가져감으로써 증상이 척추협착증으로부터 시작되었는지, 아니면 엉덩관절로부터 시작되었는지를 결정할 수 있다.

엉덩관절 굽힘의 끝범위는 협착증 증상을 일으킬 수 있는데, 그 이유는 운동사슬 때문에 허리뼈까지 연결되기 때문이다. 이와 반대로, 국소 엉덩관절 증상은 엉덩관절 굽힘의 끝범위에서 증가한다. 퇴행성 관절염, 넙다리절구 충돌, 또는 넙다리뼈머리의 원심성 자세가 있다면, 엉덩관절의 굽힘에 의해 샅 부위에서 충돌성 통증이 유발될 수 있다. 엉덩관절 폄근의 염증이나 타이트니스가 있는 경우에는, 엉덩관절 굽힘의 끝범위가 엉덩관절 폄근을 타이트하게 만들 것이다.

생체역학

앉은 자세와 선 자세의 근본적인 차이점은 선 자세를 취할 때가 앉은 자세때 보다 등뼈와 허리뼈가 더욱 곧게 된다. 107명의 사무직 근로자를 대상으로 한 연구에서, 앉은 자세를 취하는 동안에는 습관적 등허리의 폄이 최대 척추 폄의 39% 밖에 되지 않았다. 어깨와 궁둥이가 벽에 닿은 선 자세의 경우에는 등허리의 폄이 최대 폄의 93% 였다 (Fischer 2013).

굽힘-폄의 커다란 차이는 척추에 대한 하중이 앉은 자세와 선 자세에서 크게 차이를 보인다는 것을 의미한다.

- 척수관은 척추를 폄할 때 좁아지고, 굽힘할 때 넓어진다. 이런 이유 때문에, 허리뼈 협착증이 앉은 자세때보다 선 자세때 더 심한 증상을 보이는 것은 당연한 일이다.
- 구부정한 앉은 자세를 취할 때, 허리뼈에 걸리는 전체 압박 하중은 원반에 가해지고, 반면, 똑바른 선 자세일 때는 압박 하중의 일부가 후관절에도 가해진다 (Adams와 Hutton 1980). 이런 이유 때문에, 지속적인 구부정한 앉은 자세는 허리뼈 원반 증상에 악영향을 주는 위험한 요소이고, 반면 허리뼈를 과도하게 폄한 지속적인 선 자세는 후관절에 과도한 하중을 가한다.

앉은 자세와 선 자세 때 척추에 가해지는 하중이 크게 달라지기 때문에 앉은 자세에서 선 자세로의 변화는 불균형한 스트레스 분포를 효율적인 해결하는 방법이 된다.

자각운동: 근육 사슬

여러분의 몸이 소위 근육 사슬로 불리는 많은 근육의 수축을 동기화시키기 때문에, 뒤쪽으로 몸을 기울일 때, 여러분은 배근육의 긴장 증가와 후두와 얼굴 근육의 긴장 증가를 함께 느껴야 할 것이다.

만약 여러분이 척추를 곧게 유지하고 앉은 후, 오른쪽으로 기울인다면, 여러분은 왼쪽 궁둥뼈거치면이 들어올려지는 것을 느끼게 될 것이다 (그림 5.5a). 이번에는 선 자세를 취하고, 몸을 오른쪽으로 기울이면, 왼쪽 발꿈치가 들어올려지는 것을 느끼게 될 것이다 (그림 5.5b). 선 자세나 앉은 자세에 관계없이, 척추를 중립위로 고정하고 오른쪽으로 기울일 때 어떤 느낌이 나타나는지를 체크한다. 오른쪽 기울임은 허리에서 얼굴에 이르는 모든 왼쪽 근육의 긴장을 증가시킨다.

5.3 동적 앉기 자세와 동적 서기 자세

테스트

앉거나 선 자세를 취할 때, 여러분은 균형잡힌 상체 자세의 중간 지점을 중심으로 지속적으로 움직이고 있는가? 이것은 서로 반대되는 근육군 (대항근과 작용근)이 수축과 이완을 교대로 하는 과정이다.

운동

앉거나 선 자세를 취할 때, 여러분은 서로 반대되는 근육군 (대항근과 작용근)이 수축과 이완을 교대로 하는 척추 중립위인 균형잡힌 상체 자세의 중간 지점을 중심으로 지속적으로 움직여 본다. 동적 자세의 몇몇 선택은 다음의 "대체 운동" 단락에서 설명될 것이다.

▶ 안정된 척추 자세에서의 대체 동적 자세 운동.
고정된 척추만곡 중립위를 취하고, 교대로 앞쪽과 뒤쪽으로 최대한 멀리 몸을 굽힘한다 (그림 5.4). 이때 배근육과 등 근육이 얼마나 긴장되고 이완되는지를 느껴본다. 약간만 연습하면, 손가락을 사용하지 않고도 여러분은 긴장과 이완을 느끼게 될 것이다.

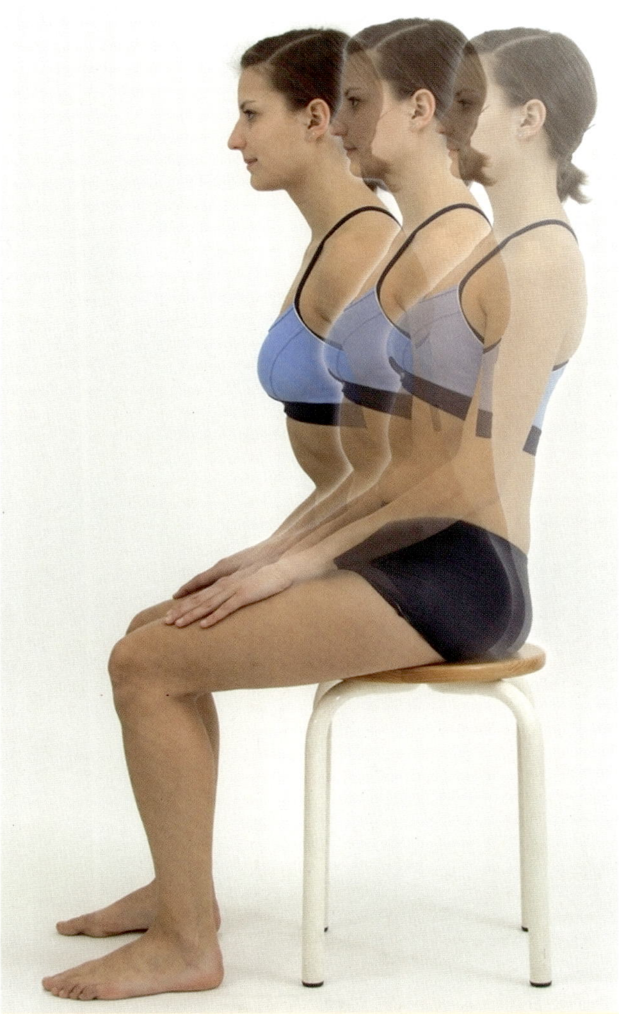

그림.5.3 동적 자세

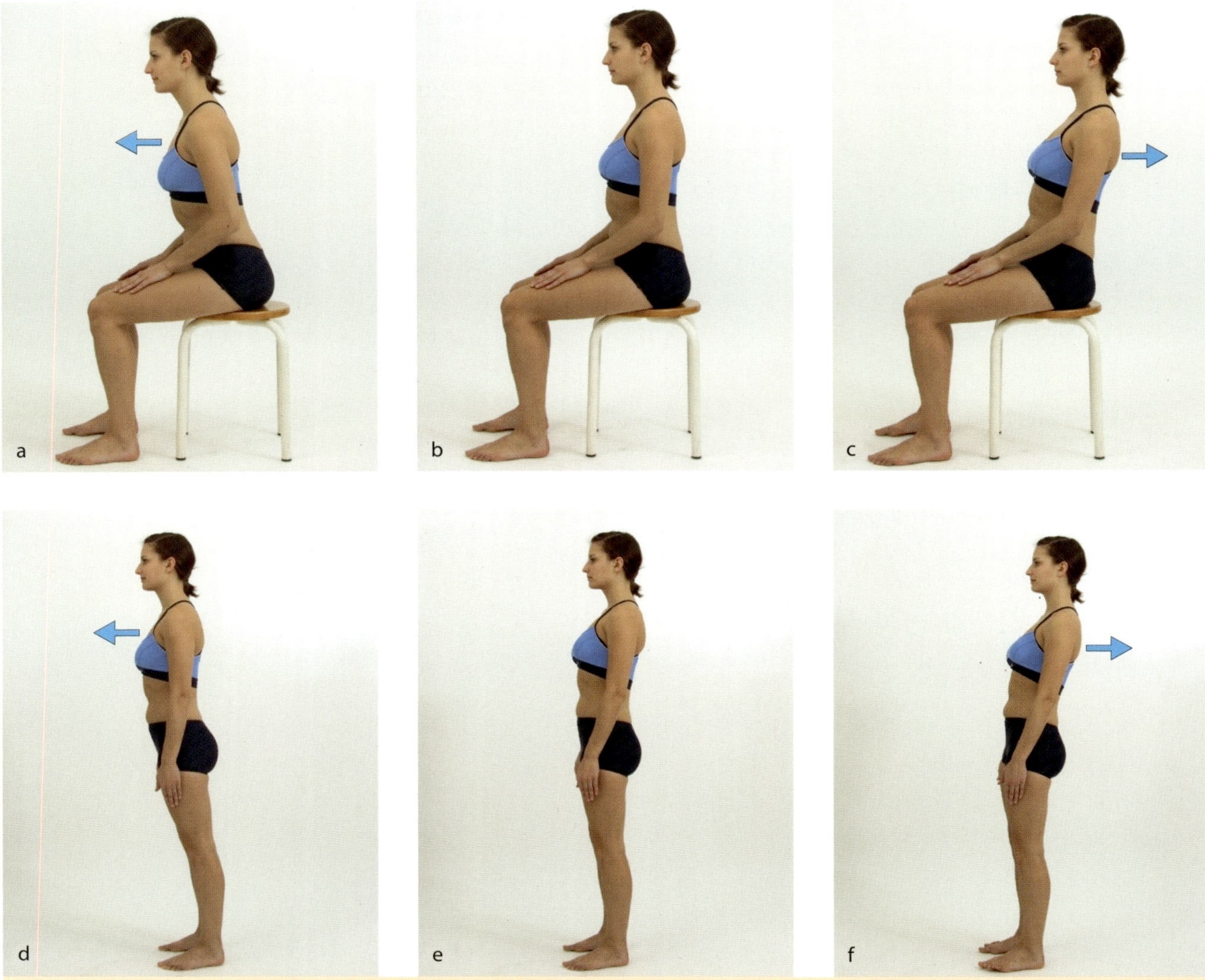

그림.5.4 중립의 척추를 수직 자세에서 앞쪽과 뒤쪽으로 기울인다.

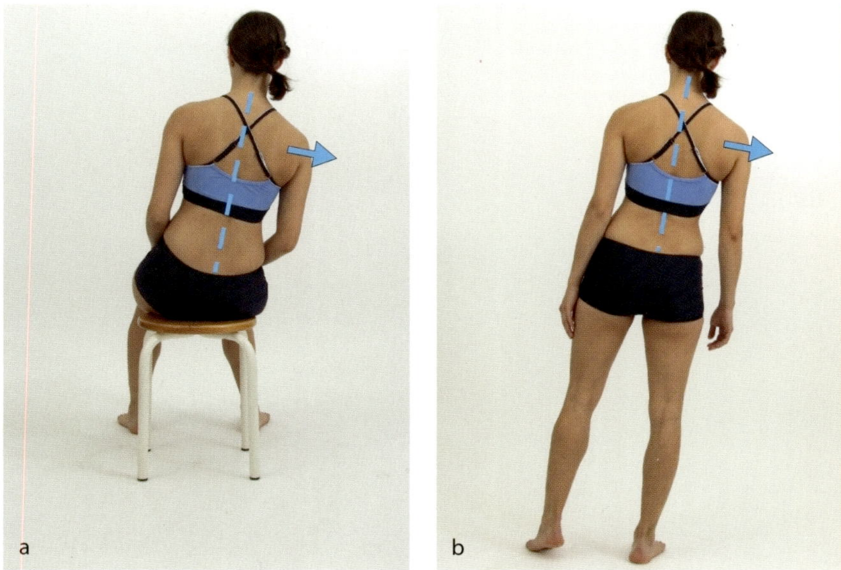

그림.5.5

척추를 안정화시키고, 골반과 가슴우리를 동시에 오른쪽으로 기울였을 때, 왼쪽 몸통 근육이 긴장된다.

▶ 척추의 옆굽힘, 돌림, 또는 굽힘-폄 된 자세에서의 대체 동적 자세 운동.

옆굽힘된 척추 자세.
여러분은 복장뼈를 앞쪽과 위쪽으로 내민 자세를 취하고, 오른쪽 골반과 왼쪽 골반을 교대로 들어올린다 (그림 5.6).

돌림된 척추 자세.
여러분은 복장뼈를 앞쪽과 위쪽으로 내민 자세를 취하고, 앉은 자세에서 오른쪽 무릎과 왼쪽 무릎을 교대로 앞쪽으로 내밀거나 (그림 5.7a), 또는 선 자세에서 여러분의 오른쪽 골반과 왼쪽 골반을 교대로 앞쪽으로 내민다 (그림 5.7b).

굽힘-폄된 척추 자세.
먼저 구부정한 자세를 취하고, 그 다음 똑바른 자세를 취함으로써 여러분의 척추를 굽힘과 폄한다 (그림 5.8). 구부정한 자세가 여러분의 가슴우리를 얼마나 오목하게 만들

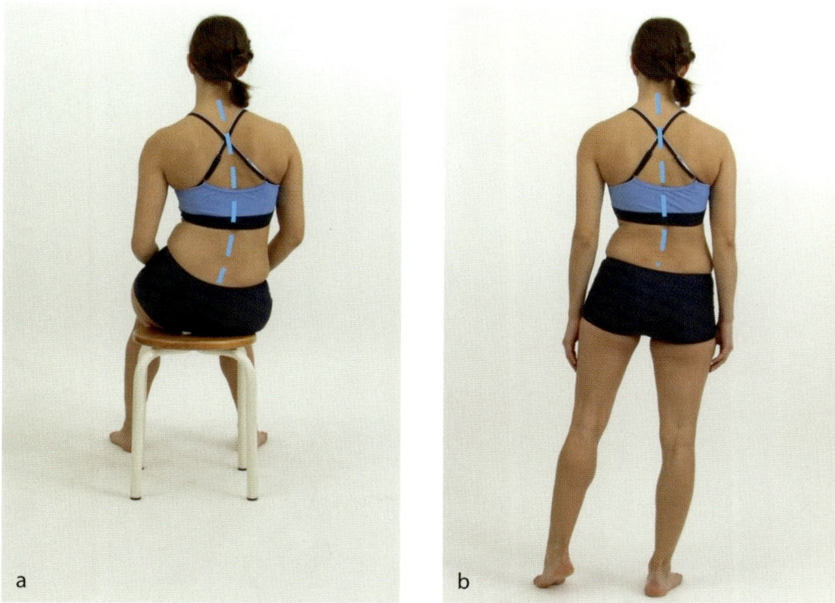

그림.5.6
허리뼈를 왼쪽으로 굽힘함으로써 몸통의 왼쪽 근육을 긴장시킨다: 가슴우리를 그대로 유지하고 왼쪽 골반을 들어올린다.

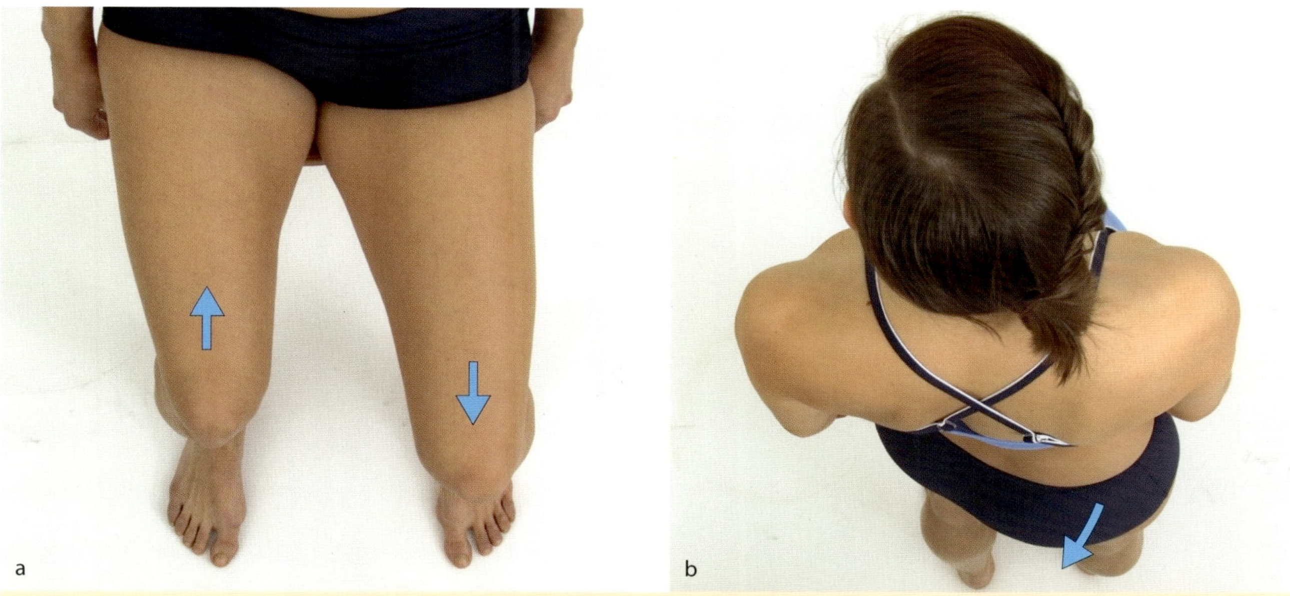

그림.5.7 척추를 돌림함으로써 배근육과 등 근육을 긴장시킨다: 가슴우리를 움직이지 않고, 한쪽 골반을 앞쪽으로 내밀고, 반대쪽 등을 뒤쪽을 당김한다.

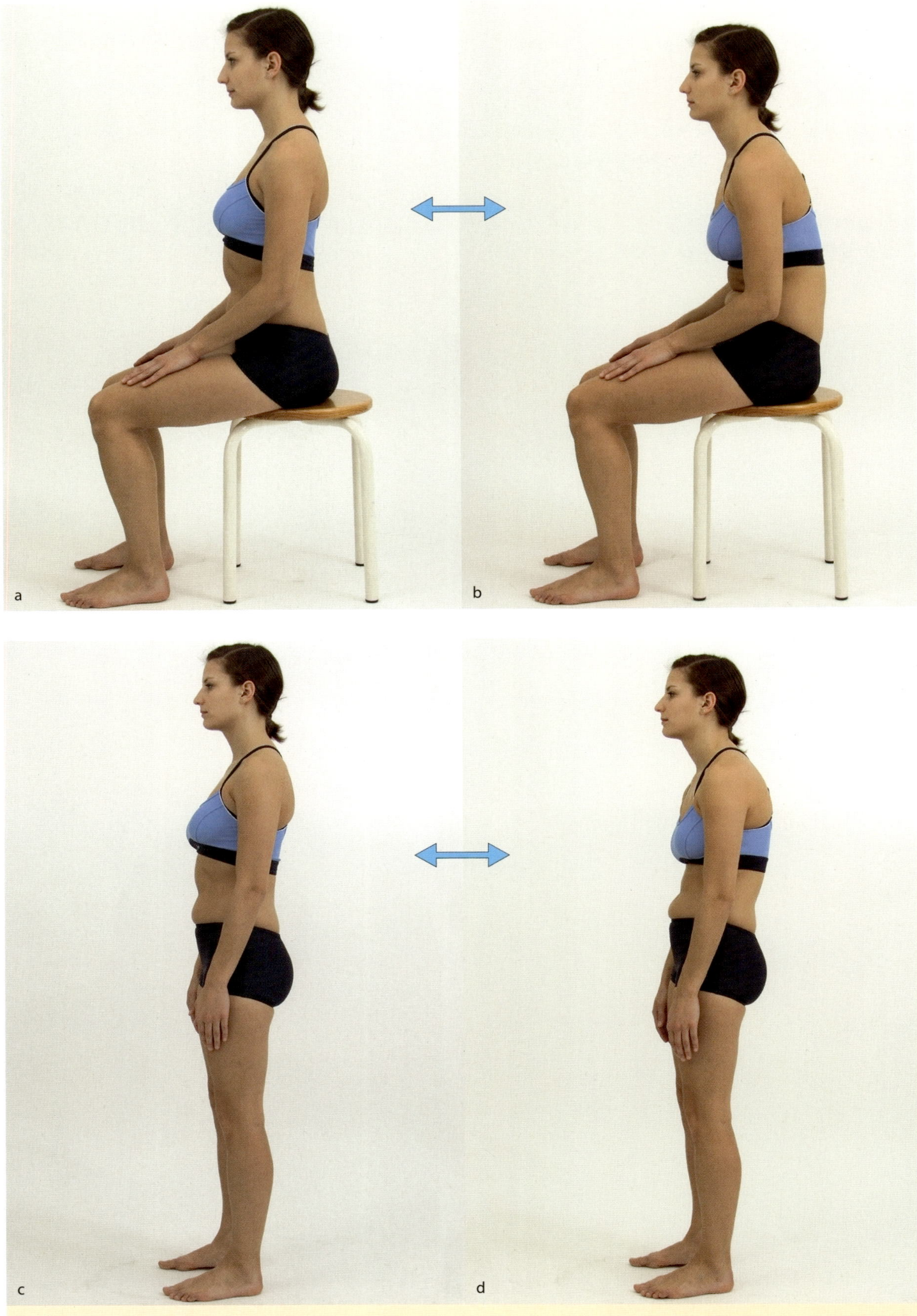

그림.5.8 구부정한 자세와 똑바른 척추 자세

고, 턱과 가슴 사이의 간격을 얼마나 증가시키는지를 확인해 본다. 그리고 반대로 똑바른 자세를 취했을 때 반대 현상이 어떻게 일어나는지를 확인해 본다.

▶ 동적 서기 자세를 위한 대체 운동들

- 여러분은 한쪽 발에서 다른 쪽 발로 체중을 이동할 수 있다.
- 여러분은 발꿈치의 올림과 내림을 교대로 할 수 있다.
- 여러분은 엉덩관절로 수평의 8자를 그릴 수 있다.

문제 해결

나쁜 협응으로 인한 올바르지 못한 운동 수행은 거울 앞에서 환자를 운동하게 함으로써 향상시킬 수 있다.

전후 비교

환자가 동적 앉은 자세나 동적 선 자세를 하루 중 얼마 동안이나 수행하는가?

감별진단

만약 왼쪽 골반을 들어올리는 것이 허리뼈 왼쪽에 통증을 일으킨다면, 통증의 근원은 허리네모근의 문제나 또는 왼쪽 충돌이다. 척추사이구멍 충돌의 존재는 척추의 왼쪽 옆굽힘에 의해 확인될 수 있다. 이런 옆굽힘은 골반을 들어올리지 않고, 머리부터 먼저 옆굽힘한다. 이것은 왼쪽 허리네모근의 수축없이 왼쪽 척추사이구멍을 좁아지게 만든다. 만약 이런 움직임이 통증을 유발하면, 그 원인은 구멍 충돌이거나 매우 드문 경우지만 엉덩뼈능선과 아래쪽 갈비뼈의 충돌이다.

생체역학

Twomey와 Taylor(1994)는 동적 자세의 다음 장점들을 기술했다:

- 불충분한 움직임은 위축과 관절연골과 뼈의 퇴행(특히 지속적인 스트레스를 받는 상태일 때)을 일으킨다.
- 자세를 바꾸지 않은 상태에서의 원반의 지속적 유지는 원반의 통증과 퇴행에 관련된다.
- 인대와 연골은 움직임에 긍정적으로 반응한다.
- 움직임은 관절과 원반내에서 일어나는 체액과 영양분의 이동에 대한 필수조건이다.

이것은 허리뼈를 등받이에 왜 지지해야 하는지를 설명하고 있다. 즉, 허리뼈의 지속적인 수동의 폄과 굽힘은 앉은 자세를 취할 때 발생하는 허리뼈의 통증을 감소시킨다(Reinecke 등 1994).

6 협응

Coordination

6.1 일어나 앉기

테스트

침대에 누운 자세에서 침대의 왼쪽 측면으로 일어나 앉을 때, 그림 6.1-그림 6.4의 단계를 여러분은 따라할 수 있는가?

운동

일상생활에서, 여러분은 누운 자세에서 앉은 자세로 그림 6.1-그림 6.4처럼 항상 움직이고 있는가? 하나의 흐름 운동으로서 이들 단계를 통해 부드럽게 진행하도록 노력한다. 눕는 자세를 취할 때는, 그림 순서와 반대되는 방향으로 움직인다.

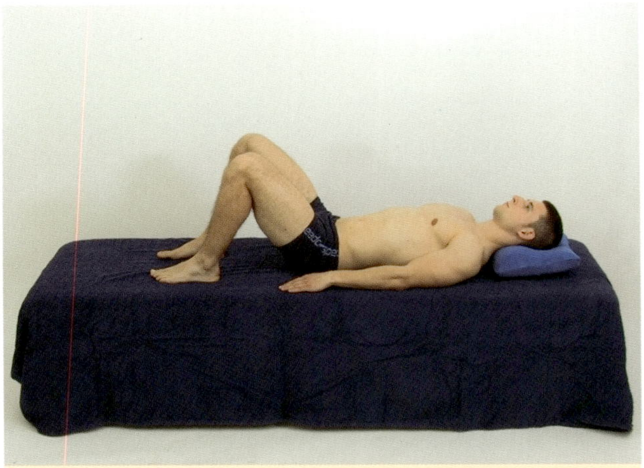

그림.6.1 맨 처음, 발바닥이 침대 위에 편안하게 놓일 때까지 한쪽 발꿈치를 궁둥이쪽으로 당기고, 그 다음 반대쪽 발꿈치를 당긴다.

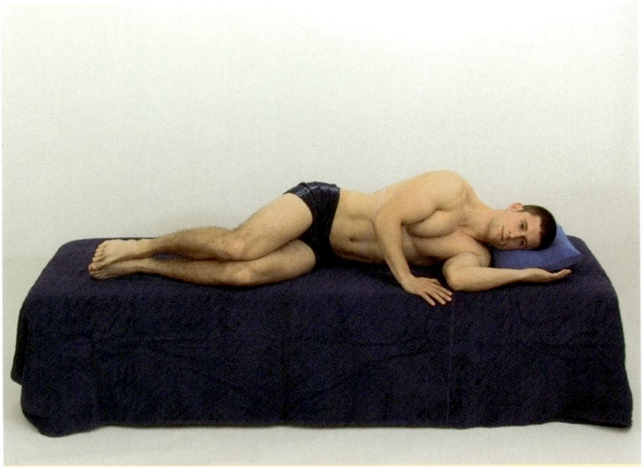

그림.6.2 왼쪽으로 몸을 돌려 눕고, 오른 손을 왼쪽 팔꿈치 옆에 배치하여 지지한다.

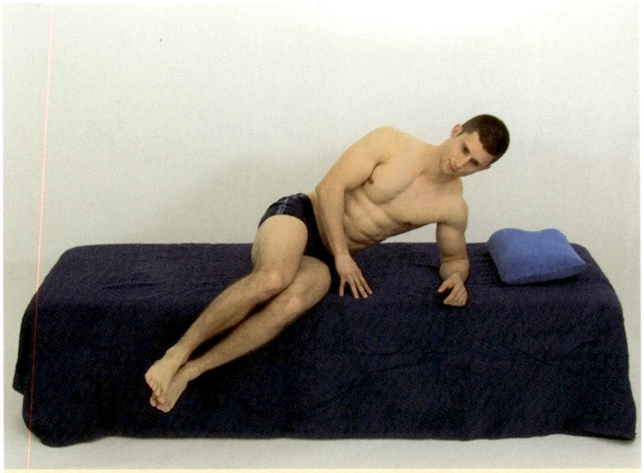

그림.6.3 침대 가장자리 밖으로 종아리를 떨어뜨린다.

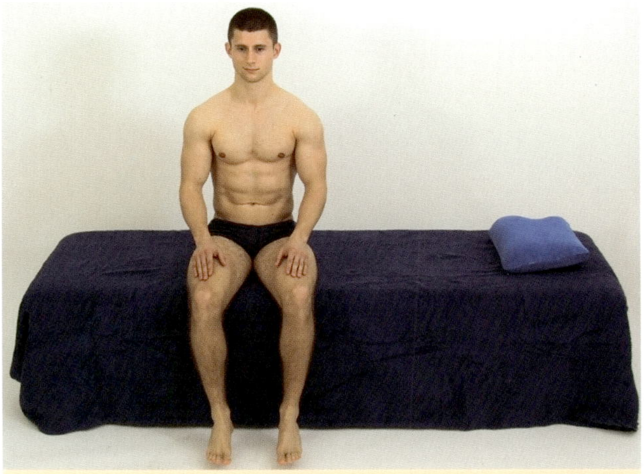

그림.6.4 최종적으로 양 손을 사용하여 몸을 일으켜 세우고 똑바른 앉은 자세를 취한다.

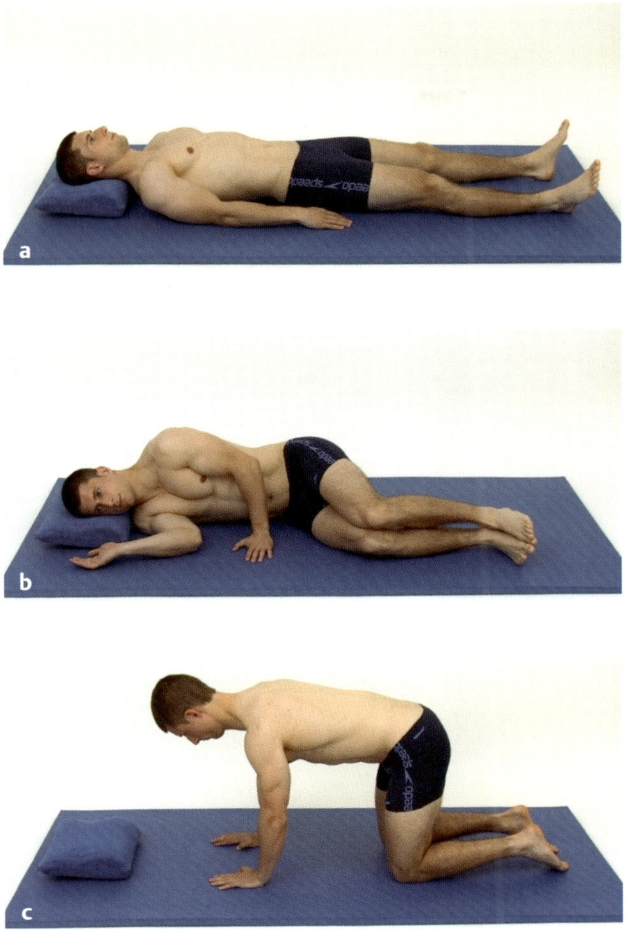

▶ **대체 운동.**

만약 침대 밖으로 몸을 나오게 할 수 없으면, 먼저 누운 자세에서 엎드린 자세로 취하고, 양 손과 양쪽 무릎으로 체중을 지지하는 네발기기 자세를 취한다.

이런 동작은 천정이 너무 낮아서 일어나 앉기를 할 수 없는 이층 침대의 윗단에서 일어난다.

만약 여러분이 누운 자세에서 일어나 앉기를 원한다면, 먼저 옆으로 누운 자세를 취해야 한다. 그런 다음 네발기기 자세를 취한 후, 무릎서기를 한다. 그 다음 반무릎서기를 하고, 일어선다 (그림 6.5).

문제 해결

누운 자세에서 일어나 앉거나 설 때의 허리 통증은 고정된 척추만곡 중립위를 유지한 채 이들 동작을 실시하면 통증을 예방할 수 있을 것이다.

엉덩엉치관절의 재위치

누운 자세를 취할 때 그리고 옆으로 누울 때의 엉덩엉치관절 통증은 아래의 "감별진단" 단락에서 기술되듯이, 양 손으로 한 쪽 무릎을 배에 유지하면 종종 감소될 수 있다.

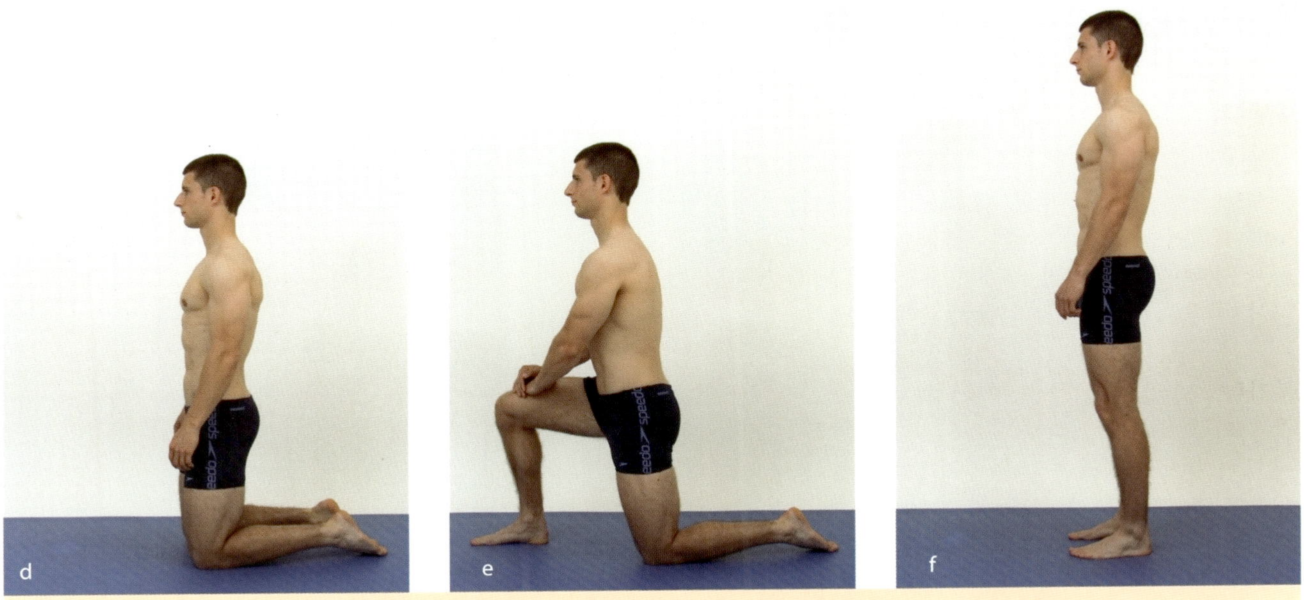

그림.6.5 누운 자세에서, 옆으로 누운 자세, 네발자세, 양쪽 무릎서기, 반무릎서기, 서기 순으로 진행한다.

전후 비교

누운 자세에서 옆으로 누운 자세로, 다시 일어나 앉기 자세로 전이하는 동작과 역순의 동작을 하루 동안 얼마나 자주 하는가?

감별진단

환자가 누운 자세에서 옆으로 누운 자세로 움직일 때 엉덩엉치통증이 발생하면, 매우 드물지만 그 원인은 대개 엉덩엉치관절의 비틀림이나 불안정 때문일 수 있다. 통증의 근원이 허리뼈인지, 엉덩엉치관절인지를 구분하기 위해서는, 옆으로 돌아누울 때 한쪽 무릎을 배 쪽으로 당겨야 한다. 허리뼈에서 시작하는 증상은 오른쪽 무릎을 배 쪽으로 당길 때와 왼쪽 무릎을 배 쪽으로 당길 때 큰 차이를 보이지 않는다. 증상이 엉덩엉치관절에서 기인하는 것이라면, 큰 차이를 보일 것이다. 엉덩뼈가 뒤쪽으로 돌림되어 있다면, 누운 자세에서 옆으로 누운 자세로의 전환으로 발생하는 통증은 반대쪽 무릎을 배에 유지할 때 적게 일어날 것이다. 엉덩뼈가 앞쪽으로 돌림되어 있다면, 옆으로 돌아누울 때 동측 무릎을 배에 유지하는 것이 더 도움이 될 것이다.

굽힘 vs 폄

원반의 뒤쪽 섬유테 손상으로 인한 허리뼈 통증이나 일어서려고 할 때 발생하는 허리뼈 통증은 움직이는 동안 허리뼈 앞굽음 만곡이 유지될 때 대개 감소한다. 한편, 척수사이구멍충돌에 의한 통증은 더 많은 굽힘시 감소될 수 있다.

생체역학

양쪽 다리를 앞으로 뻗은 후 누운 자세에서 앉은 자세로 상체를 들어올릴 때, 뻗은 다리를 유지하려는 의식적인 노력이 없어도 허리뼈가 굽힘된다. 이런 굽힘된 자세에서는, 허리뼈에 대한 압박 하중이 후관절에 의해 전달되는 것이 아니라, 전체적으로 원반에 의해 전달된다.

부가적으로, 상체를 똑바로 들어올리는 초기 단계 때는 팔에 의한 지지가 거의 이루어지지 않고, 동시에 허리뼈에 대한 상체 무게의 지렛팔이 최대가 된다. 이것은 배 근육의 강한 수축에 의해 보상되어야 하는 현저한 토크를 허리뼈에서 발생시킨다. 거의 수평에 가깝도록 상체를 지지하는데 요구되는 근육 긴장은 선 자세의 상체 무게 하중보다 몇 배나 더 큰 힘의 압박을 원반에 가할 수 있다 (Wilke 등 1999). 그래서 이런 근육 긴장은 파괴지점까지 원반을 과부하할 수 있다 (특히, 허리뼈를 굽힘했을 때).

반대로, 옆으로 누운 자세에서 일어설 때 (그림 6.2), 시작부터 지지를 하기 위해 팔을 이용할 수 있다. 부가적으로, 모든 관절은 중립위를 유지할 수 있다. 이런 중립위는 운동사슬을 따라 통과하게 되는 비중립성 스트레스를 예방한다. 반대로, 불충분한 뒤넙다리근의 유연성은 길게 앉은 자세로 상체를 들어올릴 때 허리뼈의 보상적인 비중립성 굽힘을 초래한다.

6.2 균형

테스트

선 자세에서 신발과 양말을 신고 벗을 때, 균형을 유지할 수 있고, 척추를 안정화시킬 수 있는가? (그림 6.6)

이것을 체크하기 위해, 딱딱하고 편평한 지면 위에 서서, 왼쪽 허벅지 위에 오른발을 올려놓는다. 다음을 수행할 때 여러분은 성공적으로 테스트를 통과해야 한다:

1. 여러분의 손이 오른쪽 신발에 닿을 때까지 고정된 척추 만곡 중립위를 유지하고 앞으로 굽힘한다.

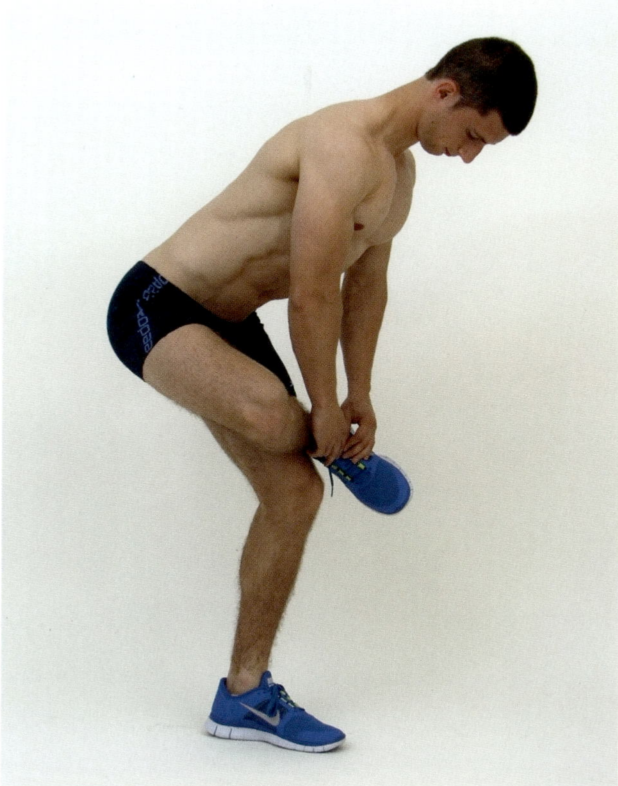

그림.6.6 균형 테스트

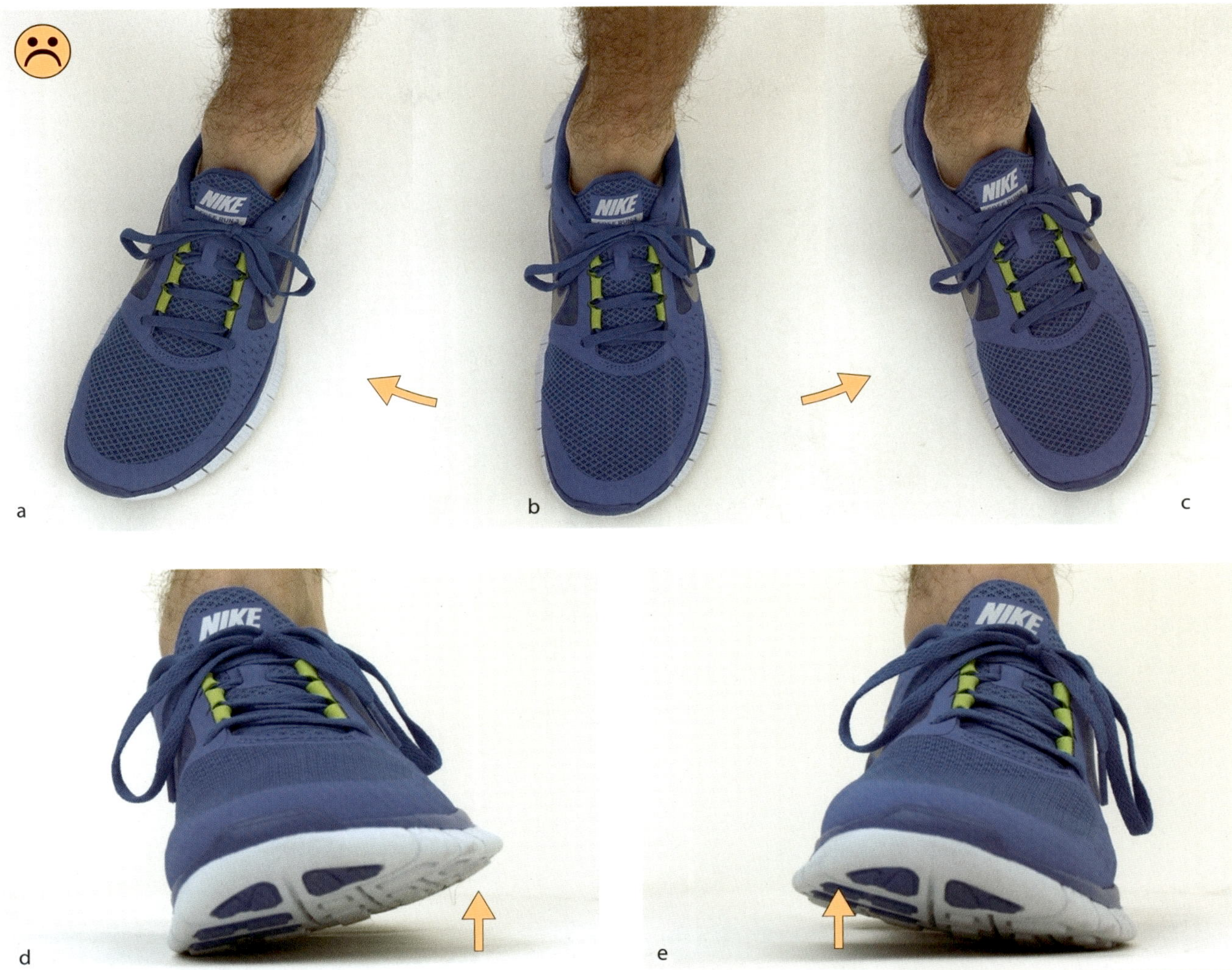

그림.6.7 왼쪽 신발이 미끄러지거나 신발의 안쪽면이나 가쪽면이 지면으로부터 떨어지면, 여러분은 테스트를 통과하지 못한 것이다.

2. 이런 자세에서, 여러분은 오른쪽 신발과 양말을 벗고 다시 신을 수 있다. 이런 동작은 왼발은 지면 위에서 미끄러지지도 않고 신발의 안쪽면이나 가쪽면이 지면으로부터 떨어지지 않도록 않으면서 이루어져야 한다 (그림 6.6과 그림 6.7).
3. 여러분은 눈을 감고도 이런 동작을 반복할 수 있다.

운동

일상생활에서, 선 자세에서 위처럼 신발과 양말을 벗고 신는 것을 시도해 본다. 여러번이 눈을 뜨고 이런 동작을 쉽게 할 수 있으면, 눈을 감고도 실시해 본다.

▶ **대체 운동.** 눈을 뜨고 해도 운동이 너무 어려우면, 환자는 먼저 더 쉬운 균형 운동부터 실시할 수 있다. 균형 운동의 한 예는 한 발로 선 자세이다. 이것도 너무 어려우면, 환자는 양 발을 나란하게 붙이거나 가상의 선 위에서 한 발의 발꿈치와 다른 발의 발가락을 붙이고 균형 운동을 수행할 수 있다.

문제 해결

만약 눈을 뜬 균형 운동이 너무 어려우면, 위에서 설명된 더 쉬운 대체 운동으로 시작할 수 있다.

장딴지근의 유연성을 향상시키면, 즉각적으로 균형반응을 더 쉽게 할 수 있다.

전후 비교

"테스트" 단락에서 설명된 것처럼 신발과 양말을 신을

때, 환자가 잘 균형을 유지할 수 있는가? 눈을 뜨고 위의 동작을 수행할 수 있는가? 또는 눈을 감고도 위의 동작을 수행할 수 있는가?

감별진단

만약 눈을 감았기 때문에 시각 입력이 없으면, 균형 반응은 속귀나 고유수용성 감각에 의한 자세성 정보에 크게 의존할 것이다. 그래서 속귀와 고유수용성 감각은 눈을 감았을 때 더 잘 테스트되고 훈련된다.

균형이 발목관절의 제한된 발등굽힘 가동성을 통해 향상되었다면, 그 장애의 원인은 역학적인 것이다. 장딴지 근육의 유연성도 발등굽힘에 꼭 필수적이다. 그러므로 장딴지근 유연성의 테스트는 특히 쭈그려 앉을 때 두드러진 균형 문제를 가진 환자에게 있어 특히 중요하다.

생체역학

균형 훈련은 적절한 순간과 적절한 정도로 수축하는 근육의 능력을 향상시킨다. 이것은 불필요한 스트레스로부터 관절과 근육을 보호한다.

평형감각 이외에, 균형도 운동겉질에 의해 계획된 것처럼 자유로운 관절 움직임을 필요로 한다. 예를 들어, 장딴지 근육의 유연성이 제한되면, 몸의 중력중심이 더 이상 기저면의 앞쪽 부위에 떨어지지 않는다. 우리의 균형이 기저면 위에 떨어지는 것을 요구하기 때문에, 기저면의 감소도 앞쪽 방향의 균형 반응 가능성을 제한한다. 쭈그려 앉은 자세가 가자미근을 긴장시키기 때문에, 쭈그려 앉은 자세에서 균형의 문제가 급속하게 일어난다. 결과적으로, 환자는 뒤쪽으로 기울이는 것이 더 쉽다. 대개 환자는 발의 볼로만 서 있거나 발꿈치를 들어올리는 발목관절의 발바닥굽힘을 통해 이런 종류의 발등굽힘을 보상하는 시도를 한다. 이것은 체중을 앞쪽으로 이동하게 할 수 있다. 그러나 이것은 작은 기저면인 발의 볼을 위해, 큰 기저면인 발바닥을 변화시킨다. 즉, 환자는 이런 방법으로 더 큰 안정성을 얻을 수 없고 여전히 불안정한 느낌을 가진다.

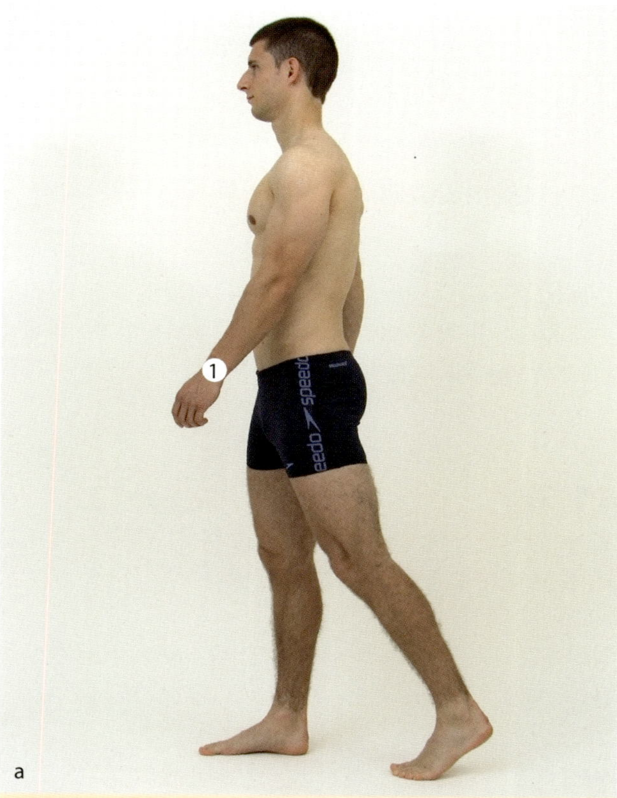

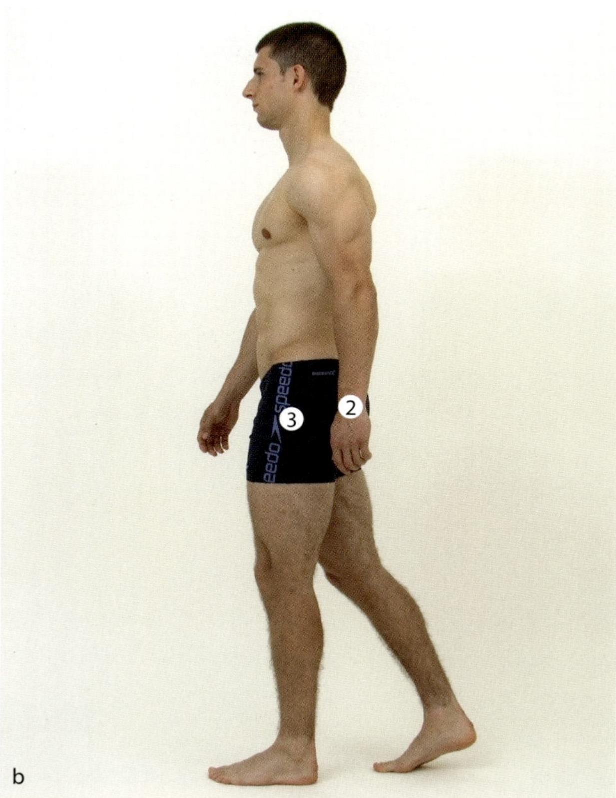

그림.6.8 팔 스윙

6.3 팔 스윙

테스트

1초에 2번의 걸음을 걸을 때, 허벅지를 지나 자유롭게 팔을 스윙할 수 있는가? (그림 6.8) 1초에 2번의 걸음을 시작할 때, 왼손을 왼쪽 허벅지 (그림 6.8 ③)를 완전 지나 앞쪽(그림 6.8 ①)과 뒤쪽 (그림 6.8 ②)으로 스윙해야 한다. 앞쪽 스윙 (그림 6.8 ①)은 허벅지 앞쪽으로 움직이고, 뒤쪽 스윙 (그림 6.8 ②)은 허벅지 뒤쪽으로 움직여야 한다. 이와 동시에, 오른손은 오른쪽 허벅지에 대해 반대 방향으로 스윙해야 한다. 더 빠른 속도로 걸을 때는 팔 스윙의 폭도 더 넓어진다. 오른쪽 다리가 앞으로 나갈 때 왼쪽 팔이 앞으로 나간다. 양 팔을 의식적으로 스윙할 필요는 없다. 양 팔이 느슨해져 있거나 가방이나 넓은 골반에 의해 속도가 느려지지 않으면, 양 팔은 자동적으로 스윙하게 된다.

운동

여러분이 걸을 때 양 팔을 자연스럽게 스윙하도록 시도해 본다. 양 팔의 스윙 폭이 동등하게 이루어져야 한다.

문제 해결

손이나 어깨로 가방을 드는 것은 동측 팔의 스윙을 방해한다. 이런 이유 때문에 등으로 가방을 매는 것이 좋은 선택이다. 위등세모근의 긴장을 피하기 위해, 백팩을 맬 때 어깨에 무게가 가해지지 않도록 골반 벨트를 적용하는 것이 좋다. 동측 팔의 자연스런 스윙을 방해하는 다른 요소는 어깨의 내밈 자세이다. 원인에 따라, 내밈 자세는 어깨 가동성, 돌림 가동성, 또는 어깨뼈 근육과 위팔세갈래근의 근력에 의해 교정될 수도 있다.

전후 비교

환자가 걸을 때 팔을 자연스럽게 그리고 균등하게 스윙하고 있는가?

감별진단

앞쪽 스윙을 할 때 오른팔이 정중선 쪽으로 지나치게 치우침되는 것은 오른쪽 어깨의 내밈이나 전체 가슴우리의 왼쪽 돌림에 의한 결과일 수 있다.

어깨의 내밈은 어깨뼈와 척주 사이의 거리가 반대쪽 보다 동측이 더 크다는 사실에 의해 인지될 수 있다. 어깨뼈의 습관적인 내밈은 우성 손 쪽에 더 영향을 줄 것이고, 내밈자세 교정으로 즉각 사라지는 어깨 내림과 관련되어 있다. 우성 측이 비우성 측보다 앞쪽으로 스윙하는데 더 많이 이용되기 때문에 더 영향을 받는 것같다. 시간이 경과함에 따라, 몸은 습관성 내밈에 더 익숙해진다. 즉, 어깨뼈 내밈근과 오목위팔관절 가쪽돌림근은 긴장되고 단축되며, 반면 어깨 뒷당김근은 늘어나고 위축된다. 어깨 내밈자세는 어깨 가동성, 돌림 가동성 및 어깨뼈 근육과 위팔세갈래근 근력의 테스트와 운동으로 확인하고 교정될 수 있다.

생체역학

보행의 효율적인 발 떼기 단계는 골반과 척추의 돌림과 관련된다. 이런 돌림은 먼저 팔 스윙에 의해 제동되고, 척추의 탄성 에너지로서 저장된다. 탄성 에너지는 고무 밴드처럼 다음 단계의 시작지점에서 드라이빙 힘으로 다시 방출될 것이다.

팔 스윙이 없으면, 이런 탄성 제동과 드라이빙 에너지도 존재하지 않을 것이고, 증가된 근육의 일에 의해 보상되어야 한다. 이런 부가적인 일은 긴장을 초래하고 자연스런 보행을 방해한다.

6.4 엉덩관절 폄

테스트

1. 입각기 때 (그림 6.9 ②), 무릎이 볼기뼈 뒤쪽으로 움직일 수 있도록 (그림 6.9 ①) 양쪽 엉덩관절을 자연스럽게 폄할 수 있는가?
2. 입각기 동안 (그림 6.9 청색 화살표), 무릎과 함께 엉덩관절을 뒤쪽으로 움직일 수 있는가? 왼쪽 다리를 뒤쪽으로 한발짝 움직인 후 보행을 멈추고 골반을 내려다 볼 때, 여러분은 골반이 정면을 향하기 보다는 약간 왼쪽으로 비틀려 있는 것을 볼 수 있을 것이다.

운동

보행을 할 때, 여러분의 무릎을 뒤쪽으로 더 멀리 스윙해 본다 (그림 6.9 ①). 동측 무릎과 함께 골반을 어느 정도 뒤쪽으로 스윙해 본다 (그림 6.9 ②). 만약 한쪽 엉덩관절의 폄이 다른 쪽보다 덜 자유스럽게 느껴지면, 다른 쪽 엉덩관절의 자연스런 느낌을 이용한다.엉덩관절 폄 가동성 운동 직후, 엉덩관절의 폄이 더 쉽게 일어나는지를 체크

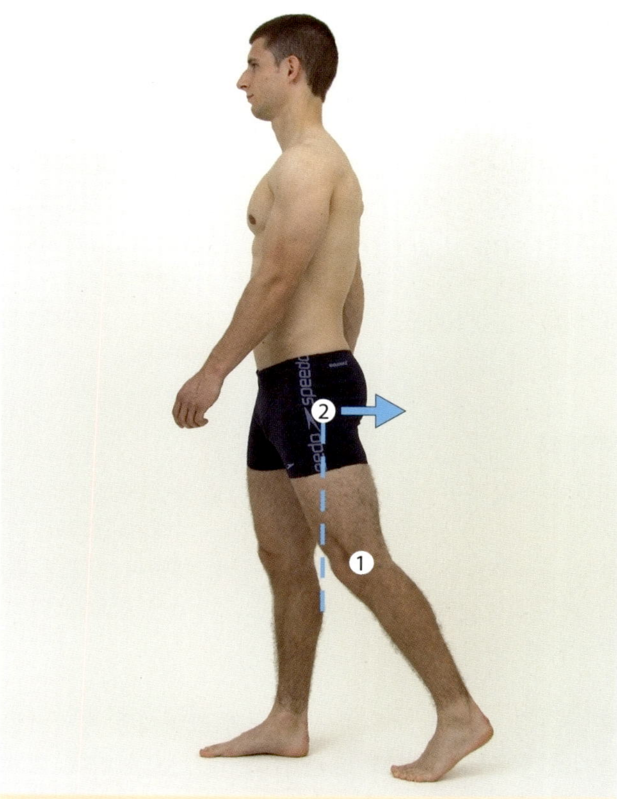

그림.6.9 엉덩관절 폄

해 본다. 만약 더 쉽게 일어난다면, 새롭게 얻어진 엉덩관절 폄을 의식적으로 일으킬 때 엉덩관절 폄 가동성 운동이 긴 보폭 보행을 위한 좋은 준비가 될 것이다.

문제 해결

운동 단락에서 설명된 동측 골반의 뒤쪽돌림 (가로면)과 엉덩관절 폄이 제한되면, 여러분은 엉덩관절 폄 가동성, 장딴지 근육 유연성, 또는 돌림 가동성의 결핍이 있는지를 체크해야 한다. 이들 영역의 결핍이 좋아지면, 보행시의 엉덩관절 폄도 일부 자발적으로 향상된다. 그러나 가끔, 환자가 자신의 오래된 운동 패턴을 가지고 있고, 새롭게 얻어진 운동 자유도를 사용하기 위해 그들의 운동패턴을 상기해야 한다.

엉덩관절 스윙 (그림 6.9 ②)은 효율적인 전방 움직임을 위한 에너지를 생성한다. 그러므로 엉덩관절 스윙은 보행 페이스를 맞춰져야 한다. 단거리 달리기를 할 때는, 엉덩관절의 스윙이 더 크고 강해져야 하고, 느린 보행에서는 적절한 세기로 일어나야 한다. 새롭게 얻어진 엉덩관절 스윙 (그림 6.9 ②)의 보행이 부자연스럽게 느껴지는 경우는 보행 페이스가 너무 지나치게 빠르게 일어나거나 또는 반대팔의 스윙이 너무 짧을 때 일어날 때이다. 그러므로 자연스런 보행은 팔 스윙을 조절함으로써, 또는 엉덩관절 스윙과 매치되는 보행 페이스를 조절함으로써 달성될 수 있다.

전후 비교

보행의 입각기 때, 허벅지의 긴축이 수직선보다 얼마나 뒤쪽으로 움직이는가? 볼기뼈를 통과하는 연추선으로부터 무릎이 얼마나 뒤쪽으로 움직이는지를 비교할 수 있다 (그림 6.9).

감별진단

보행 시 탄성 저항에 의해 일어날 수 있는 엉덩관절 폄의 제한이 있는지를 확인하거나, 엉덩관절 폄 가동성이 자연스럽게 일어나는지를 확인할 수 있다. 그리고 엉덩관절 폄 가동성, 장딴지 근육 유연성, 돌림 가동성 등을 테스트함으로써 엉덩관절 폄의 제한이 있는지를 확인할 수 있다. 이 테스트들 중에서 한 두 개가 양성이면, 탄성 저항이 엉덩관절 폄을 제한한다. 한편, 이들 영역의 가동성이 자연스러우면, 주된 원인은 비정상 운동 패턴일 것이다. 자연스런 유연성과 운동 패턴은 학교나 직장에서의 장기간 앉기 자세 때문에 소실될 수 있다.

엉덩관절 폄 가동성을 방해하는 엉덩허리근의 과긴장은 허리뼈, 엉덩관절, 창자 등의 문제와 샅 탈장에 의해 종종 발생될 수 있다.

- 압박에 의한 허리뼈 문제는 끝범위운동과 축성 압박에 의해 악화된다. 증상을 유발하는 압박의 기간은 문제의 수준에 좌우된다. 문제의 징후는 가동범위검사, 병력 체크에 의해 결정되고, 증상을 유발하는 특정 스트레스가 얼마동안 일어나는지를 체크한다.
- 엉덩관절에 문제가 있으면, 그 증상은 안쪽 허벅지 유연성의 단계 1에서 악화된다. 엉덩관절의 문제가 더 심해지면, 근육 긴장이 엉덩관절 폄 가동성 운동에서 감소되기 보다는 오히려 증가할 것이다.
- 창자 문제 때문에 엉덩허리근의 긴장이 증가하면, 큰창자 운동 이후에 눈에 띄게 증상이 완화될 것이다.
- 끝으로, 기침이나 들기 동작와 같은 활동에 의해 복부 내압이 증가할 때, 샅 탈장에 의한 문제가 악화된다.

생체역학

자연스런 엉덩관절 폄은 자연스런 보행 패턴의 중요한 요소인 허리뼈의 돌림으로 지속된다. 이것은 엉덩허리근의 이완과 유연성을 필요로 하고, 또 엉덩허리근의 이는곳과 닿는곳 사이의 모든 관절 (동측의 엉덩엉치관절과 엉덩관절 뿐만 아니라, 허리뼈 관절과 원반)에 하중이 걸리지 않아야 한다. 부가적으로, 보행시 엉덩관절 폄 운동은 넙다리뼈머리의 넓은 관절면에 체중을 분산시켜, 관절염으로부터 엉덩관절을 보호하는데 유용하다.

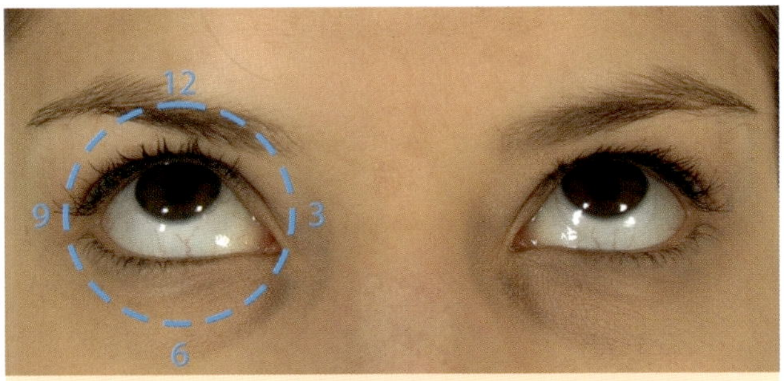

그림.6.10 눈 근육의 협응

6.5 눈 근육 협응

테스트

눈 근육이 긴장되는 느낌 없이, 양쪽 눈이 시계 바늘처럼 천천히 그리고 균등하게 큰 원을 그릴 수 있는가? (그림 6.10). 이때 여러분이 양쪽 눈을 움직일 때, 여러분의 얼굴 표정, 머리 및 아래턱은 움직이지 않도록 이완되어 있어야 한다.

먼저 양쪽 눈을 시계방향으로 움직이고, 그 다음 반시계 방향으로 움직여 본다. 눈으로 원을 완전하게 그릴 때 12초가 걸려야 한다. 즉, 가상의 시계 바늘을 1 시간 만큼 눈을 움직일 때 1초가 걸려야 한다. 만약 여러분의 눈이 느리고 균등한지를 알 수 없다면, 눈 운동을 조절하기 위해, 여러분과 얼굴을 마주 대할 수 있는 누군가를 구한다.

운동

테스트 단락에서처럼 매우 느리고 균등하게(시간을 건너뛰지 않고) 여러분의 양쪽 눈으로 원을 그린다. 양쪽 눈을 움직일 때, 여러분의 얼굴 표정, 머리 및 아래턱은 움직이지 않도록 이완되어 있어야 한다. 여러분이 눈으로 원운동을 할 수 없거나 눈 영역에서의 즐겁지 않는 긴장감이 일어난다면, 눈을 돌릴 수 있거나 긴장이 사라질 때까지 눈을 뒤쪽과 앞쪽으로만 움직여야 한다.

▶ 대체 운동.
여러분은 눈 근육 협응 운동과 다리, 등 및 뇌신경 가동성 운동이나 또는 팔신경 가동성 운동을 함께 함으로써 난이도를 증가할 수 있다. 이런 복합 운동은 눈 근육 협응이 어렵거나 눈 근육 협응만이 일어날 때 유용할 수 있다.

문제 해결

운동이 연습으로도 사라지지 않는 즐겁지 않는 긴장감이 눈 영역에서 일어난다면, 역학적 문제를 찾아내고 해결하기 위해 아래의 테스트와 운동을 사용해야 한다. 아래 테스트 중에서 하나라도 양성이면, 환자에게 해당 운동을 하도록 권장하고, 그 다음 눈 근육 협응 운동을 반복해 본다. 눈의 원 운동이 긴장 없이 이루어질 수 있으면, 여러분은 문제를 찾고 해결해야 한다.

- 모든 이완운동을 동시에 수행한다.(p. 39-49)
- 다리, 등 및 뇌신경 가동성(p. 98)
- 팔신경 가동성(p. 83)
- 등뼈 폄 가동성(p. 73)

분리 운동

만약 환자가 아래턱과 머리를 움직여 테스트를 통과하지 못하면, 이 운동은 아래턱의 동측 가쪽 움직임이나 목뼈의 동측 돌림에 의해 일어날 수 있다. 함께 일어나는 이런 습관적 운동 패턴은 분리된 반대쪽 움직임에 의해 해결될 수 있다. 즉, 환자는 머리를 움직이지 않고 눈으로 오른쪽으로 본다. 이때 아래턱은 왼쪽으로 전이된다 (그림 6.11).

전후 비교

눈의 원운동이 긴장 없이 그리고 얼굴 표정, 아래턱 및 머리의 움직임 없이 일어나는가?

감별진단

불균형된 눈 근육에 의한 두통은 독서에 의해 종종 악화될 수 있다. 움직이는 기차의 창문을 바라보는 것도 눈 근육에 긴장을 줄 수 있다. 이런 활동으로부터 자연스럽게 일어나는 눈떨림증 (안구진탕증)도 기능부전성 눈 근육을 일으켜, 두통을 유발시킨다.

눈 근육 협응 운동 동안, 제한된 신경역동성이 눈의 긴장에 영향을 준다면, 긴장감은 다리, 등, 뇌신경 가동성 운동이나 팔신경 가동성 운동과 결합될 때 증가할 것이다.

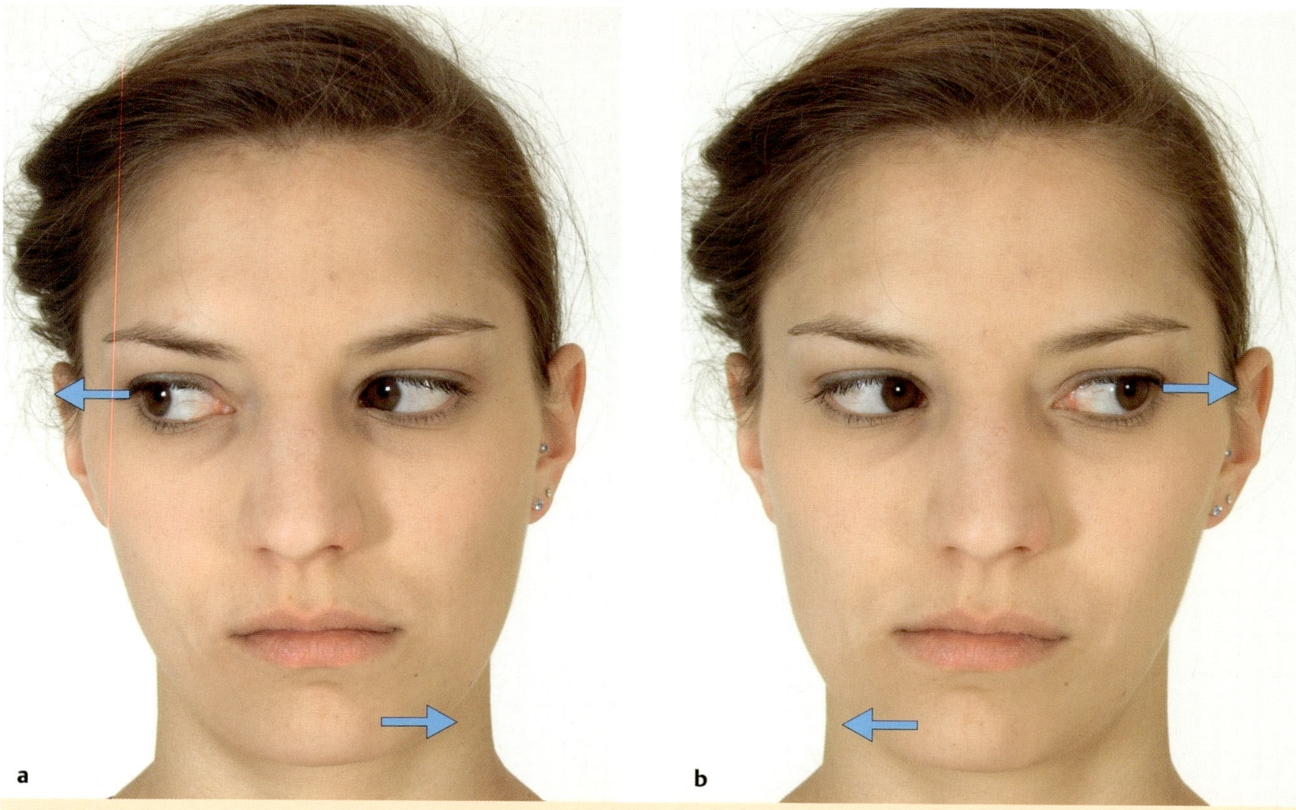

그림.6.11 눈과 아래턱의 반대 방향 운동

불균형 눈 근육 이완을 보상하는 목 근육은 눈 근육 균형이 회복되면 즉각 이완된다.

생체역학

머리를 약간 왼쪽으로 돌림할 때 여러분의 눈을 특정 물체에 고정하면, 물체를 보기 위해 눈 근육은 오른쪽으로 가능한 많이 눈을 움직여야 한다. 목뼈와 눈의 협응된 이런 근육의 협응 때문에, 좋은 눈 근육 협응은 눈 뿐 만 아니라 목 근육도 이완한다. 역으로 이완된 눈 근육은 이완된 시야를 촉진한다.

경막 긴장

경막은 시신경을 덮고 있다. 이런 이유 때문에, 안과적 소견이 음성일지라도, 경막의 긴장이 역학적으로 눈으로 전달될 수 있고, 눈 근육의 긴장이나 시력에 영향을 준다.

부가적 테스트와 운동

Additional Tests and Exercises

7 가동성

Mobility

가동성 훈련을 할 때 몇 가지 기본적인 원칙을 명심해야 한다.

▶ **긴장.**

최초의 긴장 느낌

환자가 약간 발생하는 최초의 긴장 느낌을 느끼면, 운동을 멈추고 그 자세를 유지해야 한다. 이 자세는 테스트를 통과했는지를 결정하는 자세이다. 추가적인 움직임 없이, 이 자세에서 긴장을 해소할 수 있도록 운동이 구성된다.

긴장이 얼마나 감소되었는지를 환자가 실제로 느낄 때까지, 이완에 초점을 맞추어 환자를 교육함으로써 그 환자가 성공적으로 운동할 수 있도록 돕는다. 그런 이후, 환자가 시간과 동기부여를 갖고 있다면, 환자는 약간 저항을 만날 때까지 테스트 목표 쪽으로 조금 더 움직일 수 있다.

특정 근육을 이완시키는 정신 능력 훈련도 건강한 가동성을 위한 중요한 필수요소이다. 이런 이유 때문에, 환자는 이완할 수 있는 만큼 긴장을 증진시켜야 한다. 환자가 의식적인 이완을 얼마나 잘 배웠는지에 따라, 완전한 이완은 30초-5분 사이에 이루어질 수 있다. 여러분의 환자가 2분이 지나도 이완하지 못하면, 환자는 더 집중하도록, 그리고 덜 긴장하도록 노력해야 하고, 다시 이완을 시도하기 전에 짧은 휴식 시간을 가져야 한다.

근방호 (muscle guarding)

근육 긴장이 이런 방법으로 해결되지 않는 드문 경우에는, 운동을 중단하고 근육 긴장이 손상된 조직이나, 민감한 조직 또는 과부하된 조직으로부터 보호를 받고 있는지를 조사해야 한다. 원인을 제거한 후에, 운동을 다시 시작해야 한다.

흔한 실수

가동성 운동의 가장 흔한 실수는 환자가 최초의 긴장 느낌에 도달하지 못하고 통증을 느끼는 경우이다. 이것은 신장된 근육에서 긴장을 증가시키는 반사를 일으킨다. 즉, 추가적인 신장에 근육이 방어적인 태도를 취한다. 이런 근방호는 가동성의 향상을 방해한다. 부가적으로, 과도한 긴장을 가진 신장(stretching)은 근육과 힘줄의 손상 가능성을 증가시킨다. 이런 이유 때문에, 환자는 최초의 긴장 느낌을 느낄 때까지만 신장해야 함을 반드시 명심해야 한다.

▶ **운동순서.** 다음의 가동성 테스트와 운동은 위쪽에서 아래쪽으로 신체 부위에 따라 이루어진다. 종아리의 뒤쪽 구조물을 먼저 신장하고 그 다음 앞쪽 구조물을 신장한다. 그러나 환자를 치료할 때는, 위쪽에서 아래쪽, 그리고 뒤쪽에서 앞쪽으로 이루어지는 운동순서를 고수하기 보다는 임상적으로 가장 타당한 테스트부터 시작한다. 여러분은 임상 경험과 내비게이터의 도움을 바탕으로 임상적으로 가장 타당한 테스트를 결정할 수 있다.

▶ **왼쪽과 오른쪽.** 좌우 신체 모두 가동성을 테스트해야 하지만, 설명의 간편성과 명확성을 위해 한쪽 신체(왼쪽)만을 테스트하는 것으로 내용을 기술하고자 한다. 자연스럽게 반대쪽 신체의 수행도 유추해 볼 수 있다. 여러분의 환자가 왼쪽만 테스트를 통과하고, 오른쪽을 통과하지 못한다면, 여러분은 오른쪽에만 운동시킬 필요가 있다.

▶ **의자 높이와 매트.**

앉은 자세에서의 운동은 엉덩관절이 무릎보다 약간 더 높은 좌석을 필요로 한다. 매트 위에 눕거나 무릎을 꿇고 수행하는 운동은 앉은 자세보다 더 편안할 것이고, 그래서 이완과 효율적인 운동을 촉진한다.

▶ **하루 중의 시간.** 활동 시간 동안 가동성이 점차적으로 증가하기 때문에, 저녁 시간이 테스트를 통과하기 가장 쉬운 시간대이다. 그러나 건강한 가동성이라면 아침에도 이용할 수 있기 때문에, 기상 1시간 후에도 가동성 테스트를 통과할 수 있도록 환자를 준비시키는 좋다.

▶ **테스트 길이.**

측정 단위
가동성 테스트에서, 테스트 길이는 센티미터나 손가락 폭으로 측정된다.

손가락 폭 측정의 장점은 빠르고 간단하게 적용할 수 있다는 점이다. 그러나 이것은 동일 치료사나 같은 손가락 폭을 가진 다른 치료사에 의해 테스트되어야 한다. 더욱이, 치료사는 왼손과 오른쪽의 손가락 폭이 동일해야 한다.

센티미터의 측정은 정확한 통계학적 분석에 유용하고, 손가락 폭 측정에서 발생하는 실수를 막을 수 있다. 그래서 여러 치료사가 측정하거나 측정 결과를 통계적 분석에 이용하고자 할 때는 손가락 폭 측정이 아니라 센티미터 측정을 권장한다.

7.1 턱 당기기 가동성

▶ **시작 자세.** 벽으로부터 발의 길이만큼 띄우고, 신발 한 짝 폭 만큼 양 발을 벌리고 벽에 기대어 선다 (그림 3.26 참고). 이때 무릎을 약간 굽힘하고 엉덩이와 어깨를 벽에 붙인다. 한 손을 머리뼈 바로 아래쪽의 목덜미에 배치한다. 자신의 신체(발, 가슴 또는 배)를 볼 수 있도록 머리를 앞쪽으로 숙이고 (그림 7.1 ①), "이중 턱" 자세를 그대로 유지한다.

테스트

여러분의 목을 이중 턱 자세로 유지하고, 한 손가락의 너클 부위가 벽에 닿도록 뒤쪽으로 밀 수 있는가? (그림 7.1 ②) 이때 목에 긴장이나 통증이 발생하지 않아야 하고, 자신의 신체 부위를 볼 수 있어야 한다 (그림 7.1 ①)

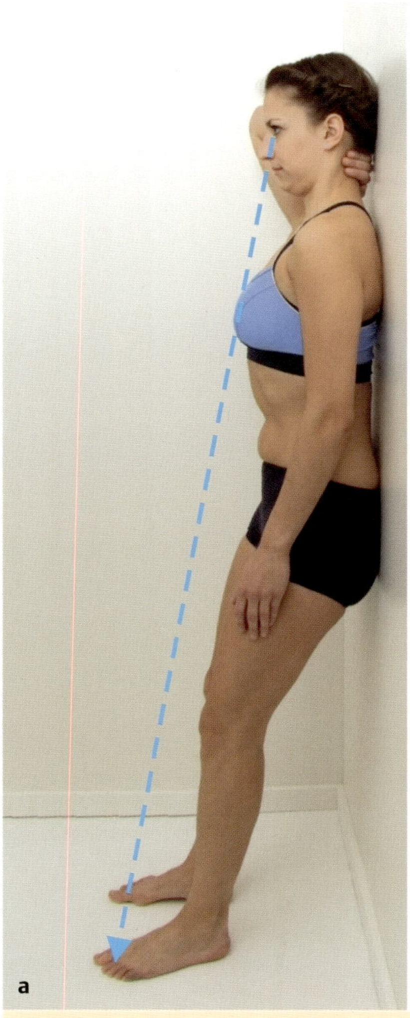

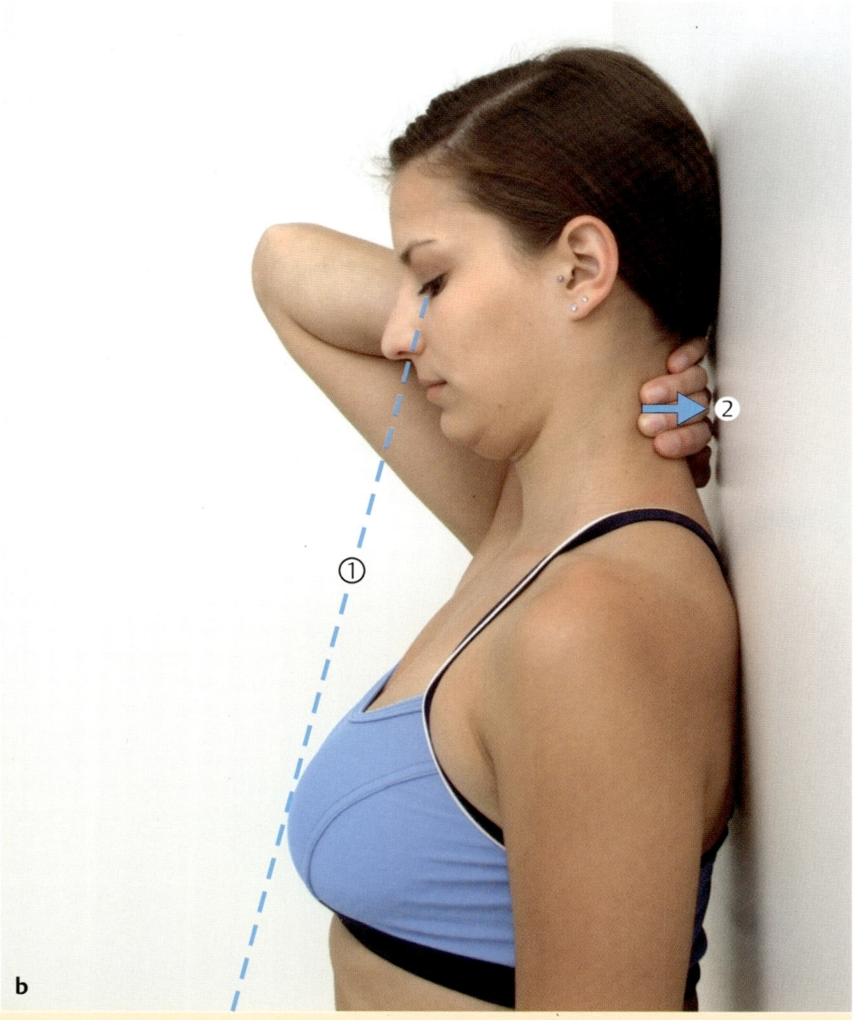

그림.7.1 턱 당기기 가동성 테스트

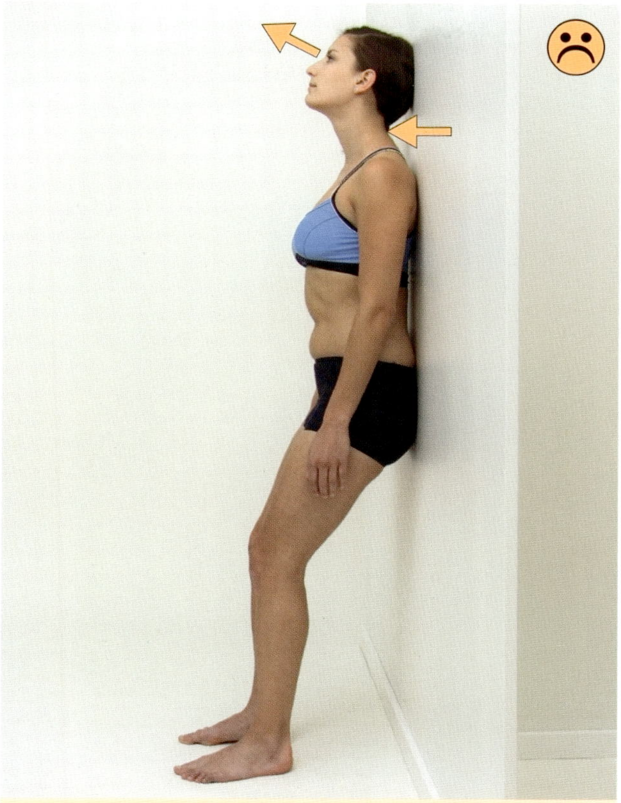

그림.7.2 목뼈를 젖힘하여, 운동을 잘못 수행하고 있다.

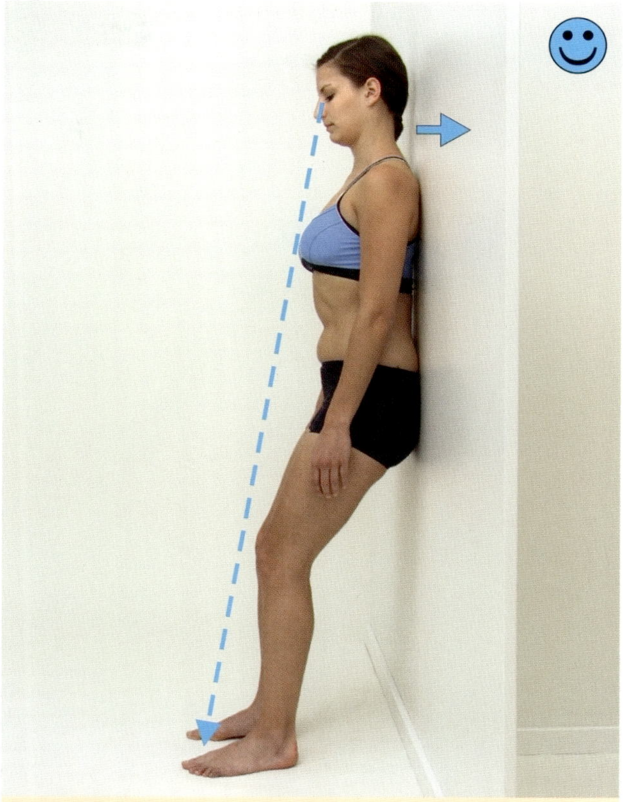

그림.7.3 가슴, 배, 발을 쳐다보면서 올바르게 운동을 수행하고 있다.

운동

여러분이 목의 긴장을 느낄 때까지 목을 뒤쪽으로 민다. 긴장이 해소될 때까지 이 자세를 유지한다.

손을 사용하지 않고

목에 배치된 손은 테스트할 때만 사용한다. 운동을 할 때, 양 팔은 자연스럽게 이완하여 몸통 옆에 배치되어야 한다 (그림 7.2). 이것은 목뼈의 의도된 폄에 대한 집중을 촉진한다.

이런 운동을 하는 동안 목뼈가 젖힘되지 않도록 (그림 7.2), 항상 자신의 신체를 바라보는 것이 매우 중요하다. 자신의 신체를 여전히 쳐다볼 수 있는지를 항상 체크한다 (그림 7.3).

▶ **대체 운동.** 턱 당기기 가동성은 벽 없이도 수행될 수 있다. 이것을 수행하기 위해서는, 먼저 주먹을 성대 앞에 배치한다 (그림 7.4). 그 다음, 턱이 주먹에 닿을 때까지 머리를 앞쪽으로 기울인다. 그리고 목에서 약간의 긴장이 느낄 때까지 턱을 주먹 위에서 뒤쪽으로 활주한다 (그림 7.5). 이런 움직임이 정기적으로 일어나게 되고 확실하게 반복할 수 있게 되면, 주먹 없이도 충분히 수행할 수 있을 것이다.

문제 해결

턱 당기기 가동성이 제한되면, 종종 환자는 목뼈 대신에 머리로 벽을 밀 것이다. 이것은 목뼈의 젖힘을 초래하고 바람직한 목뼈의 신장을 방해할 것이다. 이런 이유 때문에, 환자는 자신의 신체를 계속 쳐다보고 있어야 한다.

흔한 실수

여러분은 환자가 다음의 중요한 차이점을 깨닫을 수 있도록 만들어야 한다: 테스트와 운동을 하는 동안 머리가 벽에 닿을 필요는 없다. 즉, 벽을 밀어야 하는 것은 머리가 아니라 바로 목이다.

만약 긴장이 운동을 하는 동안 감소되지 않으면, 역학적 방해를 찾아내고 해결하기 위해 아래의 테스트와 운동을 사용해야 한다. 만약 아래 테스트 중에서 하나라도 양성 반응이 일어나면, 환자에게 해당 운동을 하도록 주문하고, 그 다음에 턱 당기기 가동성 운동을 반복하도록 주문한

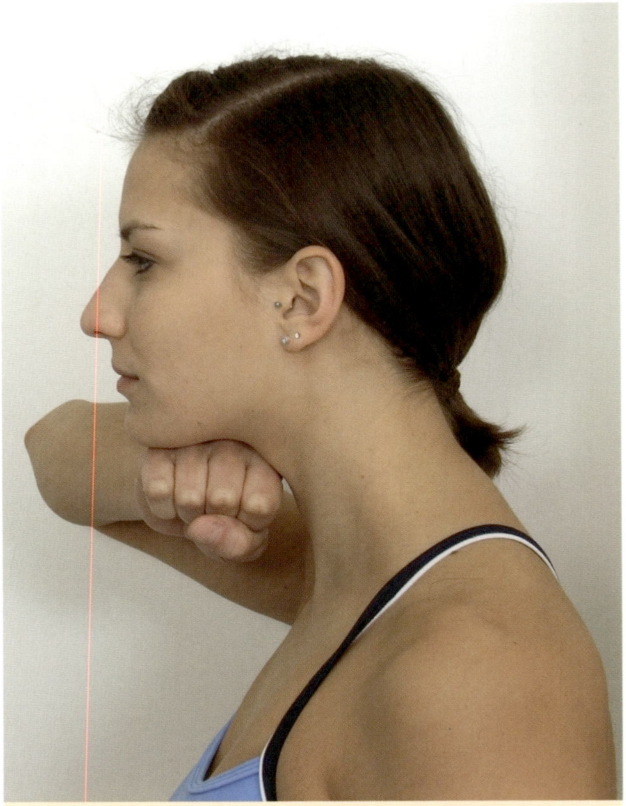

그림.7.4 성대 앞에 놓인 주먹 위에 여러분의 턱을 배치한다.

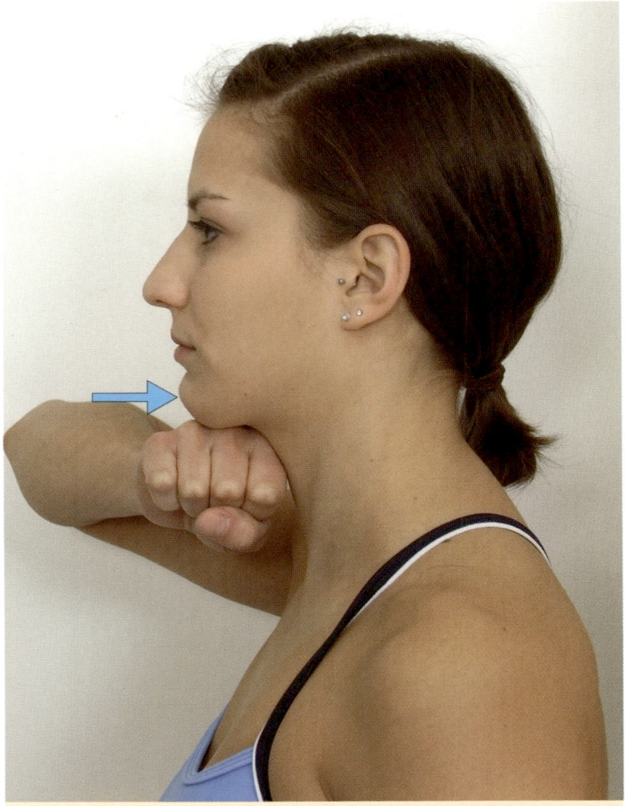

그림.7.5 그 다음, 주먹 위에서 턱을 뒤쪽으로 활주시킨다.

다. 긴장이 해소되면, 여러분은 역학적 방해를 찾아내고 제거해야 한다.

- 모든 이완 운동을 동시에 수행하고, 긴장 없이 운동을 반복한다.
- 등뼈 폄 가동성
- 돌림 가동성
- 팔신경 가동성
- 다리, 등 및 뇌신경 가동성
- 눈 근육 협응

전후 비교

가장 좁은 지점에서, 벽과 목덜미에 놓인 손가락 사이의 간격이 얼마나 되는가? (그림 7.6)

감별진단

만약 "문제 해결" 단락에서 설명된 운동 수행 이후에 긴장이나 다른 증상이 해소되지 않으면, 가로인대(C1)나 치아돌기의 불안정을 확인해야 한다. 이것을 수행하려면, 약간의 증상이 나타나기 시작할 때까지 치료사는 한 손을 환자의 이마에 배치한다. 턱 당기기 가동성을 진행하는

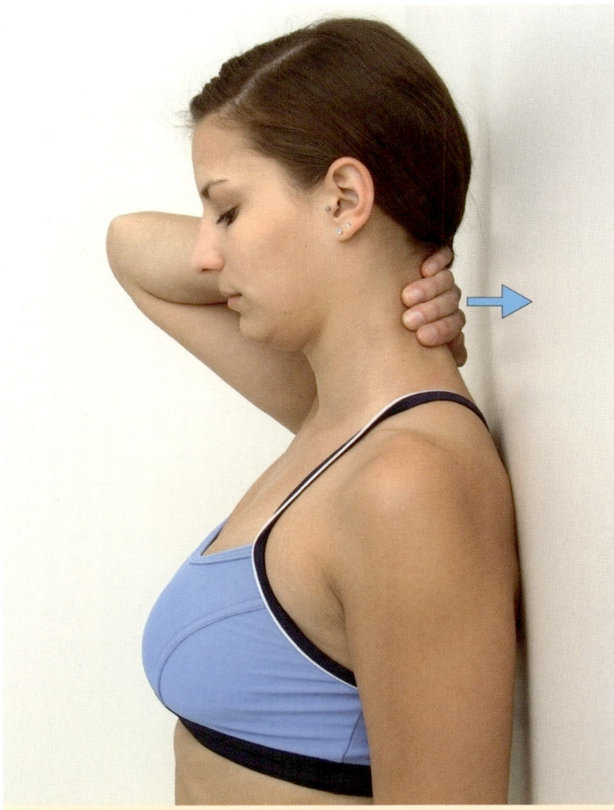

그림.7.6 손가락과 벽 사이의 간격

동안 치료사는 다른 손의 엄지와 검지를 열쇠 잡기 자세로 만들어 C2 가시돌기를 앞쪽으로 밀고, 이마에 배치한 손으로 환자의 머리를 고정한다. 이런 방법에 의한 증상의 감소는 C1과 C2 사이의 불안정을 의미한다. 이런 경우에는, 뒤통수밑이 안정화되었다는 확신이 든 다음에 운동을 계속해야 한다. 모든 운동과 마찬가지로, 증상을 유발하지 않는 범위나 악화되지 않는 범위 내에서 운동이 이루어져야 한다.

생체역학

척추사이구멍의 동측 충돌에 기인한 목뼈 돌림의 통증과 제한은 흔한 증상이다. 이런 경우, 제한된 쪽으로의 목뼈 돌림은 대개 역효과를 낳는다. 그 이유는 충돌을 증대시켜 증상을 악화시키기 때문이다. 턱 당기기 가동성 운동의 간접 연습이나 일부 등뼈 폄 가동성 운동이 대개 전후 비교에서 목뼈 돌림의 뚜렷한 향상을 보인다. 이런 긍정적인 효과는 다음과 같이 설명될 수 있다:

- 턱 당기기 가동성 운동에서, 위쪽 목뼈와 중간 목뼈는 굽힘된다. 이런 굽힘은 후관절을 분리시켜, 척추사이구멍의 간격을 넓히고, 후관절의 관절주머니를 신장시킨다. 이런 방법에 의해 관절주머니가 느슨해지면, 돌림의 끝범위에서 척추사이구멍의 압박이 감소된다.
- 목 앞쪽 근육의 수축은 폄근의 길항적 이완을 이끌어낸다. 이런 이완은 대개 운동이 완전히 수행될 때까지 지속하고, 척추사이구멍의 압박도 감소시킨다.
- 머리가 어깨 앞쪽이 아니라 위쪽에 위치하면, 후관절이 생리적 위치를 갖게 된다. 이와 동시에, 목 근육은 더욱

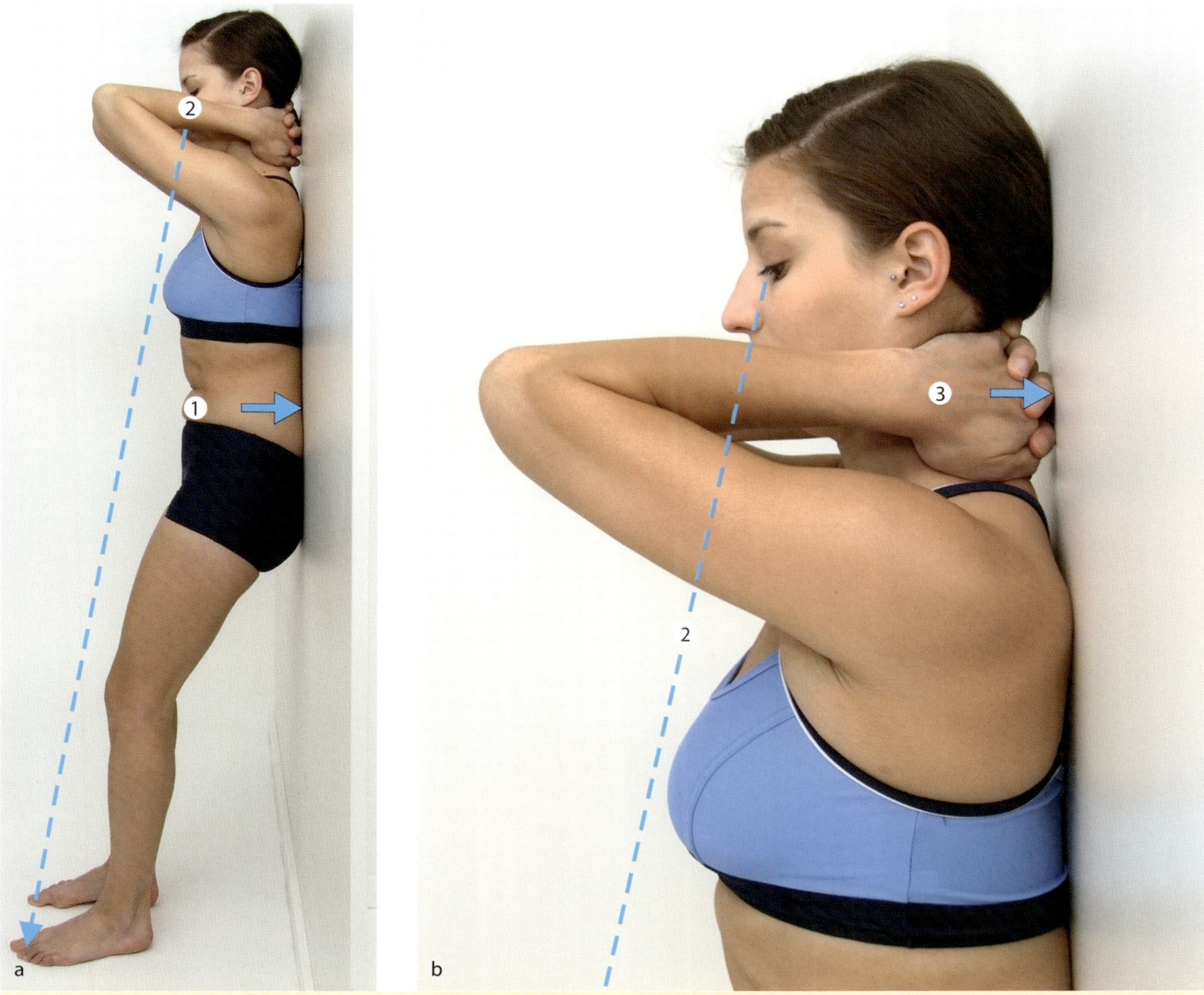

그림.7.7 등뼈 폄 가동성 테스트

이완될 수 있는데, 그 이유는 머리가 이 자세에서 균형을 유지하기 때문이다.

7.2 등뼈 폄 가동성

▶ **시작 자세.** 벽으로부터 발의 길이만큼 띄우고, 신발 한 짝 폭 만큼 양 발을 벌려서 벽에 기대고 시작한다. 이때 무릎을 약간 굽힘하고 엉덩이와 어깨를 벽에 붙인다. 허리뼈가 벽에 밀착되도록 골반을 기울인다 (그림 7.7 ①). 끝으로, 양 손을 깍지 끼워, 머리뼈 바로 밑의 목 뒤에 배치하고, 자신의 몸 (발, 가슴, 배)을 볼 수 있을 만큼 머리를 아래쪽으로 숙인다 (그림 7.7 ②). 그리고 이런 "이중 턱" 자세를 유지한다. 아래의 테스트와 운동을 하는 동안 목뼈를 젖힘하거나 자신 몸을 쳐다보지 않음 (그림 7.8)으로서 이런 이중 턱 자세를 잃어버리게 되는 가장 흔한 실수를 피해야 한다.

테스트

손가락의 너클 부위가 벽에 닿을 때까지 (그림 7.7 ③). 여러분의 목을 뒤쪽으로 미는 동안 허리뼈를 벽에 밀착할 수 있는가? (그림 7.7 ① 참고) 그리고 목과 등에 통증이나 긴장 없이 자신의 몸을 쳐다보는 동안 이때 목에 긴장이나 통증이 발생하지 않아야 하고, 자신의 신체 부위를 여전히 쳐다볼 수 있는가? (그림 7.7 ②)

운동

목이나 등에 긴장이 시작되는 것을 느낄 때까지 허리뼈를 벽에 밀착시키고, 목을 뒤쪽으로 민다. 긴장이 해소될 때까지 이 자세를 유지한다.

양 손을 깍지 끼고 목에 배치하는 것은 테스트를 위함이다. 운동하는 동안에는, 양 팔을 자연스럽게 늘어뜨린다 (그림 7.9). 이것은 등뼈의 의도된 폄에 대한 집중을 촉진한다.

이런 운동을 하는 동안 목뼈가 젖힘 되지 않도록 (그림 7.8 참고), 항상 자신의 신체를 바라보고 있는 것이 매우 중요하다. 자신의 신체를 여전히 쳐다볼 수 있는지를 항상 체크한다 (그림 7.9).

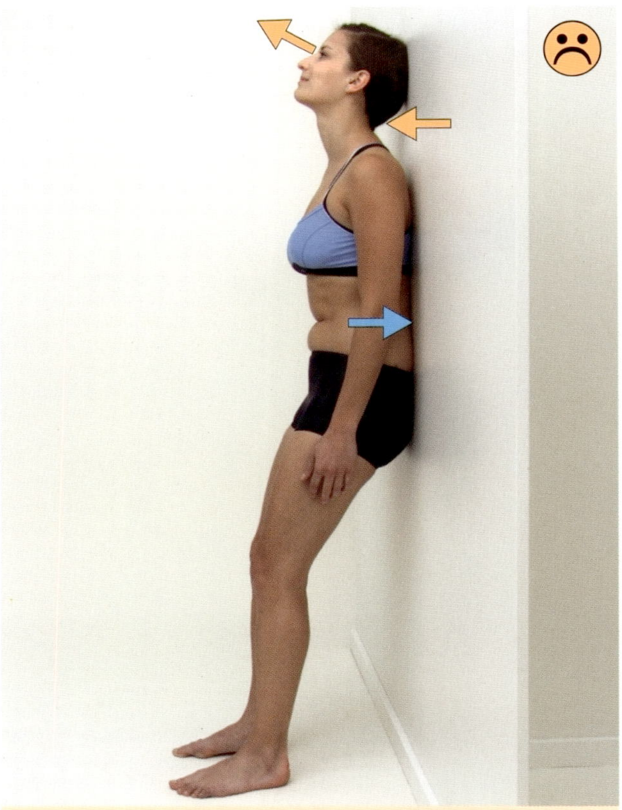

그림.7.8 목뼈를 젖힘하여, 운동을 잘못 수행하고 있다.

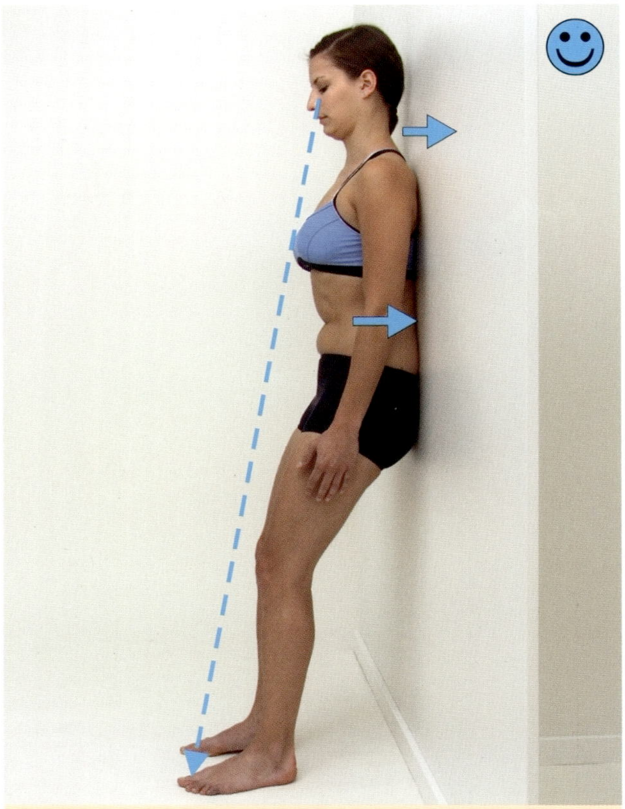

그림.7.9 가슴, 배, 발을 쳐다보면서 올바르게 운동을 수행하고 있다.

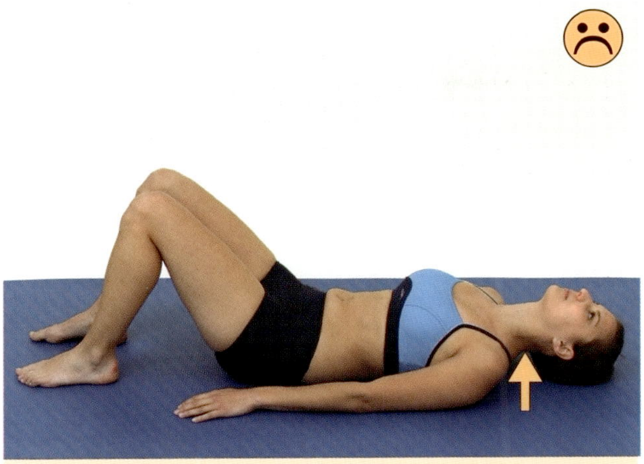

그림.7.10 목뼈를 젖힘하여, 운동을 잘못 수행하고 있다.

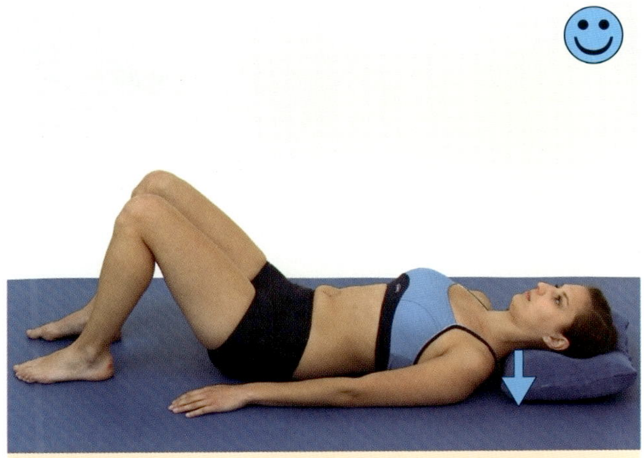

그림.7.11 턱을 가슴쪽으로 당김으로써 올바르게 운동을 수행하고 있다.

▶ **대체 운동.** 만약 허리뼈를 벽 쪽으로 밀 수 없거나 (그림 7.9) 또는 운동으로도 등뼈의 폄이 좋아지지 않으면, 무릎을 세우고 누운 자세에서 대체 운동을 실시해 본다. 만약 제한된 등뼈의 폄 때문에 누운 자세에서 목뼈가 젖힘되면 (그림 7.10), 적절한 높이의 베개를 사용하여 머리를 지지해 주어야 한다 (그림 7.11).

누운 자세에서 운동을 수행할 때 양 팔은 자연스럽게 몸통 옆에 놓여야 한다. 이런 시작 자세에서는, 증상이 악화되지 않을 만큼 목뼈를 바닥쪽으로 밀어야 한다. 그런 다음, 통증 없이 그리고 목뼈와 바닥사이의 간격 증가 없이 바닥쪽으로 허리뼈를 얼마나 밀 수 있는지를 확인해 본다. 모든 가동성 운동과 마찬가지로, 이 자세가 통증이나 다른 증상을 일으키지 않아야 하고, 긴장의 감소나 가동성 증가가 느껴질 때까지 이 자세를 유지해야 한다.

누운 자세에서의 운동은 등뼈가 중력에 대항하지 않고 작용하기 때문에 더 쉽게 이루어질 수 있다. 부가적으로, 대부분의 사람들은 누운 자세에서 협응을 더 쉽게 할 수 있다. 특별한 문제없이 누운 자세에서 운동을 수행하게 된 다음에는, 어느 때나 환자가 척추를 곧게 유지하는 것을 배울 수 있도록, 선 자세에서 이들 운동을 다시한번 수행해 본다. 이와 같은 이유로 볼 때, 누운 자세는 선 자세 테스트(그림 7.7 참고)의 대체 방법이 아니다. 수직 자세에서의 테스트는 일상활동 동안에 발생하는 척추 하중에 더 적합하고, 척추의 건강하고 제한되지 않은 폄이 이들 상태 아래에서도 가능한지를 체크하는데 도움이 된다.

문제 해결

환자는 초기에, 허리뼈를 벽에 밀착시키는데 요구되는 협응을 가지지 못한다. 그들은 골반을 기울이지 못하고, 발꿈치를 들거나 무릎을 편한다. 이런 경우, 환자는 발꿈치를 들거나 무릎을 펴는 것 대신에, 볼기 근육과 배 근육을 수축함으로써 골반을 기울이는 방법을 배워야 한다.

환자는 운동을 하는 동안 목뼈를 편한다 (그림 7.8). 이런 목뼈의 폄은 등뼈의 폄과 목뼈 신장을 제한한다. 이런 이유 때문에 환자는 자신의 신체를 계속 쳐다보고 있어야 한다.

흔한 실수

이런 운동을 할 때, 머리가 벽에 닿을 필요는 없다. 그 이유는 벽을 밀어야 하는 것이 머리가 아니라 바로 목이기 때문이다.

긴장이 운동을 하는 동안 감소되지 않으면, 등뼈 폄의 역학적 방해를 찾아내고 해소시키기 위해 아래의 테스트와 운동을 사용해야 한다. 아래 테스트 중에서 하나라도 양성 반응이 일어나면, 환자에게 해당 운동을 하도록 주문하고, 그 다음에 등뼈 폄 가동성 운동을 반복하도록 주문한다. 긴장이 감소되면, 여러분은 역학적 방해를 찾아내고 제거해야 한다.

- 모든 이완 운동을 동시에 수행하고, 긴장 없이 운동을 반복한다.
- 돌림 가동성
- 다리, 등 및 뇌신경 가동성

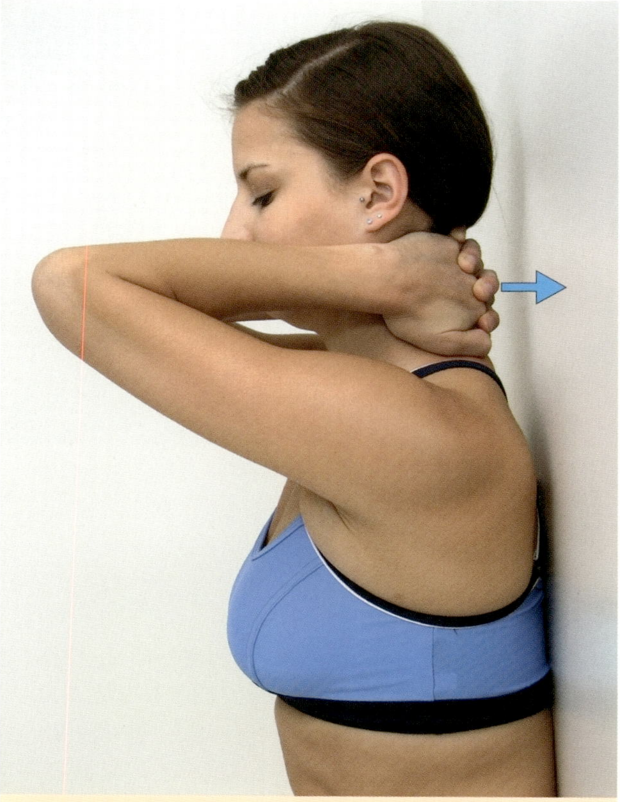

그림.7.12 손가락 너클과 벽 사이의 간격

• 누운 자세에서의 대체 운동
• 저가동성을 등뼈와 갈비뼈에 대한 도수가동술

전후 비교

가장 좁은 지점에서, 벽과 깍지낀 손가락 너클 사이의 간격이 얼마나 되는가? (그림 7.12)

테스트 하는 동안 환자에게 허리뼈를 벽에 밀착하도록 요구한다. 만약 환자가 허리뼈를 벽에 밀착하지 못하면 (시작 자세에서처럼), 벽과 허리뼈 사이에 간격이 발생할 것이다. 예를 들어, 만약 손가락의 너클과 벽사이의 간격이 테스트 때 2㎝이고 허리뼈와 벽 사이에 추가적인 간격이 1㎝이라면, 전체 간격을 3㎝로 기록한다.

감별진단

등뼈 폄은 등뼈의 후관절의 저가동성 뿐 만 아니라 배근육이나 가로막의 근육 긴장 증가에 의해 제한될 수 있다. 만약 배근육과 가로막의 긴장 증가가 제한 원인이라면, 등뼈 폄은 침범 근육의 도수 통증유발점 치료나 돌림 가동성과 복식호흡 운동에 의해 좋아질 수 있다.

갈비복장 증후군이 습관화된 구부정한 자세 때문이라면, 등뼈 폄을 하는 동안 민감한 갈비연골관절이 신장된다. 이것은 이 부위의 통증성 당김으로써 일시적으로 느껴질 수 있지만, 통증에도 불구하고 똑바른 자세를 유지하면 점진적으로 사라질 것이다.

원반탈출이나 척추뼈의 비틀림 때문에 등뼈의 척추사이구멍이 협착되면, 등뼈의 폄이 증상을 악화시킬 수 있다. 원반 탈출의 경우에는 누운 자세에서 운동을 할 때, 증상이 감소될 것이다 (그림 7.11). 비틀린 등뼈는 돌림 가동성 운동이나 복식호흡과 결합된 등뼈 폄 운동에 의해서도 종종 제 위치로 돌아갈 수도 있다.

Sheuermann 병, 강직성 척추염, 골다공성 골절 등으로 기인한 불가역적 제한 등뼈 폄은 등뼈 폄 가동성 운동으로 회복되지 않는 심한 제한을 보일 수 있다 (그림 7.9와 그림 7.11).

생체역학

곧은 등뼈는 국소 증상을 완화할 뿐 만 아니라 복강을 감압시켜, 제한되지 않은 호흡과 복부장기의 정상 기능을 촉진한다. 끝으로, 등뼈 폄은 어깨, 목뼈, 허리뼈의 운동에서 운동사슬의 중요한 부분이다. 이런 이유 때문에, 자유로운 등뼈 폄은 이들 부위의 정상 기능에 있어 필수조건이다.

등뼈-어깨 연구

제한된 등뼈 폄은 오목위팔관절 충돌의 가능성을 증가시킨다 (Betz 등 2005).

7.3 등 근육의 유연성

▶ **시작 자세.** 바닥에 무릎을 꿇은 자세를 취한다. 이때 양쪽 무릎사이의 간격은 주먹이 2개 들어간 정도이다. 아래팔과 발등을 바닥에 편평하게 배치한다 (그림 7.13).

테스트

긴장이나 통증 없이 여러분의 코끝을 왼쪽 무릎과 오른쪽 무릎에 닿을 수 있는가? (그림 7.13)

운동

긴장이 시작되는 것을 느낄 때까지 테스트 목표 쪽으로 움직인다. 긴장이 해소될 때까지 이 자세를 유지한다.

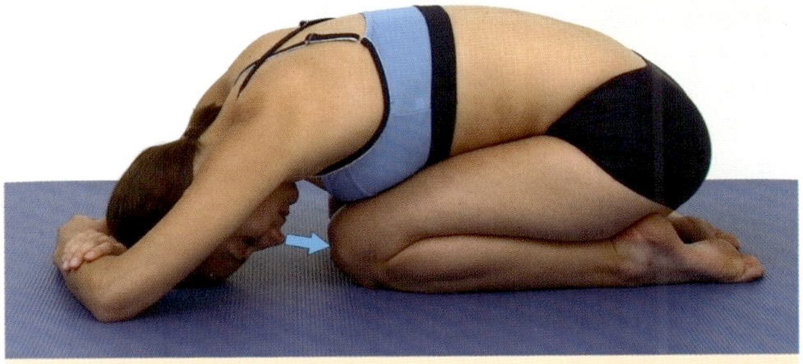

그림.7.13 등 근육 유연성

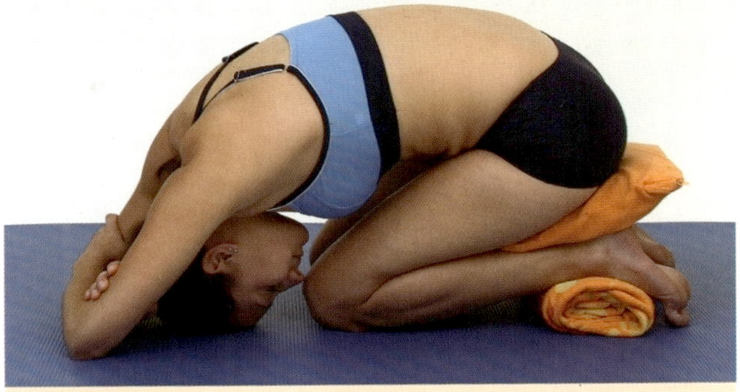

그림.7.14 쿠션/타월을 이용한 대체 테스트와 운동

▶ **대체 운동.** 그림 7.13의 시작 자세가 무릎이나 발등에 불편함을 준다면, 쿠션이나 감은 타월을 그들 밑에 배치하면 큰 도움이 될 수 있다 (그림 7.14). 시작 자세에서 무릎이나 발등이 손상을 당하지 않도록 쿠션이나 감은 타월의 두께는 충분히 두꺼워야 한다. 무릎 문제의 원인에 따라, 쿠션은 반드시 필요할 것이다. 여러분이 매일 운동을 한다면, 발등 밑에 배치한 감은 타월의 두께가 점차적으로 감소할 것이고, 곧 더 이상 감은 타월이 필요 없게 될 것이다.

문제 해결

긴장이 운동을 하는 동안 감소되지 않으면, 역학적 방해를 찾아내고 해소시키기 위해 아래의 테스트와 운동을 사용해야 한다. 아래 테스트 중에서 하나라도 양성 반응이 일어나면, 환자에게 해당 운동을 하도록 주문하고, 그 다음에 등 근육의 신장 운동을 반복하도록 주문한다. 긴장이 감소되면, 여러분은 장애를 찾아내고 제거해야 한다.

- 대체 운동을 수행한다.
- 모든 이완 운동을 동시에 수행하고, 긴장 없이 운동을 반복한다.
- 볼기 근육 유연성
- 허벅지 뒤쪽 유연성
- 다리, 등 및 뇌신경 가동성
- 등 근육 근력
- 허벅지 앞쪽 유연성

전후 비교

가장 가까운 지점에서 코와 무릎 사이의 간격이 얼마나 되는가? (그림 7.15)

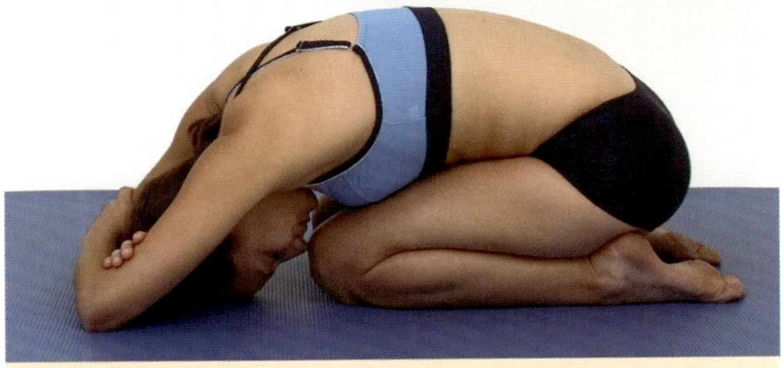

그림.7.15 코와 무릎 사이의 간격

감별진단

엉치엉덩관절의 장애가 무릎 쪽으로 향하는 코의 움직임을 방해한다면, 대개 이것은 엉치엉덩관절 부위의 국소 통증으로 느껴질 것이다. 이런 경우, 엉치엉덩관절이 도수치료로 재위치되거나 허벅지 앞쪽 유연성 운동 이후에는 코가 무릎 쪽으로 더 가까이 접근하게 될 것이다.

생체역학

대부분의 사람은 앉은 자세를 취할 때 허리뼈, 등뼈, 아래쪽 목뼈를 굽힘하는 구부정한 자세를 취한다. 시선이 정면으로 향하도록 하는 보상작용으로써 오직 중간 목뼈와 위쪽 목뼈만이 젖힘을 하게 될 것이다. 오랜 시간 동안, 이런 젖힘 자세는 목 근육의 단축을 초래한다. 이것으로 인해 목 근육은 등 근육 유연성 테스트를 할 때 긴장된다.

유연성 부족 때문에 목근육의 긴장과 모든 반사가 비정상적으로 증가하게 된다.

50세 미만의 사람이 등 근육 유연성 테스트를 받을 때, 허리뼈와 등뼈에서 긴장을 대개 느낄 수 없는데, 그 이유는 이 부위의 근육이 일반적으로 구부정한 자세에 의해 이미 과신장되어 있기 때문이다. 빈번한 경우는 아니지만, 등뼈와 허리뼈에서서도 긴장이 느껴지는 경우가 있는데, 그 이유는 등 근육 폄근이 타이트하기 때문이다. 이런 타이트니스의 전형적인 원인로는 장시간 동안의 정적 앉은 자세, 허리뼈가 젖힘된 채로 장시간 동안의 선 자세, 척추 불안정, 척추의 비틀림, 척추 협착증, 또는 원반, 척추뼈관절 및 척수신경 부위의 통증 등이 있다.

즐거운 마무리

등 근육 유연성을 이용한 등 폄근의 신장은 대개 괜찮은 운동으로 간주되는데, 그 이유는 신장이 척추의 하중을 줄이는 자세에서 이루어지고, 목뼈를 약간 견인하기 때문이다.
이 운동의 교정 효과와 이완 효과는 피트니스 프로그램을 즐겁게 마무리할 때 주로 이용된다.

7.4 어깨 가동성

▶ **시작 자세.** 바로 누운 자세를 취한다. 만약 여러분이 턱 당기기 가동성 테스트와 등뼈 폄 가동성 테스트를 통과하지 못했다면, 머리 밑에 베개를 배치한다. 여러분의 오른팔을 몸통 옆에 배치한다. 왼쪽 가운데손가락 끝이 오른팔의 팔꿈치에 닿을 때까지 등 밑으로 왼팔을 넣는다(그림 7.16 ①). 이번에는 오른팔이 왼쪽 가운데손가락으로부터 멀어지도록 움직여, 엄지가 목에 닿고, 손가락끝이 바닥에 닿도록 오른손을 왼쪽 어깨 위에 올려놓는다(그림 7.17).

테스트

통증이나 긴장 없이 왼쪽 어깨가 손바닥에 닿지 않고 손가락에만 닿을 때까지, 즉, 왼쪽 어깨가 오른손의 손바닥(그림 7.18 ②)을 지나 손가락쪽으로 (그림 7.19 ③) 활주하도록 여러분의 왼쪽 어깨뼈를 납작하게 바닥을 압박할 수 있는가?

운동

긴장이 느껴지기 시작할 때까지 왼쪽 어깨를 바닥쪽으로

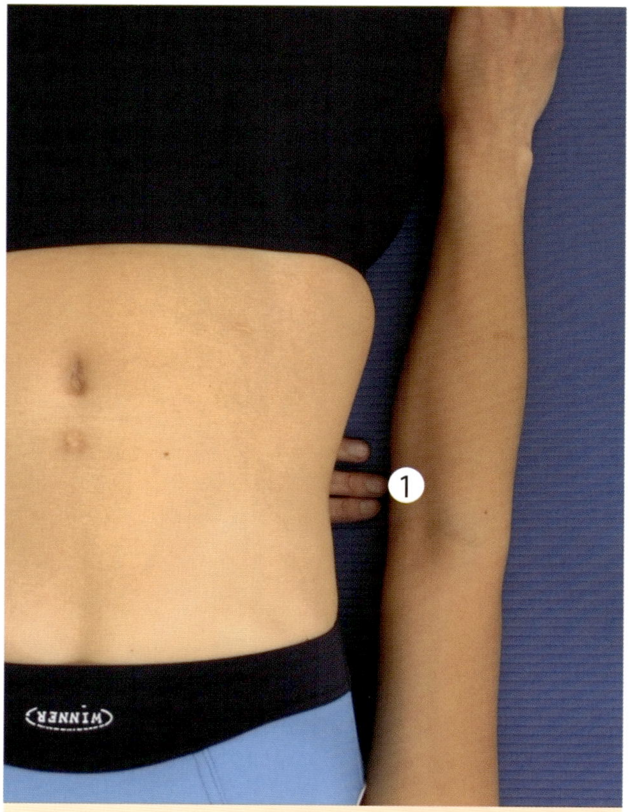

그림.7.16 단계 1: 왼손 가운데손가락끝이 오른쪽 팔꿈치에 닿는다.

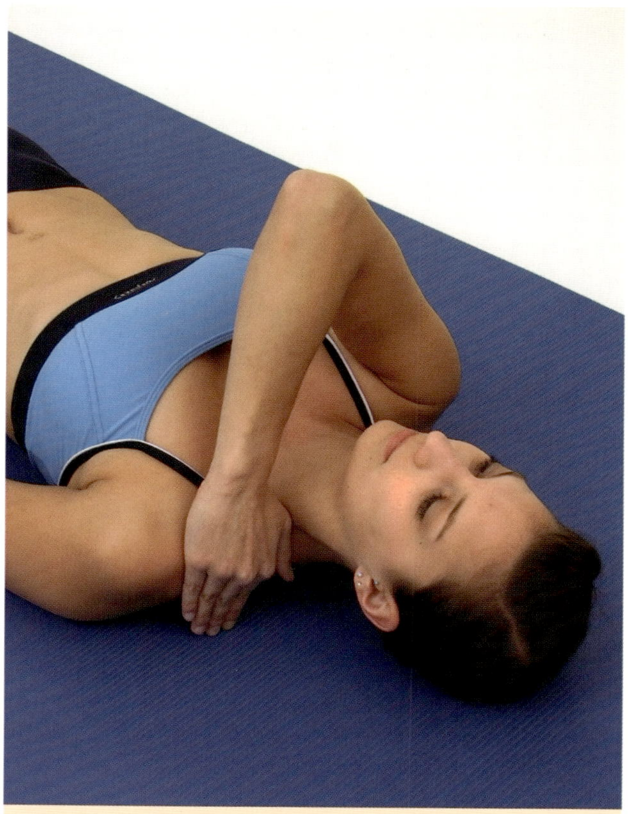

그림.7.17 단계 2: 엄지가 목에 닿고, 손가락끝이 바닥에 닿도록 오른손을 왼쪽 어깨 위에 올려놓는다.

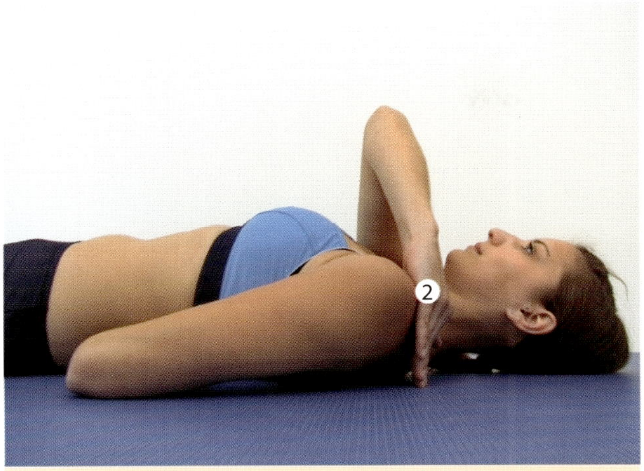

그림.7.18 어깨가 손바닥에만 닿았기 때문에(②), 환자는 테스트를 통과하지 못한 경우이다.

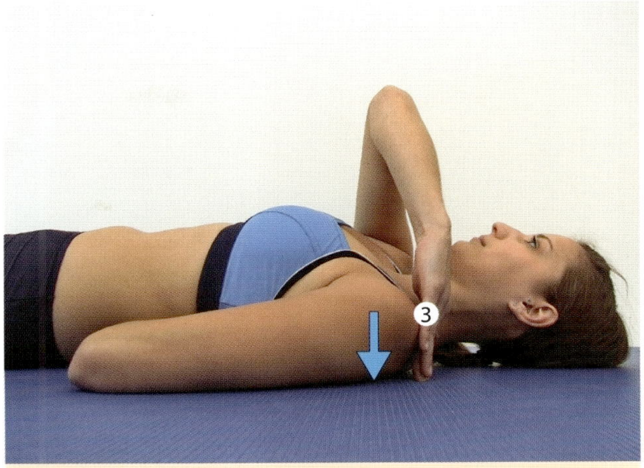

그림.7.19 어깨가 납작하게 압박되어 손가락에 닿았기 때문에 테스트를 통과한 경우이다.

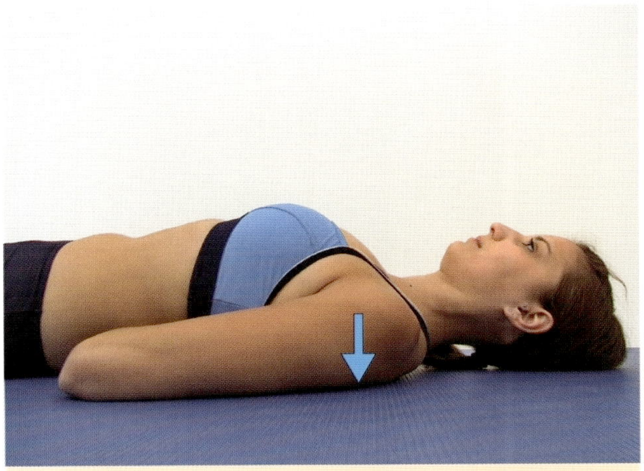

그림.7.20 진전이 있으면, 손을 사용하지 않고, 어깨 가동성 운동을 실시한다.

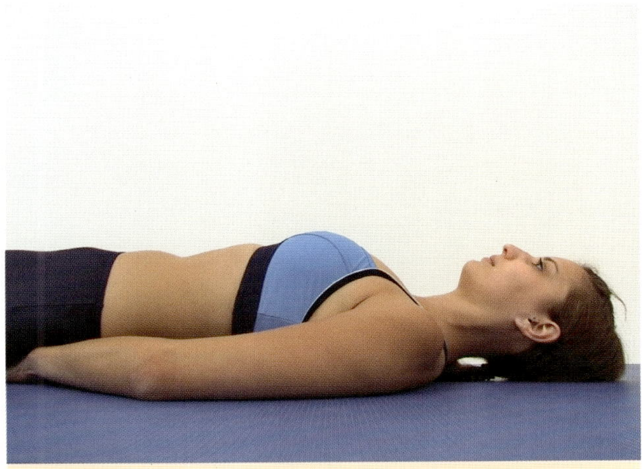

그림.7.21 손을 엉덩이 밑에 넣고 시작하는 대체 시작 자세이다.

압박해 본다. 긴장이 해소할 때까지 이 자세를 유지한다. 여러분의 오른손은 움직임의 방향을 느끼고, 또 운동으로서 여러분이 이룬 진전을 느끼고자 사용한다. 이들에 대한 감각을 여러분이 이루어냈다면, 더 이상 오른손을 이용해 움직임 방향과 진전을 확인할 필요가 없기 때문에, 오른팔을 자연스럽게 몸통 옆에 붙일 수 있다 (그림 7.20).

▶ **대체 운동.** 허리 밑에 손을 배치하여 시작할 때 통증이 있으면, 엉덩이 밑으로 손을 배치하여 운동을 시작할 수 있다 (그림 7.21). 가동성이 증가하면, 통증이 없는 테스트 자세 (그림 7.16 참고)로 여러분의 왼손을 점차 위쪽으로 이동시킬 수 있다.

문제 해결

먼저 뒷당김하고, 그 다음 안쪽돌림한다.

매우 제한된 어깨 가동성을 가진 환자는 손을 허리 뒤로 넣을 때 어깨관절에서 발생하는 불쾌한 염발음을 들을 수 있다. 환자는 대개 (1) 어깨뼈를 3번 정도 뒷당김(모음)하고, (2) 뒷당김 자세를 유지하여 손을 허리 밑으로 넣음으로써 염발음의 발생을 피할 수 있다. 이런 불쾌한 염발음은 가동성이 증가하면 사라질 것이다.

엉덩이 밑으로 손을 넣는 대체 자세 (그림 7.21)로 운동할 때도 긴장이 감소되지 않으면, 역학적 방해를 찾아내고 해소시키기 위해 아래의 테스트와 운동을 사용해야 한다.

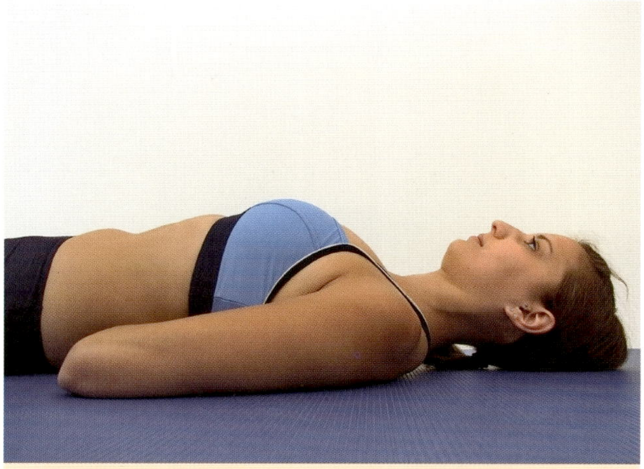
그림.7.22 겨드랑이가 바닥에 닿아 있다.

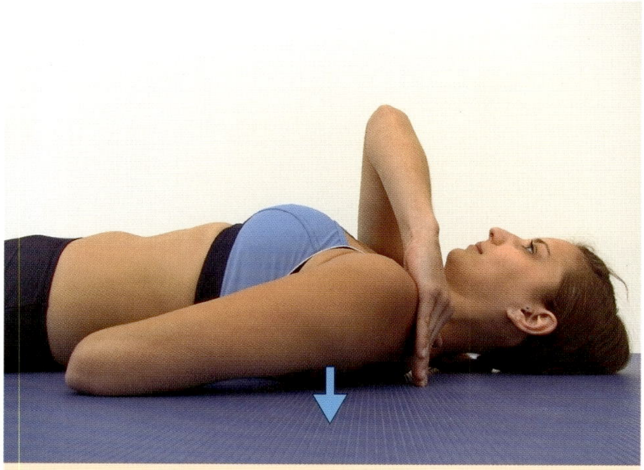
그림.7.23 겨드랑이와 바닥 사이의 간격

아래 테스트 중에서 하나라도 양성 반응이 일어나면, 환자에게 해당 운동을 하도록 주문하고, 그 다음에 어깨 가동성 운동을 반복하도록 주문한다. 긴장이 감소되면, 여러분은 장애를 찾아내고 제거해야 한다.

- 모든 이완 운동을 동시에 수행하고, 긴장 없이 운동을 반복한다.
- 돌림 가동성
- 어깨뼈 근육과 위팔세갈래근 근력동
- 팔신경 가동성
- 등뼈 폄 가동성

만약 가동성 제한 때문에, 테스트를 할 때 환자가 오른손을 왼쪽 어깨 위에 배치할 수 없으면, 다음과 같은 다른 대체 테스트가 가능하다: 팔꿈치에서부터 겨드랑이까지 왼팔 전체가 바닥을 누를 수 있는가? (그림 7.22)

좋은 감각을 가진 환자는 위팔이 바닥과 얼마나 밀착되어 있는지를 느낄 수 있다. 자각이 떨어지는 환자는 거울을 이용하여 바닥과 위팔이 얼마나 떨어져 있는지를 체크할 수 있다.

타이트한 피부

이런 대체 테스트는 위팔의 피부가 타이트할 때만 이용된다. 만약 피부가 타이트하지 않으면, 어깨를 내밈해도 위팔의 피부가 바닥에 닿을 것이다.

전후 비교

위팔의 피부가 타이트한 경우: 바닥과 겨드랑이 사이의 간격이 얼마나 되는가? (그림 7.23)

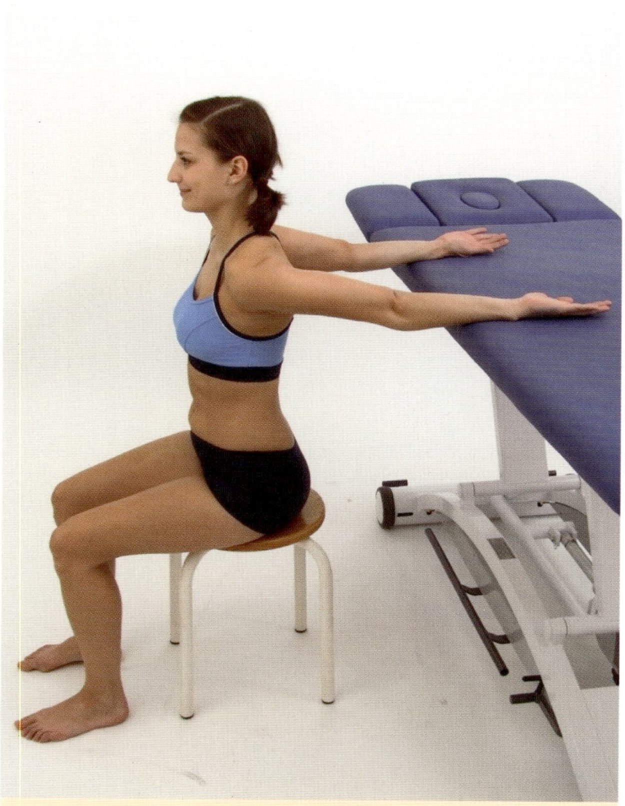
그림.7.24 위팔두갈래근의 신장

위팔의 피부가 타이트하지 않은 경우: 손바닥 (그림 7.18 ②)이 어깨에 더 이상 닿지 않으려면, 왼손을 바닥으로부터 얼마나 위쪽으로 움직여야 하는가? (그림 7.18)

감별진단

돌림근띠가 단축되거나 비후되어 있다면, 어깨 가동성 운동을 할 때 대개 위팔 몸쪽 절반의 가쪽면에서 긴장되는 느낌이 있다.

한편, 만약 위팔두갈래근 긴갈래에 염증이 있다면, 큰결절과 작은결절사이(두갈래근고랑)의 도수압박에 의해 통증이 유발될 수도 있고, 수축이나 신장의 반응으로써 위팔두갈래근이 긴장됨으로써도 통증이 유발될 수 있다.

생체역학

국소 치료에 의해 간단하게 향상되는 목 근육의 타이트니스가 1차 기능부전의 보상작용으로 일어날 수 있다. 이것은 흉식호흡과 저가동의 팔신경얼기 이외에, 오목위팔관절의 안쪽돌림도 제한할 수 있다.

만약 오목위팔관절의 안쪽돌림이 제한되면, 양 손이 정중선에서 만나기 위해서는 전체 팔이음뼈가 내밈되어야 한다. 이런 어깨 내밈과 등뼈의 뒤굽음증은 목 긴장과 어깨 충돌의 중요한 원인이다 (Betz 등 2002).

역으로, 어깨 가동성 운동은 생리적 자세에서 양 손이 정중선 쪽으로 향하도록 하는 능력을 회복시킨다. 어깨뼈 뒷당김과 순환과 돌림근띠 힘줄 탄성의 향상과 함께, 어깨 가동성 운동으로 진전이 이루어지기 때문에 어깨 가동성 운동이 왜 충돌 증상을 감소하는지를 설명할 수 있다.

7.5 손가락 굽힘근의 유연성

▶ **시작 자세.** 방의 구석으로부터 팔 길이만큼 떨어져 선 자세를 취한다. 왼팔을 앞쪽으로 뻗어서 손목의 안쪽면(맥박을 촉진할 수 있는)이 위쪽을 향하고, 팔꿈치가 아래쪽을 향할 때까지 가쪽으로 돌림한다. 그런 다음, 손목을 등쪽으로 굽힘하여 왼손의 손가락을 아래쪽 방향으로 향하도록 하고, 앞쪽 벽에 손가락을 닿게 한다. 이때 왼손의 엄지와 왼쪽 어깨를 왼쪽 벽에 닿도록 한다 (그림 7.25).

테스트

이 자세에서, 여러분은 앞쪽 벽에 손바닥과 손가락을 납작하게 압박할 수 있는가? (그림 7.26)

운동

긴장을 느끼기 시작할 때까지 손바닥을 벽쪽으로 민다. 긴장이 해소될 때까지 이 자세를 그대로 유지한다.

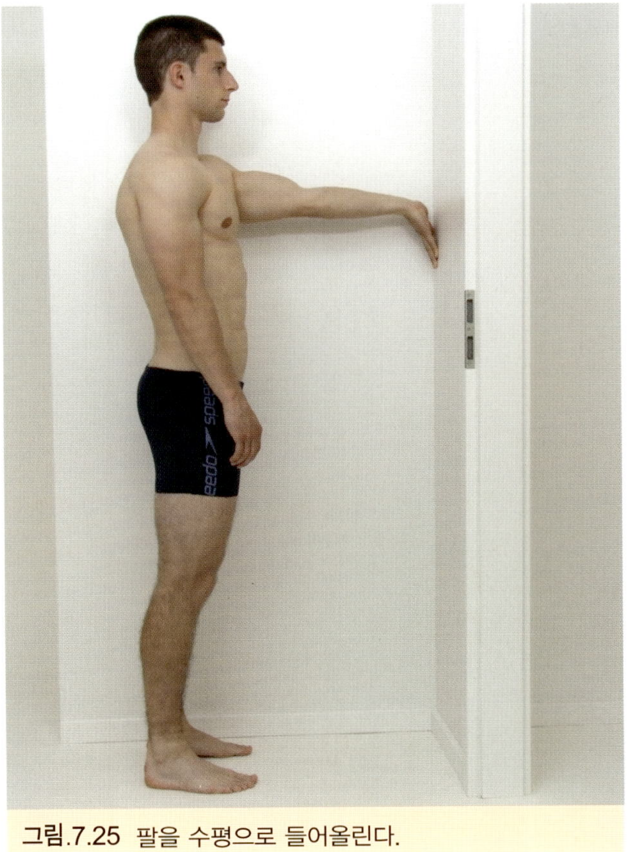

그림.7.25 팔을 수평으로 들어올린다.

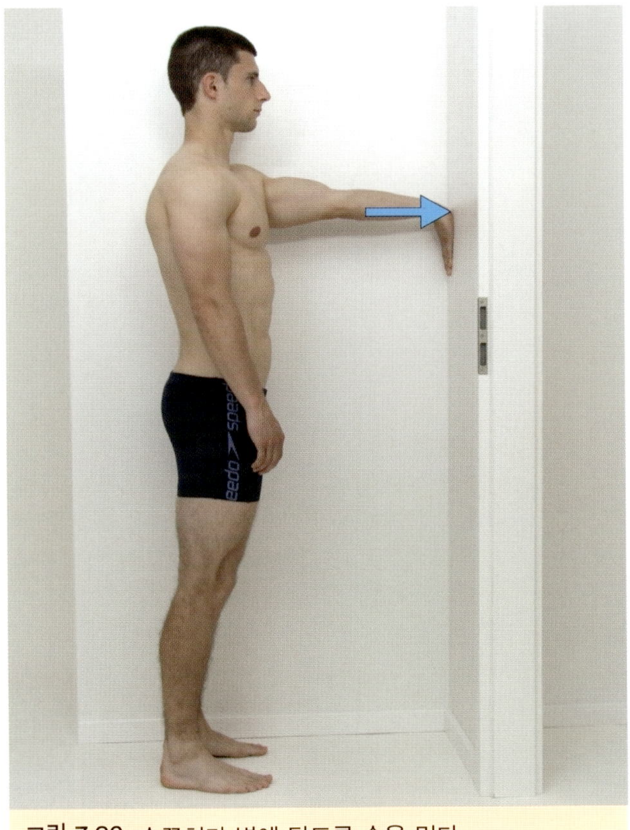

그림.7.26 손꿈치가 벽에 닿도록 손을 민다.

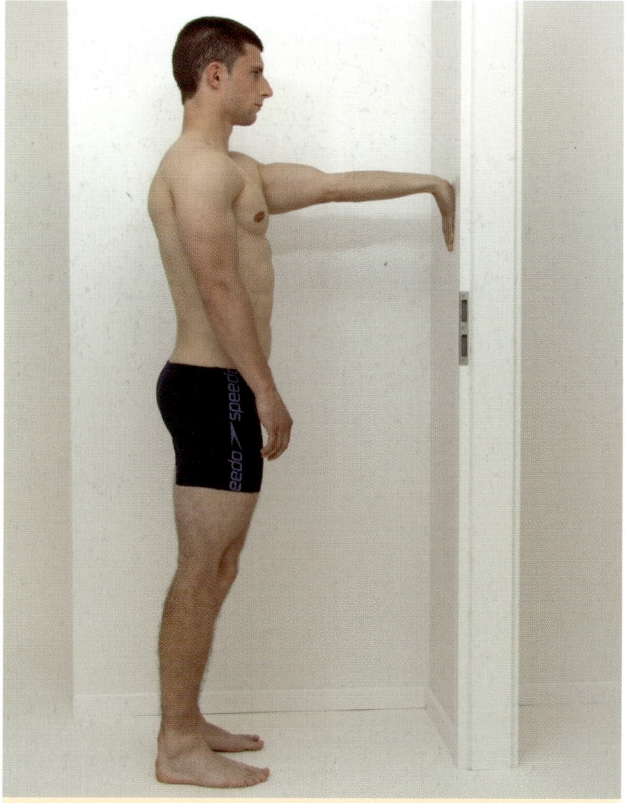

그림.7.27 코너가 없는 벽에서 이루어지는 대체 테스트와 대체 운동.

▶ **대체 운동.** 왼쪽 어깨가 벽에 닿기 때문에, 방 코너에서의 시작 자세는 몸통을 왼쪽이나 오른쪽으로 이동시키는 것을 방해한다. 부가적으로, 이 시작 자세는 팔신경 가동성의 테스트와 운동으로 자연스럽게 이동하는 것을 허용한다.

운동 그룹을 위한 적절한 코너가 없거나 충분한 크기의 코너가 없으면, 코너가 없는 벽에서도 손가락 굽힘근의 유연성을 테스트하고 운동할 수 있다 (그림 7.27)

문제 해결

긴장이 운동을 하는 동안 감소되지 않으면, 역학적 방해를 찾아내고 해소시키기 위해 아래의 테스트와 운동을 사용해야 한다. 아래 테스트 중 하나의 테스트에서 양성 반응이 일어나면, 환자에게 해당 운동을 하도록 주문하고, 그 다음에 손가락 굽힘근 유연성 신장을 반복하도록 주문한다. 긴장이 감소되면, 여러분은 장애를 찾아내고 제거해야 한다.

- 모든 이완 운동을 동시에 수행하고, 긴장 없이 운동을 반복한다.

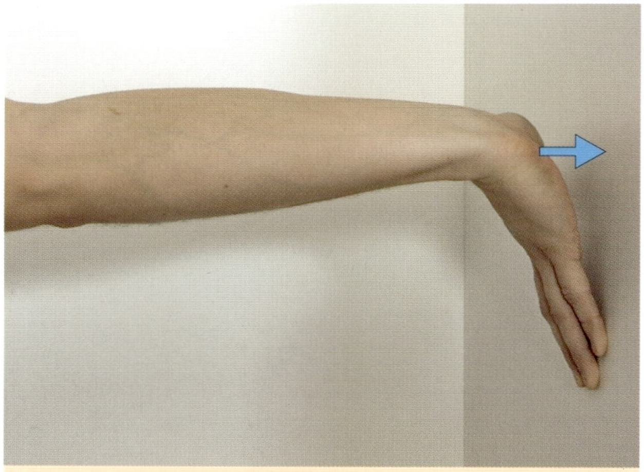

그림.7.28 벽과 콩알뼈 사이의 간격

- 반달뼈의 손바닥쪽 가동성을 체크한다. 그리고 필요하다면 반달뼈를 가동시킨다.
- 어깨 가동성

전후 비교

콩알뼈 레벨에서 새끼두덩과 벽 사이의 간격이 얼마나 되는가? (그림 7.28)

감별진단

만약 환자가 새끼두덩쪽 손꿈치를 벽에 닿을 수 없다면, 손목 폄의 제한은 손목의 저가동성이나 긴 손가락 굽힘근의 유연성 결핍에 의해 일어날 수 있다.

긴 손가락 굽힘근의 유연성 부족은 일반적으로 손가락, 손바닥, 손목, 아래팔 등의 바닥쪽에서 당김으로 느껴질 수 있지만, 부드러운 신장을 적용하면 이런 당김이 사라진다.

한편 손목관절의 장애는 손목의 등쪽에서 중심쪽으로 통증이나 압박으로 대개 경험된다. 가장 흔한 원인은 반달뼈의 바닥쪽 활주 제한이다. 관절 장애의 경우에는, 손목에서의 가동성과 통증은 대개 손가락 굽힘근 가동성 운동으로 향상되지 않을 것이다. 그러나 장애가 도수로 해소되면, 손목의 폄 가동성이 즉각 향상된다. 그러면 손목에서 상당히 적은 압박 으로도 운동이 가능해지고, 손가락 굽힘근 힘줄의 더 강한 신장을 초래하는 손목의 폄이 많이 일어난다.

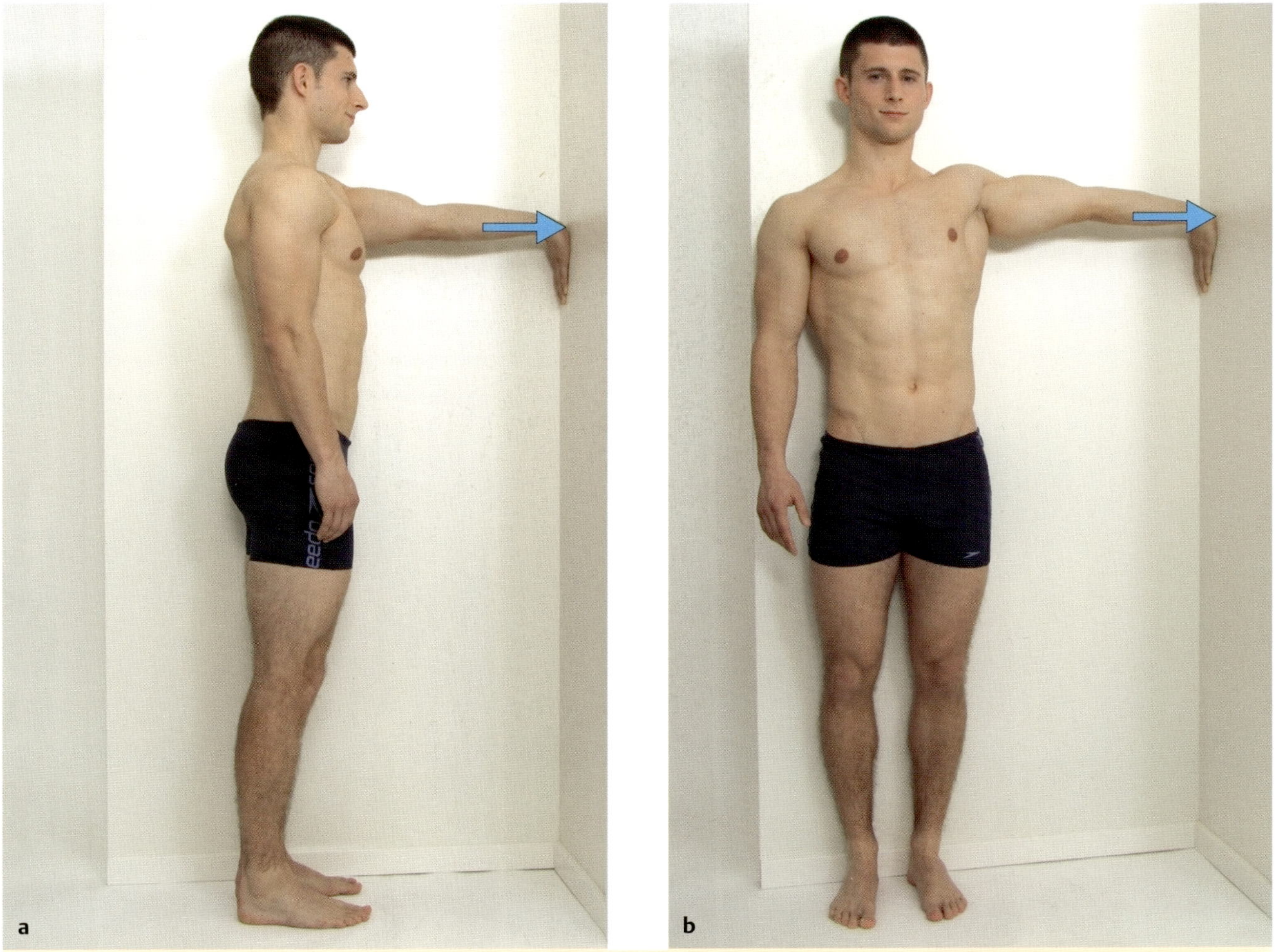

그림.7.29 팔신경 가동성

생체역학

손가락 굽힘근 유연성은 아래팔 근육을 이완하고, 아래팔 근육의 이완은 다시 아래팔-위팔-어깨-목으로 이어지는 운동사슬의 다른 근육을 이완한다. 예를 들어, 누운 자세에서 앉은 자세로 일어날 때처럼 이것은 척추의 스트레스를 줄여 팔의 적절한 지지 기능을 허용한다.

7.6 팔 신경의 가동성

▶ **시작 자세.** 손가락 굽힘근 유연성 테스트와 동일한 서기 자세를 취한다 (그림 7.26 또는 그림 7.29a).

테스트

왼손의 손바닥과 손가락을 벽에 밀착시킨 채로 유지하고, 왼손의 손가락, 왼팔의 나머지 부분 또는 왼쪽 어깨에서 통증이나 부가적인 긴장 없이 양쪽 어깨가 벽에 닿도록 발과 몸통을 오른쪽으로 돌림할 수 있는가? (그림 7.29b)

운동

긴장이 시작되는 것을 느낄 때까지 테스트 목표 쪽으로 점차 신장한다. 긴장이 해소될 때까지 이 자세를 그대로 유지한다.

주의: 신경 손상

여러분은 이 운동을 할 때 특별한 관리를 시행해야 하는데, 그 이유는 신경이 민감하고, 과도한 신경 사용으로 인해 증상이 종종 지연되어 나타나기 때문이다.

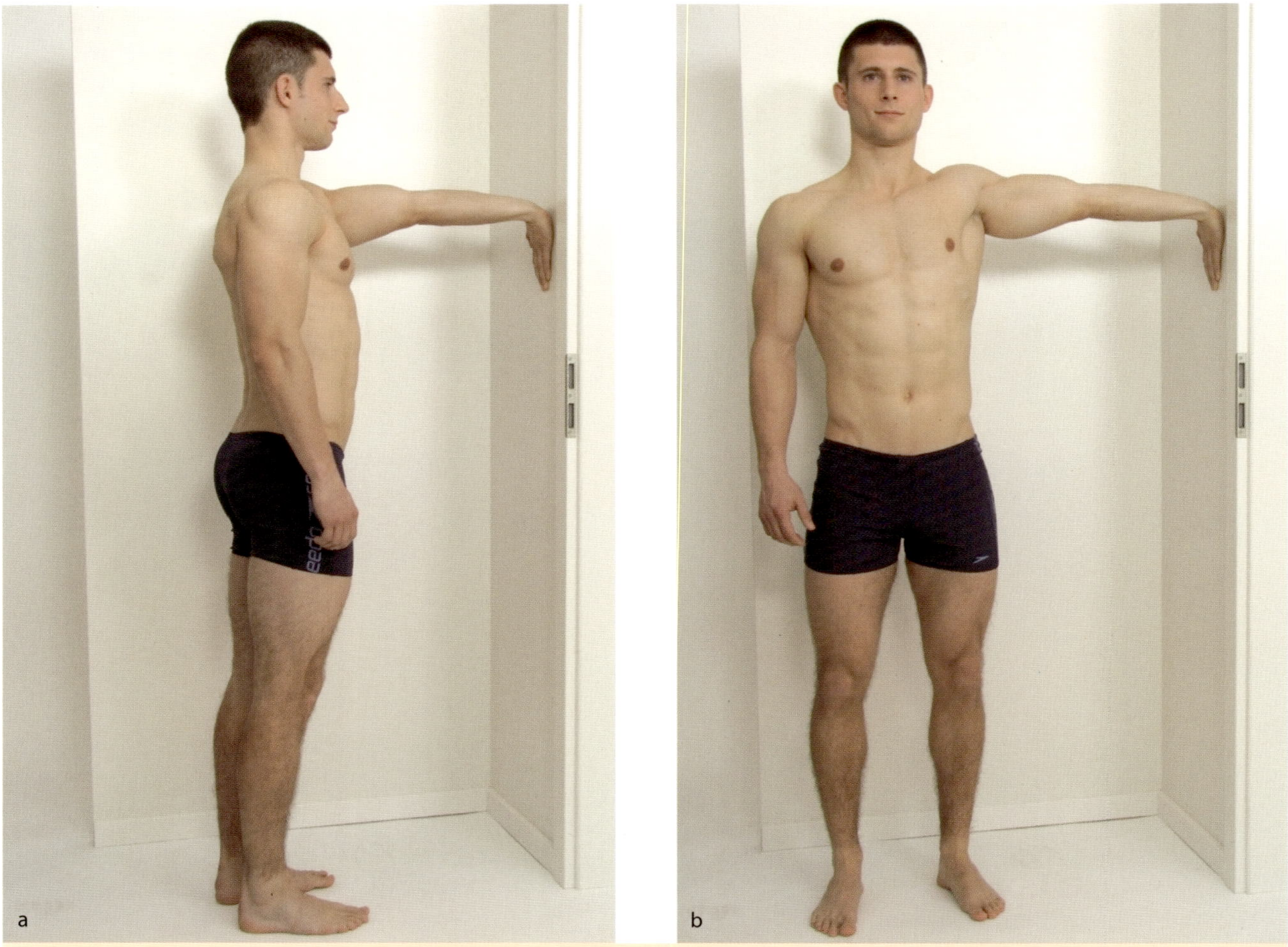

그림.7.30 코너 없는 벽에서 이루어지는 대체 운동

▶ **대체 운동.** 만약 운동 그룹을 위한 적절한 코너가 없거나 충분한 크기의 코너가 없으면, 코너가 없는 벽에서도 손가락 굽힘근의 유연성을 테스트하고 운동할 수 있다 (그림 7.30)

왼손의 손가락, 왼팔의 나머지 또는 왼쪽 어깨에서 통증이나 부가적인 긴장 없이, 운동의 목표는 발과 몸통을 오른쪽으로 90° 돌림하는 것이다 (그림 7.30b).

팔신경얼기의 신경역동이 원반 탈출이나 목뼈의 퇴행성 변화에 의해 제한되면, 머리를 앞쪽으로 숙이거나 (그림 7.31) 또는 충분한 목뼈의 굽힘이 일어나도록 높은 베개를 베고 누운 자세를 취하면 (그림 7.32), 운동 동안에 종종 이완이 일어난다.

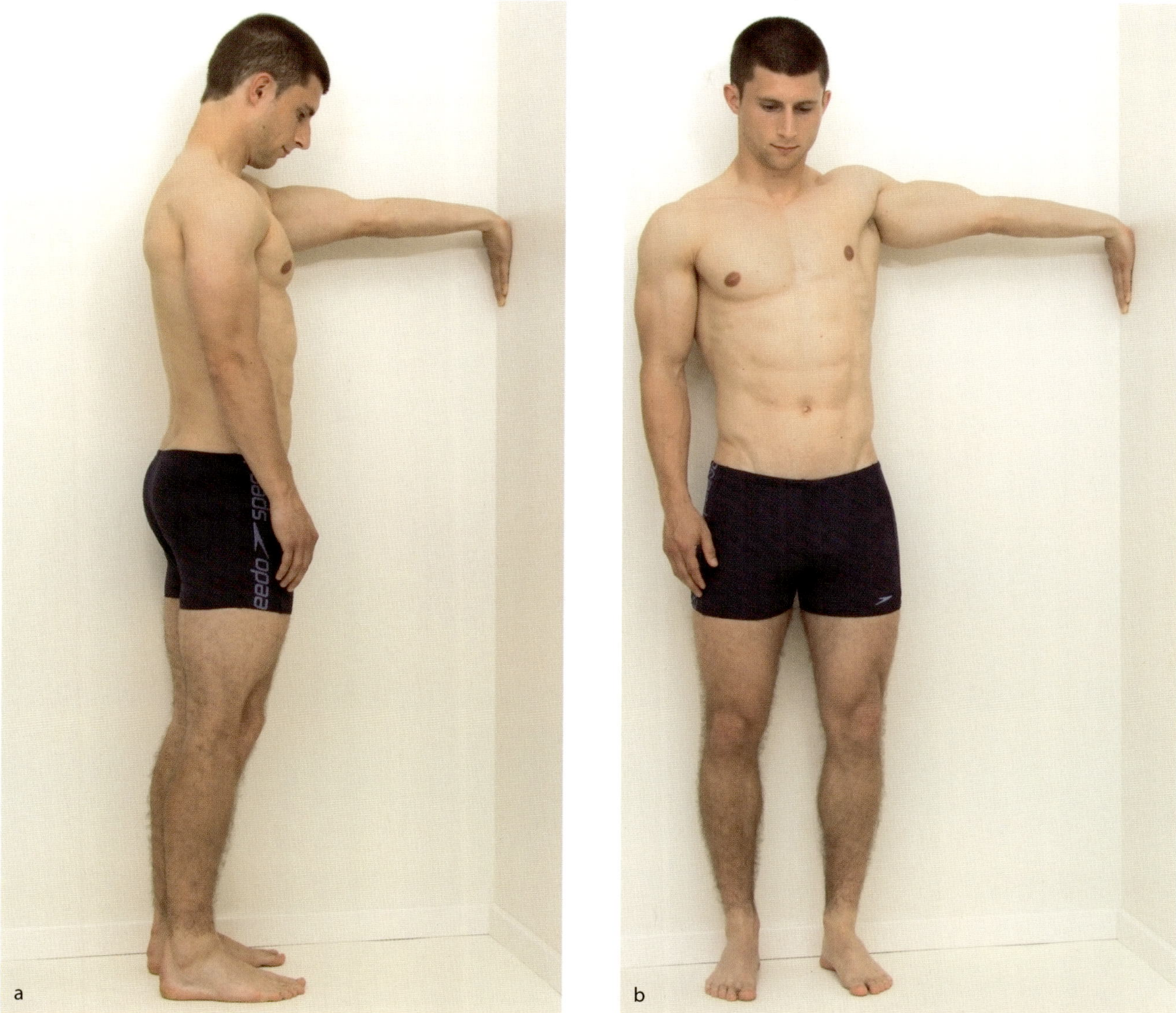

그림.7.31 머리를 앞쪽으로 숙인 자세에서 필신경 가동성을 실시한다.

신경 신장운동

환자가 스스로 수행할 수 있을 만큼 운동은 단순해야 한다. 이런 이유 때문에, 신경 가동술의 단순하고 정적인 형태가 팔신경 가동성 운동으로서 선택되었다. 이런 운동에서, 긴장이 느껴질 때까지 신경을 신장한다. 이런 방법에서 생성된 긴장의 느낌이 감소할 때 이 자세를 유지한다.

신경 활주운동

충분한 신체 자각을 가진 환자도 물리치료사의 감독 아래에서 신경 가동술의 동적 방법을 배울 수 있다. 이런 형태의 가동술은 활주운동으로 알려져 있다. 이 운동에서, 신경은 한쪽 끝단에서 긴장 상태에 놓이게 되고, 동시에 다른쪽 끝단에서는 이완 상태에 놓이게 된다 (그림 7.34와 그림 7.35). 결과적으로, 신경은 긴장없이 이웃 조직과 함께 치아 사이의 치실처럼, 앞쪽과 뒤쪽으로 활주된다. 이런 활주운동은 신경을 위해 특별히 부드럽게 일어나야 하고, 너무 예민한 신경에 적절하는 것을 권장하고 있다.

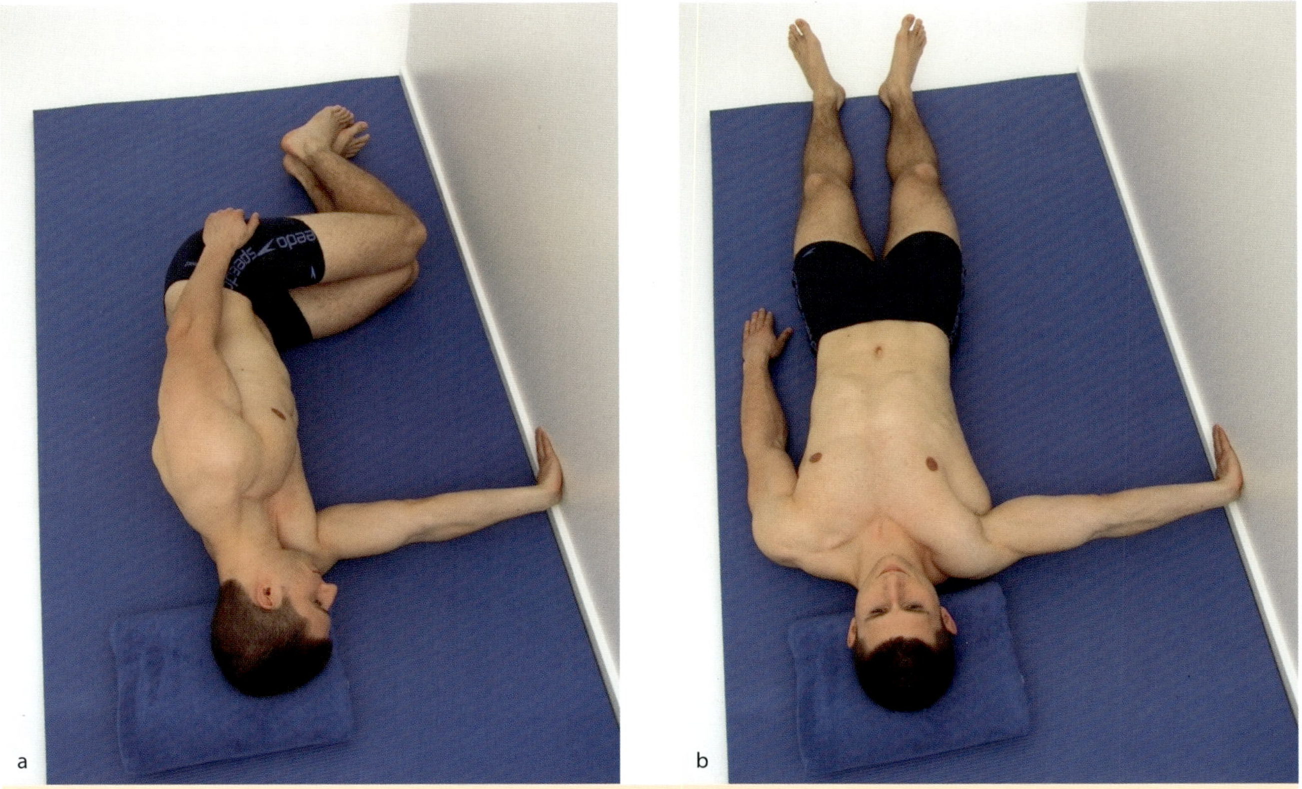

그림.7.32 두꺼운 베개를 베고 누운 자세에서 팔신경 가동성 운동을 수행한다.

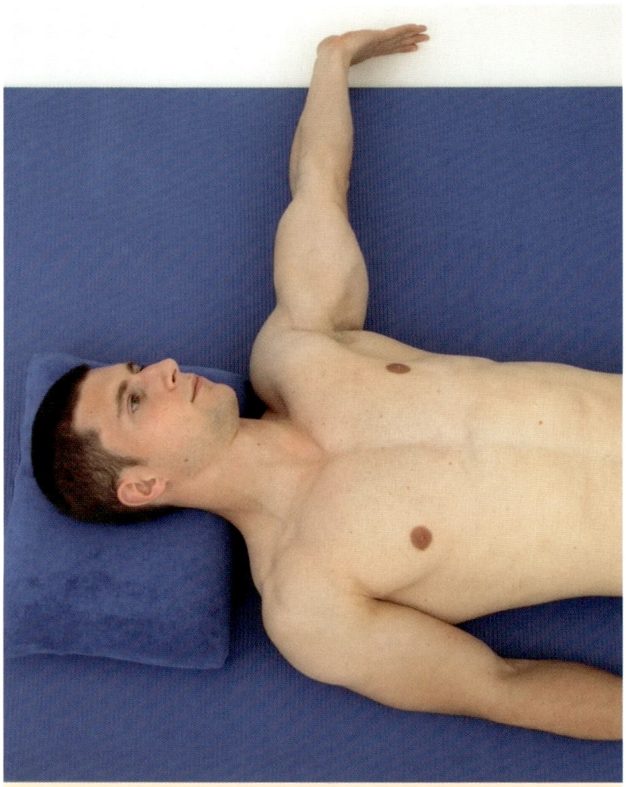

그림.7.33 중간 자세에서 왼쪽 팔꿈치 쪽으로 머리를 돌리면서, 왼쪽 팔꿈치를 편한다.

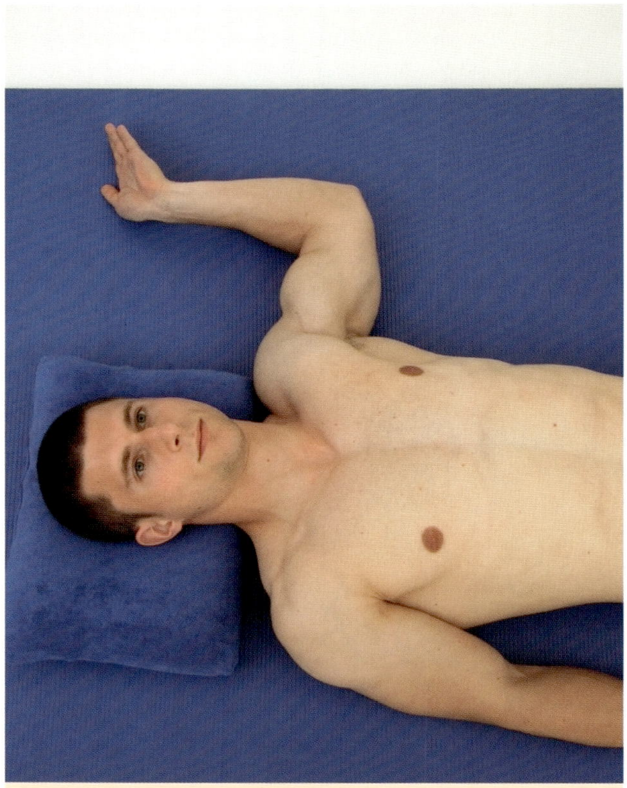

그림.7.34 머리를 중간 자세로 돌리면서 왼쪽 팔꿈치를 굽힘한다.

문제 해결

긴장이 운동을 하는 동안 감소되지 않으면, 역학적 방해를 찾아내고 해소시키기 위해 아래의 테스트와 운동을 사용해야 한다. 아래 테스트 중에서 하나라도 양성 반응이 일어나면, 환자에게 해당 운동을 하도록 주문하고, 그 다음에 팔신경 가동성 운동을 반복하도록 주문한다. 긴장이 감소되면, 여러분은 장애를 찾아내고 제거해야 한다.

- 모든 이완 운동을 동시에 수행하고, 긴장 없이 운동을 반복한다.
- 등뼈 가동성
- 돌림 가동성
- 본 단락의 대체 운동 (그림 7.31, 7.32, 7.33, 7.34)
- 첫번째 갈비뼈의 가동술 (그림 11.1 참고)

전후 비교

긴장 없이 환자가 오른쪽으로 돌림하여 양쪽 어깨가 벽에 닿으면, 테스트를 통과한 것이다 (그림 7.35). 만약 테스트를 통과하지 못하면, 벽과 오른쪽 어깨뼈의 안쪽 모서리 사이의 간격을 측정한다 (그림 7.36). 만약 환자가 벽에 새끼두덩을 닿을 수 없으면, 콩알뼈와 벽 사이의 간격을 더한다 (그림 7.28 참고).

간격 1 + 간격 2

테스트 때 어깨뼈 가장자리와 벽 사이의 간격이 4㎝이고, 콩알뼈와 벽사이의 간격이 1㎝이면, 전체 간격은 5㎝로 기록된다.

코너가 없는 곳에서의 대체 운동에서는 (그림 7.30), 어깨뼈 가장자리와 벽사이의 간격을 측정할 수 없다. 상체 돌림의 전후 비교는 시계의 바늘처럼 다소 정확성이 떨어지는 평가에 의해 이루어진다.

감별진단

치료사에 의한 도수 목뼈 견인 (그림 7.38)에 반응한 테스트 자세 (그림 7.37)에서의 긴장 감소는 원반이나 척추사이구멍에서의 신경 충돌을 의미한다. 이런 경우에는, 그림 7.31, 7.32, 7.33, 7.34에 있는 대체 운동 중 하나를 이용했을 때 환자의 증상과 신경 역동이 효율적으로 향상될 수 있는지를 관찰해야 한다.

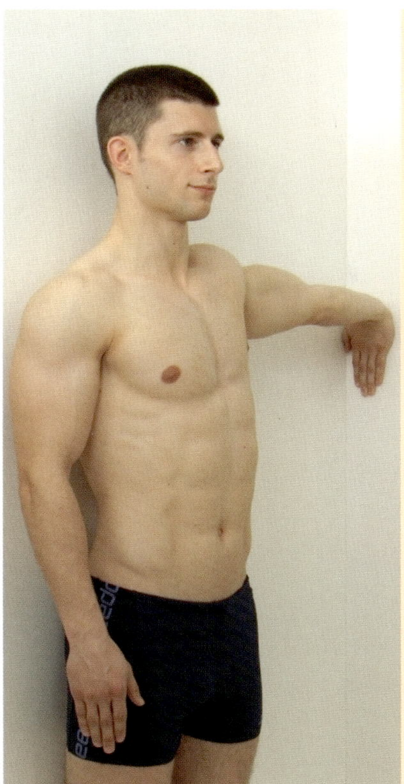

그림.7.35

테스트를 통과함: 양쪽 어깨가 벽에 닿는다.

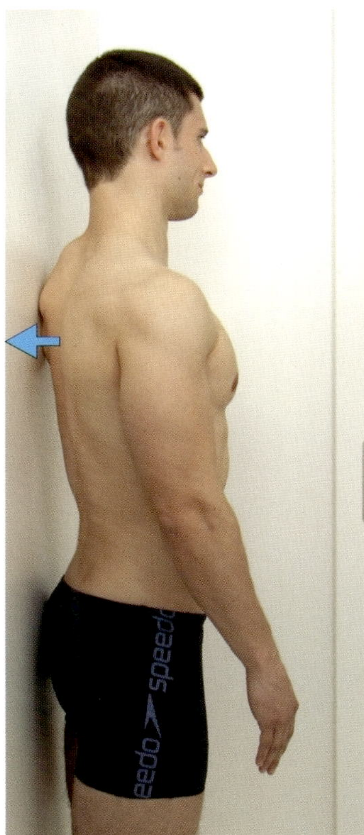

그림.7.36

테스트를 통과함: 오른쪽 어깨뼈의 안쪽 가장자리와 벽 사이에 간격이 있다.

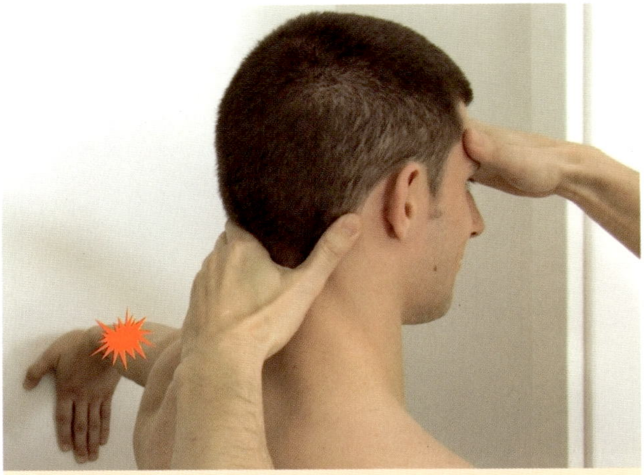

그림.7.37 견인이 적용되지 않은 테스트 자세 때 긴장이 발생한다.

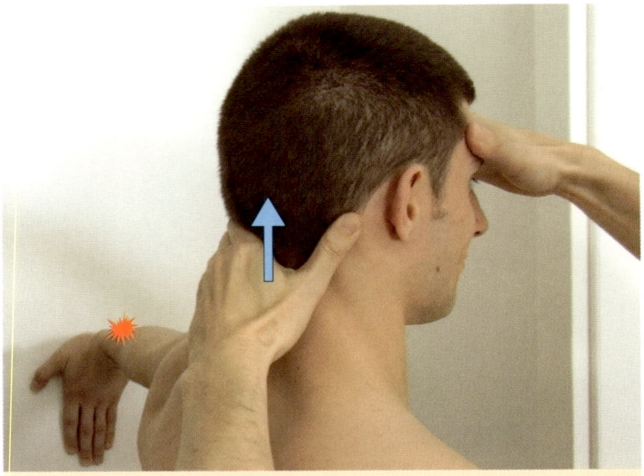

그림.7.38 목뼈의 견인을 적용하면 긴장이 감소된다.

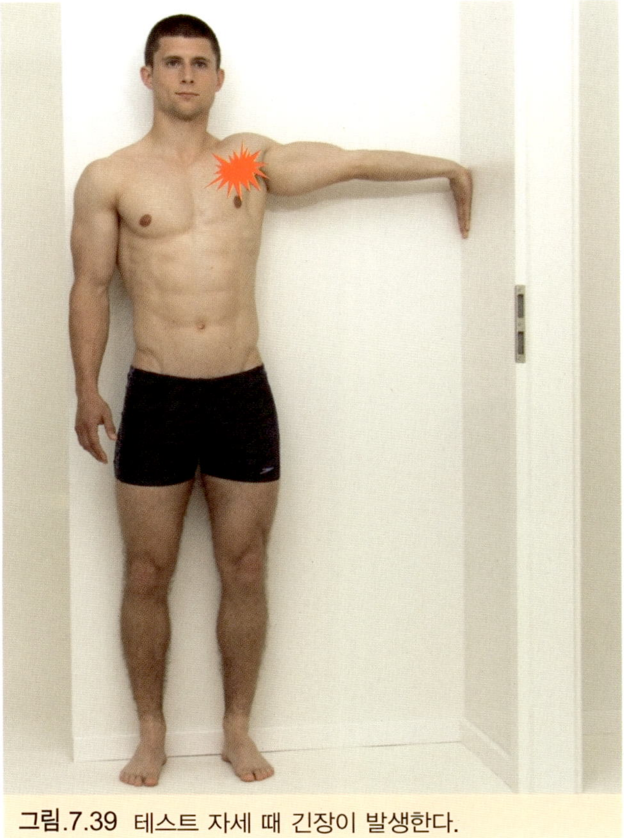

그림.7.39 테스트 자세 때 긴장이 발생한다.

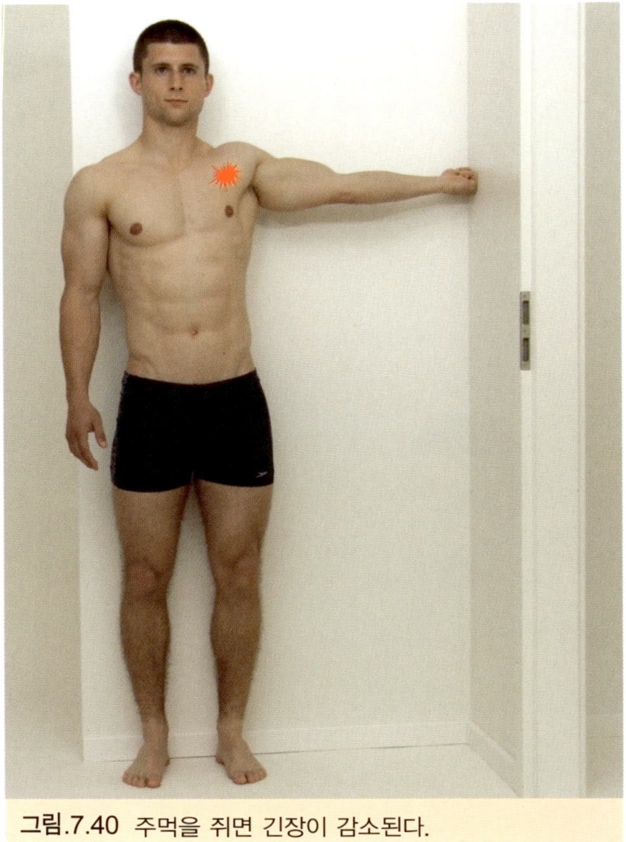

그림.7.40 주먹을 쥐면 긴장이 감소된다.

만약 목뼈 부위에서 테스트와 관련된 증상이 신경 긴장으로부터 일어난다고 확신하면, 근육, 뼈 및 관절 구조물이 아닌, 신경에 의해서만 증상 부위에 연결되는 팔의 일부를 움직여 줌으로써 신경을 이완할 수 있다.

신경 vs 국소

작은가슴근의 긴장은 그림 7.39의 자세에서 느껴지지만, 동측 손을 주먹 쥐면 긴장이 감소된다 (그림 7.40). 이것은 신경이 손가락과 가슴사이의 유일한 역학적 연결이기 때문에 신경역동적 원인의 강한 징후이다. 유추해 볼 때 손에서 발생하는 신경역동적 기반의 증상은 목뼈의 반대쪽 옆굽힘에 의해 악화될 수 있다.

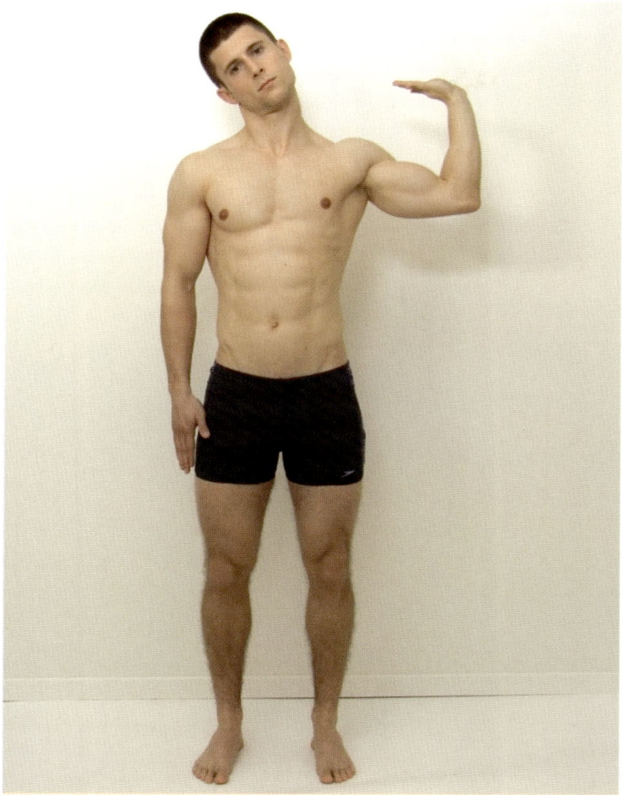

그림.7.41 자신경의 신경역동성 테스트와 운동

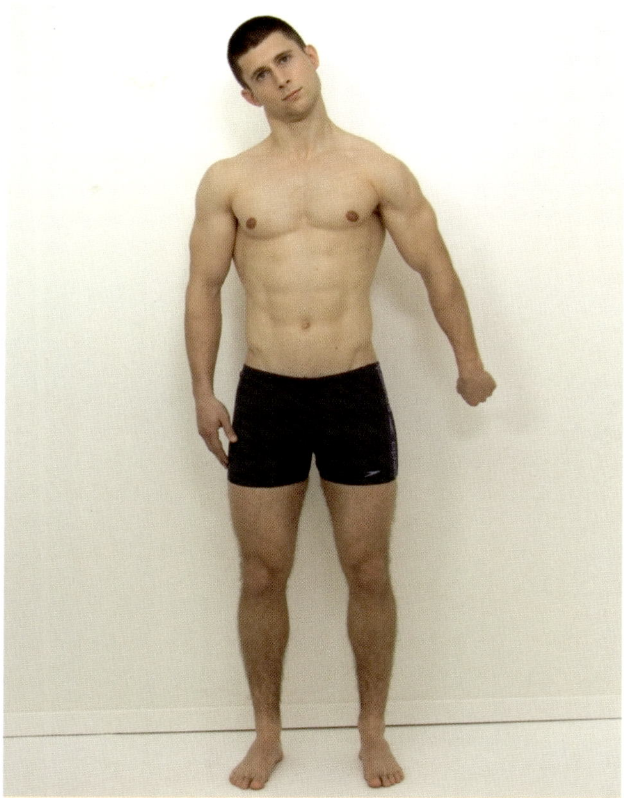

그림.7.42 노신경의 신경역동성 테스트와 운동

팔신경 가동성 운동은 팔신경얼기의 모든 부위 (특히 정중신경 요소를 강조하는)를 가동시키고, 이것은 대부분의 경우 제한된 팔신경 가동성을 치료하기에 충분한다.

손상된 자신경이나 노신경의 팔신경얼기 부위는 아래와 같이 강조될 수 있다:

- 자신경 (그림 7.41)
  - 목뼈: 반대쪽 옆굽힘
  - 어깨: 벌림, 내림, 가쪽돌림
  - 팔꿈치: 굽힘
  - 아래팔: 엎침
  - 손목: 폄
  - 손가락: 최대 신장

- 노신경 (그림 7.42)
  - 목뼈: 반대쪽 옆굽힘
  - 어깨: 내림, 안쪽돌림, 내림된 어깨가 허용하는 만큼의 벌림
  - 팔꿈치: 폄
  - 아래팔: 엎침
  - 손목: 굽힘과 자쪽치우침
  - 손가락: 주먹

생체역학

신경역동

자연스런 팔신경 가동성은 머리, 얼굴, 목뼈 및 팔에서 일어나는 신경역동적으로 유도되는 통증과 긴장을 방지한다.

종종 근육 방호는 저가동성 신경 느슨함을 유지하기 위해 작용한다. 이런 형태의 근육 긴장 (그림 7.43)은 자연스런 신경 가동성을 회복함으로써 장기간 해소될 수 있다.

팔신경얼기의 경우, 이것은 특히 어깨 올림근 (어깨올림근, 아래등세모근가 목갈비근)과 어깨 내밈근 (큰가슴근과 작은가슴근)에 영향을 준다. 만약 정중신경의 신경뿌리가 긴장에 놓이면, 팔꿈치, 손 및 손가락의 굽힘근도 영향을 받는다. 자신경의 경우, 이들은 위팔세갈래근과 손목 (손가락) 굽힘근이고, 노신경의 경우, 이들은 위팔세갈래근과 손목 (손가락) 폄근이다.

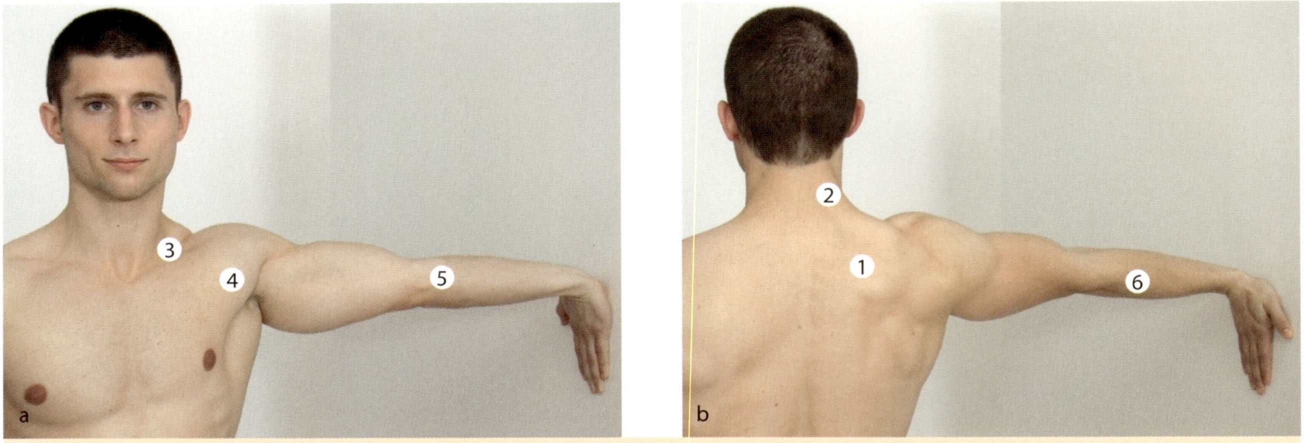

그림.7.43 근방호에 의해 주로 발생되는 전형적인 근육의 과긴장 부위: ① 어깨올림근, ② 위등세모근, ③ 목갈비근, ④ 큰가슴근과 작은가슴근, ⑤ 손목과 손가락의 굽힘근, ⑥ 손과 손가락의 폄근.

이 근육들의 과긴장이 다른 치료 기법으로 단기간 감소되면, 제한된 신경 가동성이 원인일 수 있다. 신경가동성의 제한이 원인이라면, 각각의 신경을 확인하고 가동시켜 보는 것이 지속적인 해결책을 제공하는 것이다.

7.7 돌림 가동성

▶ **시작 자세.** 오른쪽 옆으로 누운 자세를 취한다. 왼손의 손가락이 오른쪽 귓바퀴에 닿을 만큼 왼손을 머리 뒤에 배치한다. 만약 여러분이 턱 당기기 가동성 테스트와 등뼈 폄 가동성 테스트를 통과하지 못했다면, 머리와 왼손 사이에 베개를 배치해야 한다. 이번에는 오른손 손가락끝으로 왼쪽 무릎의 뒤쪽을 감싸 잡고, 오른쪽 팔꿈치가 바닥에 닿을 때까지 왼쪽 다리를 바닥쪽으로 당긴다 (그림 7.44 ①).

테스트

이 자세에서(통증이나 긴장 없이) 왼쪽 무릎과 오른쪽 팔꿈치를 유지할 수 있는가? (그림 7.44 ①) 그리고 이와 동시에 왼팔이 바닥에 닿을 때까지 왼쪽 팔꿈치를 뒤쪽으로 가져간다 (그림 7.44 ②)

운동

왼쪽 팔꿈치를 뻗어서, 긴장이 시작되는 느낌을 가질 때까지 왼팔을 바닥 위에 내려 놓는다 (그림 7.45). 긴장이 해소될 때까지 이 자세를 그대로 유지한다. 이 자세에서 더 이상의 긴장이 일어나지 않으면, 왼팔을 바닥 위에서 위쪽과 아래쪽으로 활주시켜 긴장이 느껴지는지를 확인해 본다.

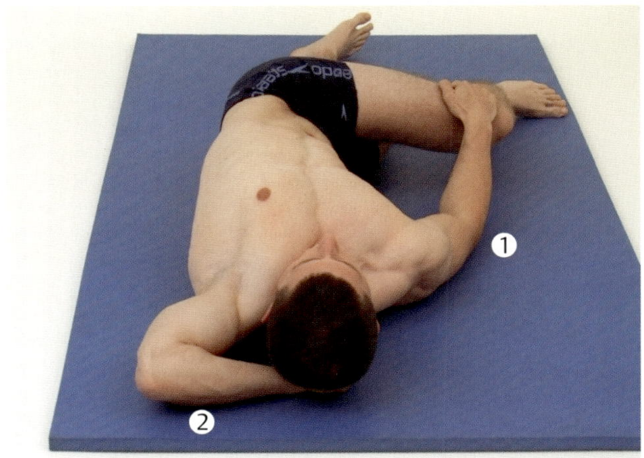

그림.7.44 돌림 가동성 테스트

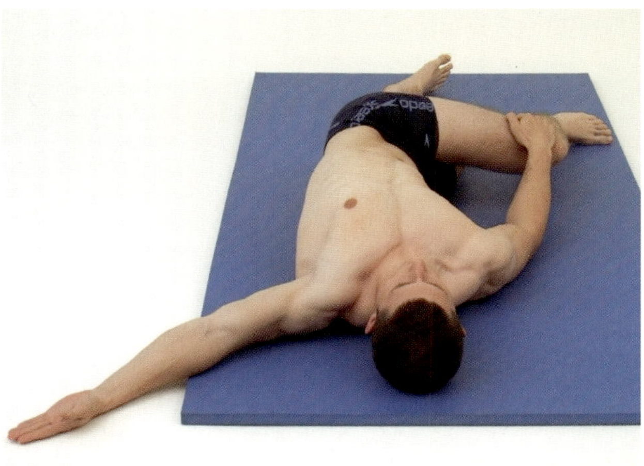

그림.7.45 돌림 가동성 운동

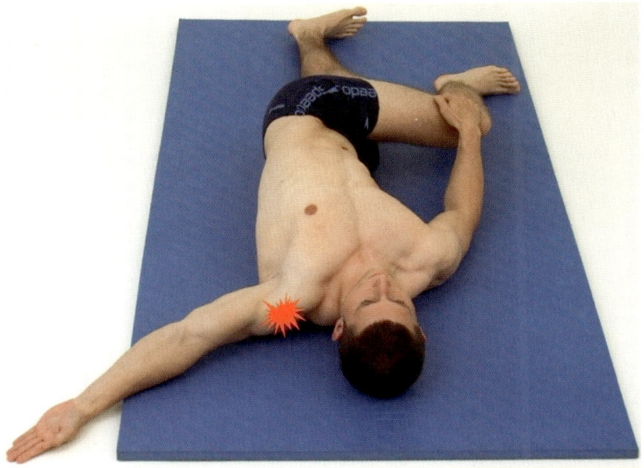

그림.7.46 만약 어깨 위쪽에 통증이 있다면

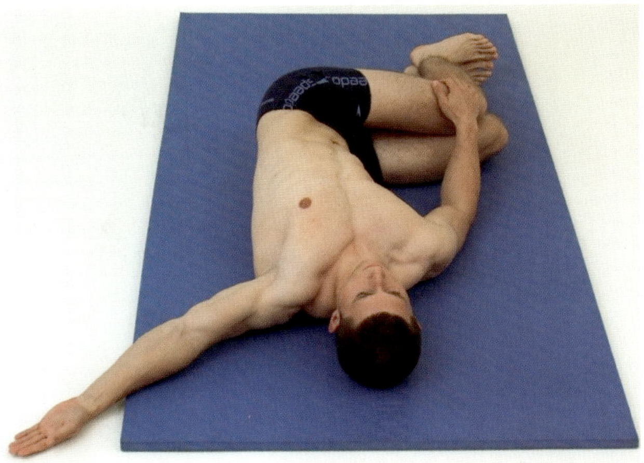

그림.7.47 통증이 사라질 때까지 팔을 아래쪽으로 활주시킨다.

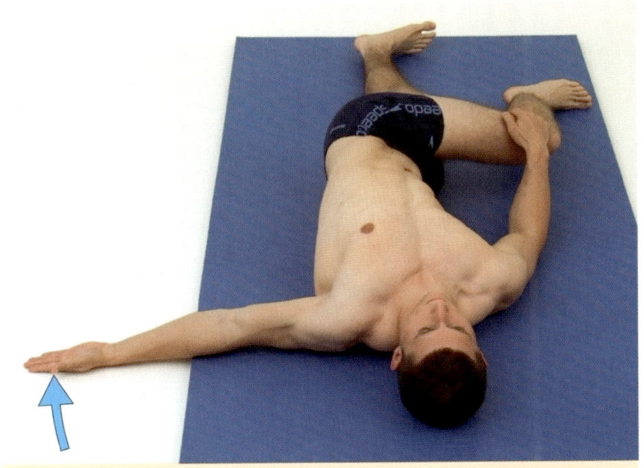

그림.7.48 대체 운동 방법으로서, 양쪽 무릎을 포갠다.

▶ **대체 운동.** 어깨관절이 부정정렬되어 있다면, 돌림 가동성 운동을 할 때 왼쪽 어깨관절의 여러 힘줄들이 찝힘될 수 있는데, 이런 찝힘을 충돌이라고 하고, 어깨 부위(재킷, 풀오버나 블라우스의 어깨 패드가 위치하는)에 통증을 일으킨다 (그림 7.46). 이런 충돌은 찝힘된 힘줄의 자극을 악화시키기 때문에, 비생산적인 상태이다. 그래서 통증이 있으면, 통증이 사라질 때까지 왼팔을 아래쪽 방향으로 활주시킨다.

운동이 척추나 엉치뼈 부위에 통증을 일으킨다면, 여러분은 돌림을 할 때 각각의 등뼈와 갈비뼈에 신경을 집중하면서 운동을 해야 하고, 왼팔을 중력에 의해 아래쪽으로 당겨지도록 한다. 이것이 증상을 제거하지 않으면, 양쪽 무릎을 겹치고 운동하는 것이 도움되는지를 확인해 본다 (그림 7.48).

문제 해결

척추 돌림 운동 사슬내의 전형적인 불균형은 등뼈가 저가동될 때 아래쪽 허리뼈, 엉치엉덩관절, 중간 목뼈 등이 과가동되고 증상이 유발되는 것이다. 이런 경우, 환자가 무의식적으로 등뼈의 긴장을 이완하면, 운동 동안에 엉치엉덩관절이나 허리뼈에서 시작되는 증상이 종종 즉각 사라진다. 환자는 돌림을 할 때 개별 등뼈와 갈비뼈에 집중하고, 중력에 의해 왼팔이 당겨지도록 함으로써 이런 문제를 해결할 수 있다.

어깨-팔 부위의 긴장이 운동을 하는 동안 감소되지 않으면, 역학적 방해를 찾아내고 해소시키기 위해 아래의 테스트와 운동을 사용해야 한다. 아래 테스트 중에서 하나라도 양성 반응이 일어나면, 환자에게 해당 운동을 하도록 주문하고, 그 다음에 돌림 가동성 운동을 반복하도록 주문한다. 긴장이 감소되면, 여러분은 장애를 찾아내고 제거해야 한다.

- 모든 이완 운동을 동시에 수행하고, 긴장 없이 운동을 반복한다.
- 어깨 가동성
- 어깨뼈 근육과 위팔세갈래근 근력
- 작은가슴근의 도수 이완 (그림 11.3 참고)
- 오목위팔관절의 도수가동술 (그림 11.2 참고)

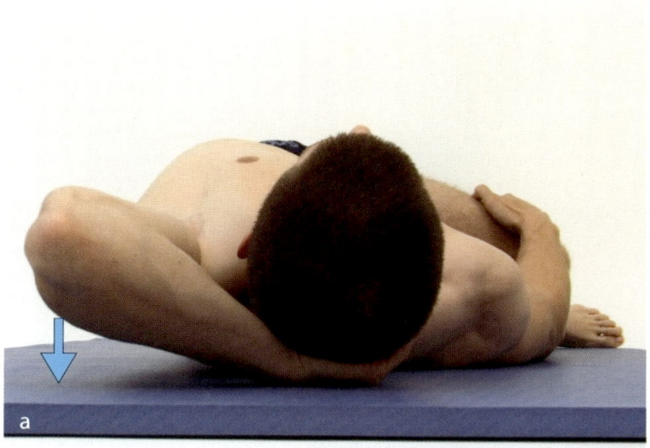

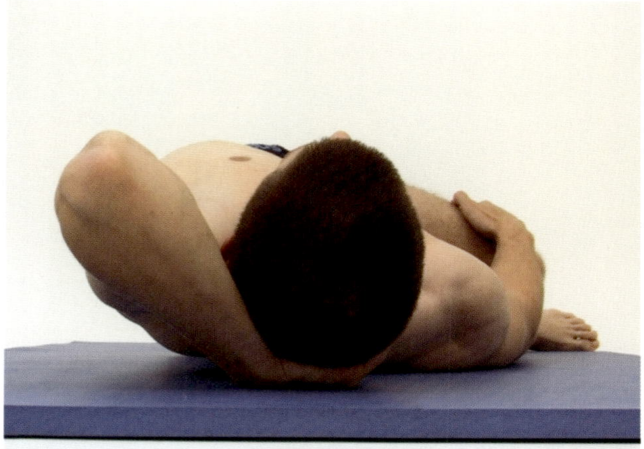

그림.7.49 바닥과 아래팔사이의 짧은 간격 (a). 바닥과 아래팔사이의 큰 간격 (b).

전후 비교

바닥에 처음 닿은 왼쪽 아래팔 지점사이의 간격이 되는가? (그림 7.49a)

바닥과 아래팔 사이의 큰 간격 (그림 7.49b)은 아래팔의 어느 지점이 닿는지를 결정하기 어렵게 만든다. 이런 경우, 여러분은 왼팔이 바닥에 닿을 때까지 몸 전체를 왼쪽으로 돌림하도록 환자에게 주문함으로써 테스트 직전에 바닥에 닿는 그 지점을 확인할 수 있을 것이다 (그림 7.50). 바닥에 먼저 닿는 아래팔 지점은 후속 테스트에서 측정될 바닥까지의 거리 지점이다.

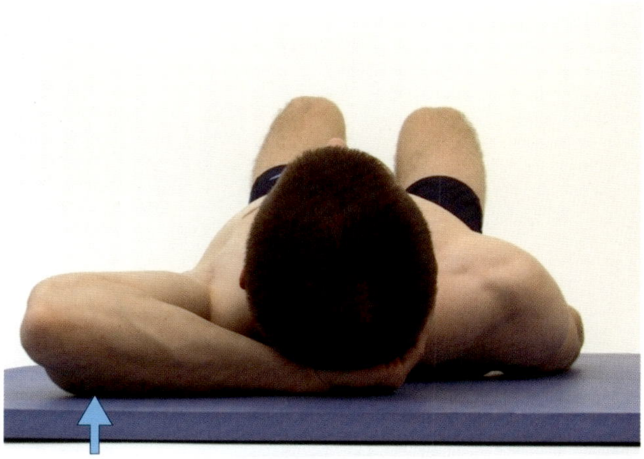

그림.7.50 바닥에 처음 닿는 아래팔의 지점

감별진단

돌림 가동성 운동 (그림 7.45)은 엉덩관절 벌림근과 근막, 척추, 가슴우리, 팔 등을 가동시킨다. 운동을 하는 동안 왼팔에서 증상이 나타나면, 증상이 신경역동에 의해 일어나는지 아니면 근막 긴장에 의해 일어나는지를 구분하는 방법 중의 하나가 팔신경 가동성 테스트이다. 팔신경 가동성 테스트를 하는 동안에 증상이 증가하면, 신경역동적 기능부전이 원인이다. 그러나 만약 증상의 증가없이 팔신경 가동성 테스를 통과하면, 팔신경얼기의 저가동성이 증상의 원인으로서 배제되어야 한다.

생체역학

돌림 가동성 운동은 엉덩정강띠의 부착점과 무릎넙다리관절에서 목뼈까지 이르는 여러 관절과 조직에 영향을 주는 비특이적 가동술이다. 이 운동은 팔신경얼기, 근육뼈대성 요소, 내장기 뿐 만 아니라, 예를 들어, 흉막강 안의 가슴우리와 폐 사이 가동성처럼, 이들 시스템 사이의 경계면을 가동시킨다. 또 다른 경계면은 작은가슴근 밑에 있는 팔신경얼기의 통로와 팔의 혈관이다. 작은가슴근과 큰가슴근의 긴장 증가는 밑을 통과하는 신경과 혈관을 압박하여, 어깨와 척추의 정상 기능을 방해한다.

타이트한 가슴근에 의한 신경과 혈관의 압박은 신장이나 수축에 의해 타이트한 근육의 긴장이 올라갈 때 손과 아래팔에서의 저림을 일으킬 것이다. 이런 저림 현상은 돌림 가동성 운동을 수행 (그림 7.45)하거나 팔을 머리 위로 올리고 잠을 잘 때 일어난다. 만약 저림이 운동 동안에 불쾌해지면, 저림이 사라질 때까지 운동을 중단해야 하고, 저림이 사라지면 다시 운동을 시작해야 한다. 운동 동안 가슴근육이 이완하면, 신경과 혈관에 대한 하중이 즉각 감소할 것이다. 충실한 연습을 통해 테스트의 목표가 달성되면 (그림 7.44 참고), 일상생활 동안이나 운동 동안에 더 이상 저림이 발생하지 않을 것이다.

이상감각

운동 동안에 일어나는 손과 팔의 이상감각은 운동의 금기증이 아니다. 그와 반대로, 긴 안목으로 보면, 돌림 가동성 운동은 이상감각을 감소시키는 것으로 작용을 할 것이다.

끝으로, 가슴 근육의 이완은 C7-T2사이의 비틀린 척추를 재정렬시킬 것이다. 이렇게 되는 이유는, 긴장된 가슴 근육이 어깨뼈를 내밈시켜, 대항근(마름근과 중간등세모근)의 과긴장을 초래하기 때문이다. C7-T4와 C3-T4의 가시돌기에 부착하는 마름근과 중간등세모근의 긴장이 해당 척추뼈를 비틀리게 만들지만, 가슴근육의 이완으로 이런 척추뼈의 비틀림이 해소될 수 있다.

7.8 들기 기법

▶ **시작 자세.** 바닥에 1.5 *l* 물통을 놓고 그 앞에 선 자세를 취한다.

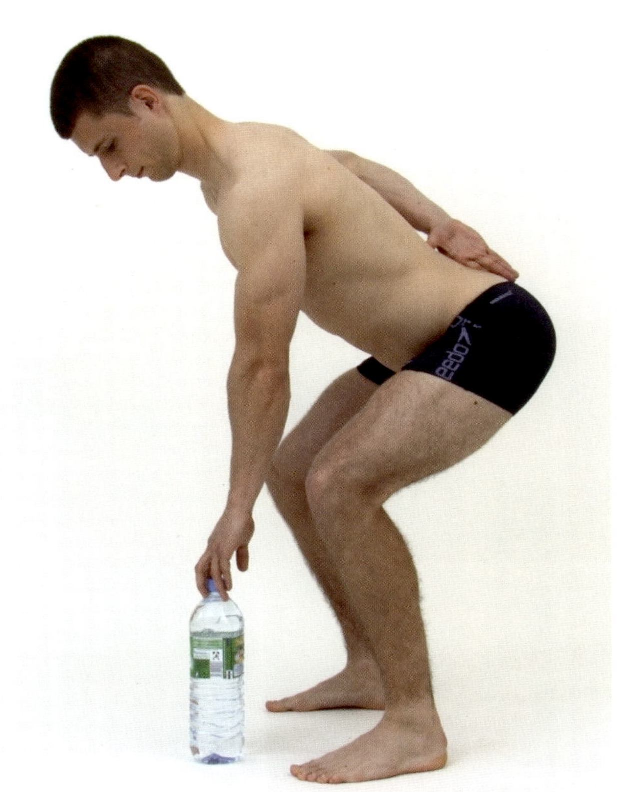

그림.7.51 들기 기법

테스트

고정된 척추만곡 중립위를 유지하고, 발꿈치를 바닥으로부터 들어올리지 않고 물병을 들 수 있는가? (그림 7.51).

운동

첫 저항이 느껴질 때까지 테스트 목표 쪽으로 운동한다. 저항이 해소될 때까지 그 자세를 그대로 유지한다.

▶ **대체 운동.** 일상활동에서 언제든지 무엇을 들어야 할 상황이 있기 때문에 올바른 들기 기법을 연습하는 것이 필요하다. 테스트를 통과할 때까지, 여러분은 고정된 척추만곡 중립위를 유지하고, 물건을 집어 들어서 충분한 높이까지 들어올린다. 예를 들어, 맥주상자를 들어올려서 다른 맥주상자 위에 올려놓는다.

문제 해결

긴장이 운동을 하는 동안 감소되지 않으면, 역학적 방해를 찾아내고 해소시키기 위해 아래의 테스트와 운동을 사용해야 한다. 아래 테스트 중에서 하나라도 양성 반응이 일어나면, 환자에게 해당 운동을 하도록 주문하고, 그 다음에 들기 기법을 반복하도록 주문한다. 그것이 쉬워지면, 여러분은 장애를 찾아내고 제거해야 한다.

여러분의 환자가 고정된 척추만곡 중립위를 취하고 물병까지 팔을 뻗을 수 없으면, “전후 비교” 단락을 참고하고, 다음 운동에 의해 손과 물병 사이의 간격이 얼마나 감소되는지를 체크한다:

- 허벅지 뒤쪽 유연성
- 엉덩관절 굽힘 가동성
- 볼기 근육 유연성
- 허벅지 앞쪽 유연성
- 다리, 등 및 뇌신경 가동성

환자가 물병에 닿을 때 목말밑관절을 엎침하면, 여러분은 이런 운동을 하는 동안 보상운동을 사용하지 않고 안정된 발활을 유지할 수 있도록 환자를 교육시켜야 한다. 환자가 물병에 닿으려고 할 때 이것을 할 수 없거나 발꿈치를 들어올린다면, 여러분은 발목관절의 가동성을 테스트해야 한다. 제한이 있는 경우에는, 발목관절의 도수 가동술을 통해 운동 순서를 정상화할 수 있다.

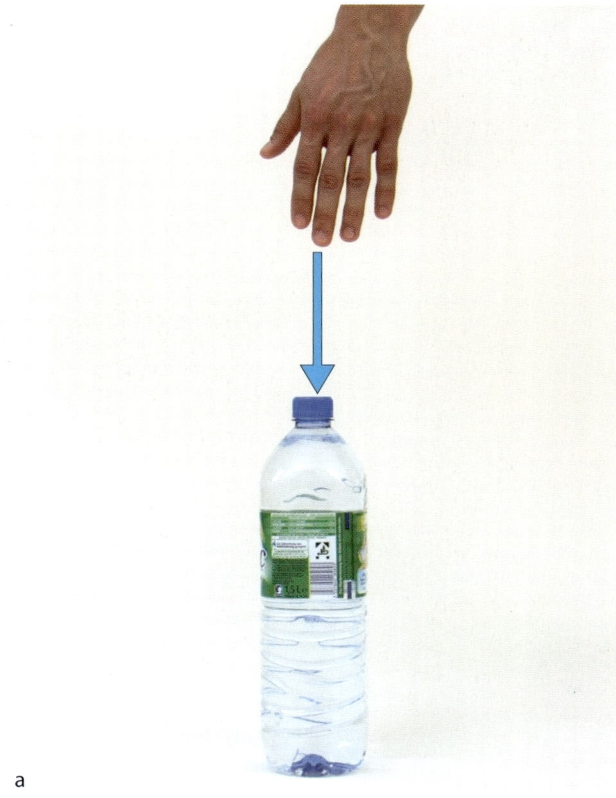

a

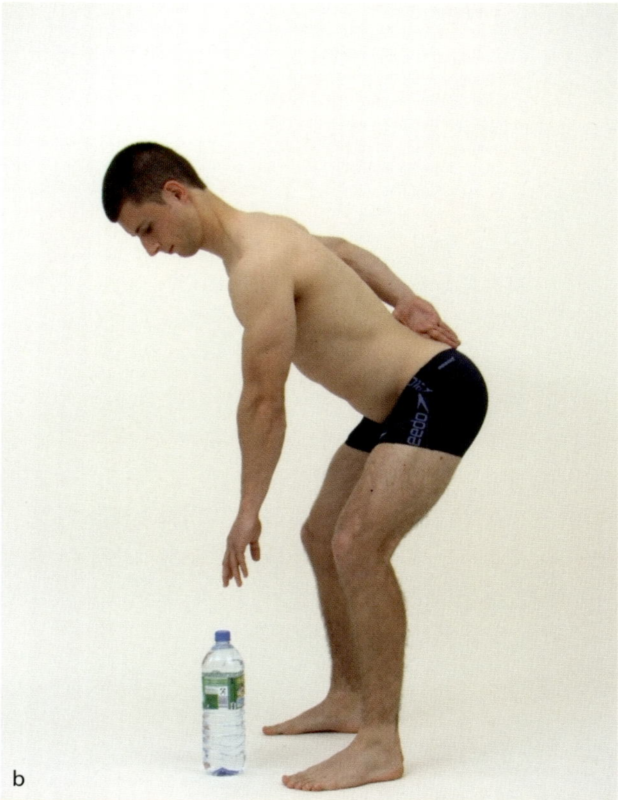

b

그림.7.52 손과 물병 사이의 간격

전후 비교

손과 물병사이의 간격이 얼마나 되는가?

감별진단

발꿈치를 들어 올리지 않고 물병에 닿을 수 없다면, 그 원인은 근육이나 관절의 문제일 수 있다. 발목관절 (발목관절)의 발등굽힘이 제한되면, 환자는 관절의 앞쪽에서 압박을 느낄 것이다. 발목관절 제한 주 요인이 가자미근 유연성 제한이라면, 가자미근이나 아킬레스힘줄에서 긴장이 느껴질 것이다. 그러나 가자미근 단축이나 뚜렷한 유착으로 발목관절이 제한되는 경우는 매우 드물다.

양쪽의 경우, 환자는 발등굽힘의 부족을 엎침을 통해 보상하려는 경향을 가진다.

발목관절의 저가동성

주요 관절의 저가동성이 해결된 이후에 근육 제한을 종종 느낄 수 있다.

생체역학

올바른 들기 기법은 허리뼈의 앞굽음을 유지하고 다리를 이용해 물건을 들기 때문에, 원반 손상을 방지한다. 이런 이유 때문에, 들기 기법은 자연스런 엉덩관절 굽힘 가동성을 필요로 하고 훈련시킨다. 이런 들기 방법은 급성 허리 손상을 피하는 것 이외에, 저가동성 등뼈와 퇴행성 마모를 방지한다. 이런 불균형을 방지하기 위해, 올바른 들기 기법은 급성 손상을 일으키지 않을 만큼의 가벼운 물체를 이용할 수 있다. 이런 방법의 들기는 허리뼈 안정화와 엉덩관절 굽힘 운동을 이용한 빠르고 실질적인 들기 기법이다. 이런 들기 기법은 일상활동 안으로 쉽게 통합될 것이고, 좌식 생활로 인한 구부정한 자세를 어느 정도 보상해 줄 수 있다.

7.9 엉덩관절 굽힘 가동성

▶ **시작 자세.** 벽을 쳐다보고 적절한 높이의 스툴이나 의자에 앉는다. 아래팔의 길이 만큼 양쪽 무릎을 벌림하고 (그림 7.53), 무릎과 벽 사이의 간격은 2개의 주먹이 들어갈 만큼 공간이다 (그림 7.54). 그런 다음, 정강이가 수직될 때까지 좌석 앞쪽이나 뒤쪽으로 궁둥이를 활주시킨다.

테스트

긴장이나 통증 없이 머리가 벽에 닿을 때까지 고정된 척추만곡 중립위를 유지하고 몸을 앞쪽으로 숙일 수 있는가? (그림 7.55)

운동

첫 저항이 느껴질 때까지 테스트 목표 쪽으로 운동한다. 저항이 해소될 때까지 이 자세를 그대로 유지한다.

▶ **대체 운동.** 운동을 할 때, 여러분은 "척추만곡 중립위" 단락에서 설명된 허리뼈의 앞굽음을 유지해야 한다. 상체의 균형을 유지하고, 이 자세에서 아랫등의 앞굽음을 할 수 있는지를 확인해 본다. 만약 할 수 없다면, 여러분이 할 수 있을 때까지 좌석의 높이를 올린다. 이것은 엉덩관절 굽힘 가동성과 일상활동의 목적에 맞는 높이에서 이루어져야 한다. 의자 높이를 조절할 수 없다면, 더 높은 의자를 선택하거나 쿠션을 배치하여 좌석 높이를 높일 수도 있다.

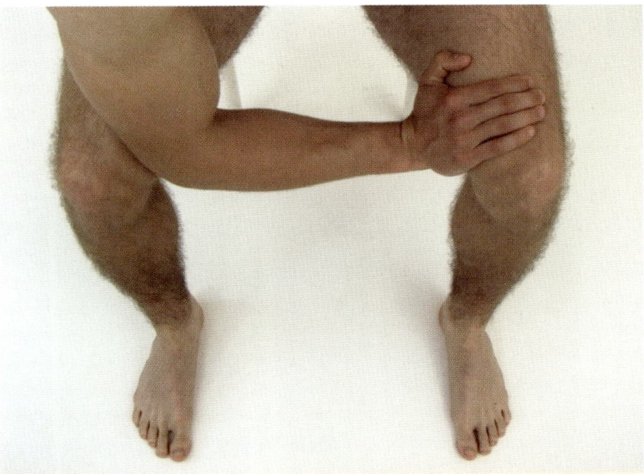

그림.7.53 양쪽 무릎 사이의 간격

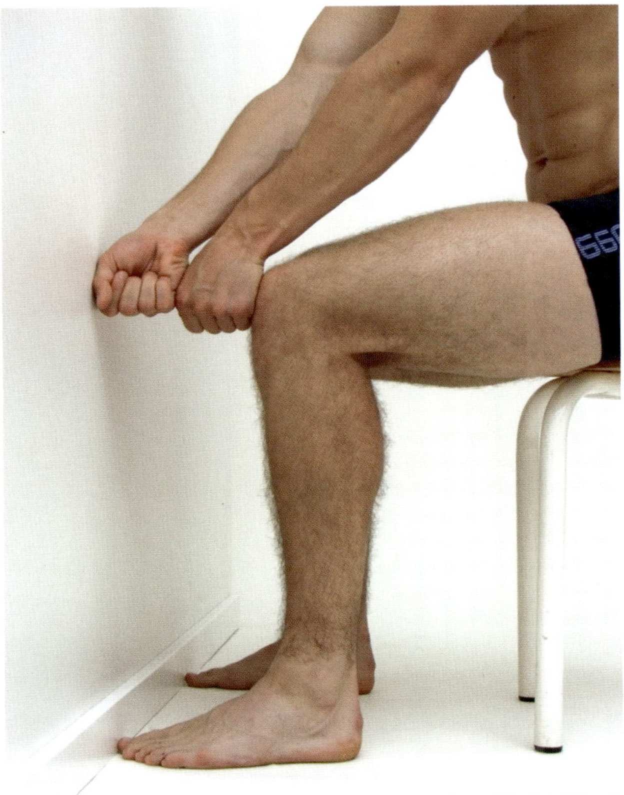

그림.7.54 벽과 무릎 사이의 간격

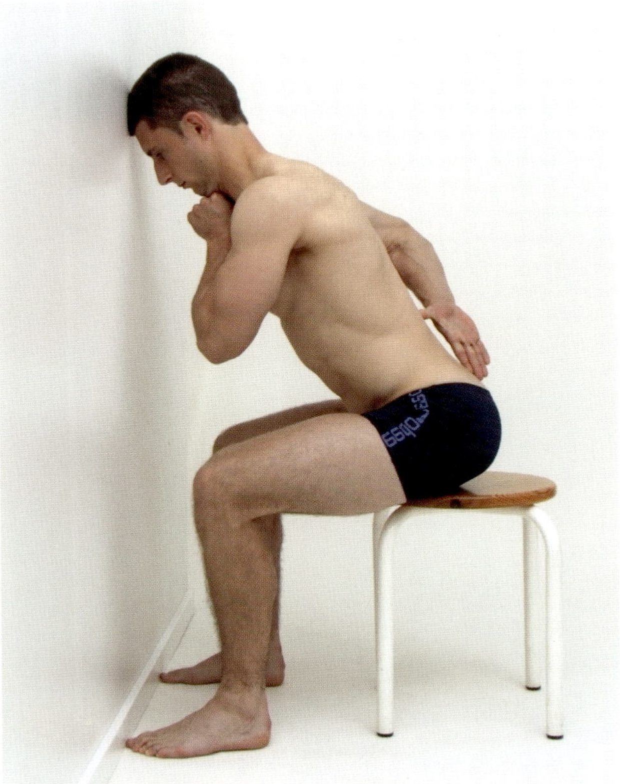

그림.7.55 엉덩관절 굽힘 가동성

문제 해결

가동성이 운동을 하는 동안 좋아지지 않으면, 역학적 방해를 찾아내고 해소시키기 위해 아래의 테스트와 운동을 사용해야 한다. 아래 테스트 중에서 하나라도 양성 반응이 일어나면, 환자에게 해당 운동을 하도록 주문하고, 그 다음에 테스트를 반복하도록 주문한다. 테스트가 더 쉬워지면, 여러분은 장애를 찾아내고 제거해야 한다.

- 볼기 근육 유연성
- 허벅지 뒤쪽 유연성
- 다리, 등 및 뇌신경 가동성

너무 타이트한 바지

앉은 자세에서 운동을 할 때 여러분의 바지가 너무 타이트하면(본 단락의 "감별진단" 참고), 즉각적인 해결책으로 단추를 풀거나, 지퍼를 내리거나, 또는 바지를 입지 않는 것이다. 그 다음 단계는 엉덩관절 굽힘 가동성이 제한받지 않도록 넓은 바지를 구입하는 것이다.

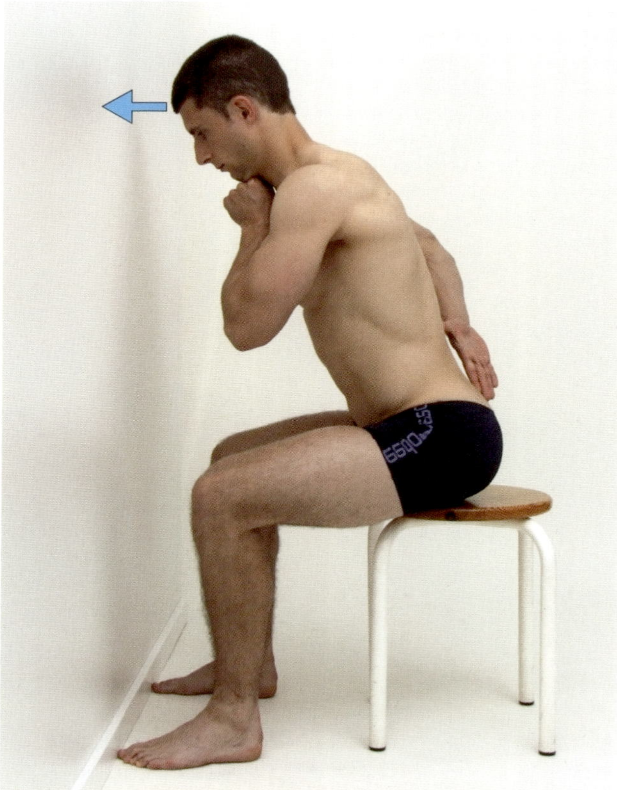

그림7.56 머리와 벽 사이의 간격

전후 비교

가장 좁은 지점에서 환자의 머리와 벽 사이의 간격이 얼마나 큰가? (그림 7.56)

감별진단

저가동성 엉덩관절의 굽힘 끝범위는 사타구니 중간 지점에서 충돌의 느낌을 이끌어낸다. 만약 사타구니 통증이 기침으로 인해 증가하거나, 또는 사타구니 부위에서 혹이 생긴 것을 볼 수 있다면, 샅 탈장이 있는지를 확인해 볼 필요가 있다.

제한이 근육성인지 아니면 신경역동성인지에 따라, 엉덩관절 굽힘 가동성 운동, 볼기 근육 유연성 운동, 허벅지 뒤쪽 유연성 운동, 또는 다리, 등 및 뇌신경 가동성 운동을 통해 엉덩관절 굽힘 가동성을 향상시킬 수 있다.

종종 너무 타이트한 바지도 엉덩관절 굽힘 가동성을 제한한다. 이렇게 옷에 의한 구축이 존재한다면, 벨트, 단추, 지퍼 등을 푼 이후에 엉덩관절 굽힘이 더 쉽게 일어나는지를 확인해 본다.

생체역학

척추만곡 중립위는 자연스런 엉덩관절 굽힘 가동성에서만 가능할 것이다. 그 이유는 앉거나, 들기를 하거나, 앞쪽으로 몸을 숙일 때 골반의 중립위를 허용하기 때문이다. 만약 엉덩관절 굽힘 가동성이 제한되면, 굽힘 가동성 사슬의 이웃한 관절 (엉치엉덩관절과 L5-S1)은 과가동성을 가짐으로서 보상작용을 한다. 결과적으로, 엉덩관절 굽힘의 부족은 엉치엉덩관절의 불안정과 L5-S1 원반의 마모를 촉진할 것이다.

7.10 볼기 근육 유연성

▶ **시작 자세.** 벽을 쳐다보고 적절한 높이의 스툴이나 의자에 앉는다. 그리고 오른쪽 무릎과 발가락을 벽에 붙이고, 왼발을 오른쪽 무릎 위에 올려놓고, 왼쪽 무릎과 왼쪽 발가락도 벽에 붙인다. 왼쪽 무릎이 느슨해지도록 바깥쪽으로 떨어뜨린다. 이때 허리뼈는 75%의 폄으로 자연스런 앞굽음을 유지한다. 주먹을 복장뼈에 붙인 후, "이중 턱 자세"가 되도록 주먹 위에서 턱을 뒤쪽 방향으로 활주시킨다 (그림 7.5 참고).

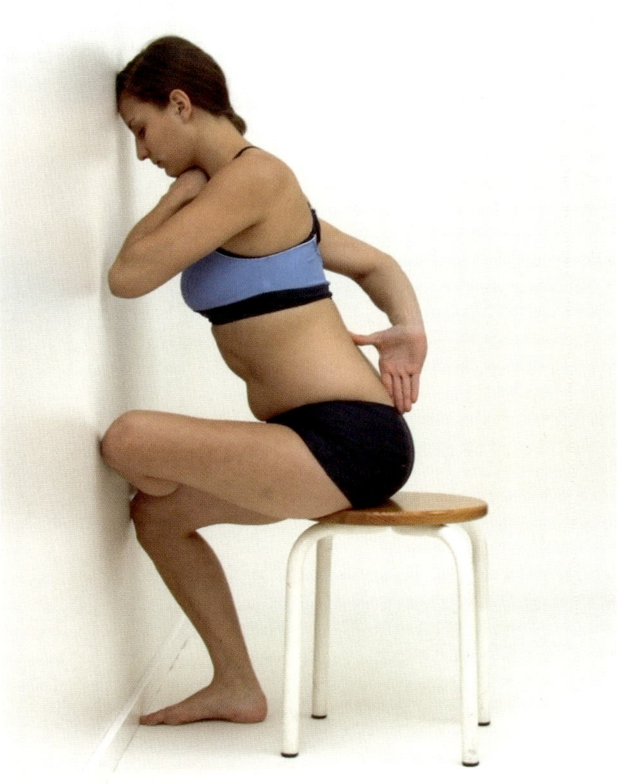

그림.7.57 볼기 근육 유연성

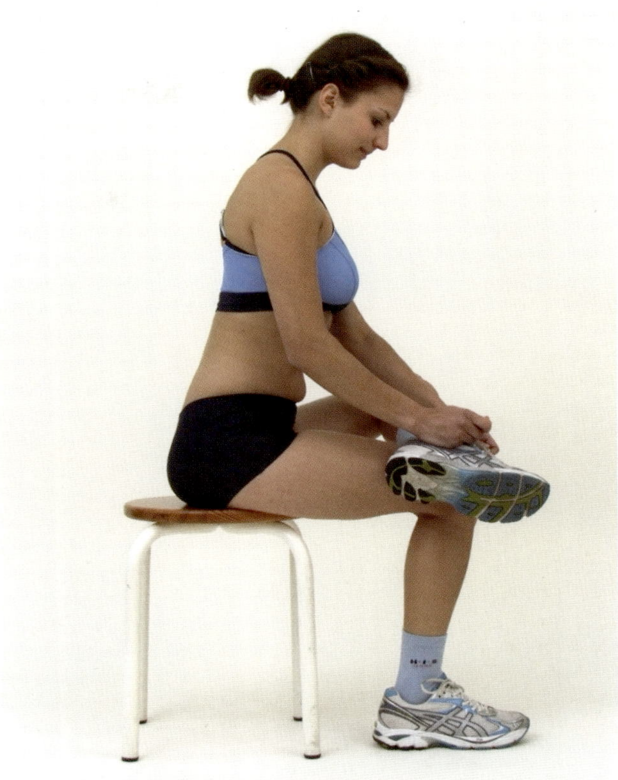

그림.7.58 신발을 벗을 때의 볼기 근육 유연성

운동

첫 저항이 느껴질 때까지 테스트 목표 쪽으로 운동한다. 저항이 해소될 때까지 이 자세를 그대로 유지한다.

▶ 대체 운동.

- 앉은 자세
  벽을 이용하지 않고도 볼기 근육 유연성 운동을 실시할 수 있다. 예를 들어, 신발이나 양말을 벗고 신을 때처럼, 신장 자세를 유지함으로써 볼기 근육 유연성을 일상활동 안에 통합시킨다 (그림 7.58). 척추만곡 중립위를 유지할 수 없고 등을 둥글게 만들 수 없다면, 휘어진 아랫등을 유지할 수 있을 때까지 좌석 높이를 올려야 한다. 의자 높이를 조절할 수 없다면, 더 높은 의자를 선택하거나 쿠션을 배치하여 좌석 높이를 높일 수도 있다.
- 네발기기 자세
  볼기 근육을 신장하기 위해, 왼쪽 발꿈치 위에 오른쪽 샅 부위를 배치한다. 그런 다음, 아랫등을 활처럼 휘고, 샅의 오른쪽 부분이 왼쪽 발꿈치에 닿지 않도록 하면서, 양쪽 엉덩관절을 왼쪽으로 이동시킨다. 왼쪽 볼기 근육에서 긴장이 시작되는 것을 느낄 때까지 이것을 계속한다 (그림 7.59). 긴장이 사라질 때까지 이 자세를 유지한다.

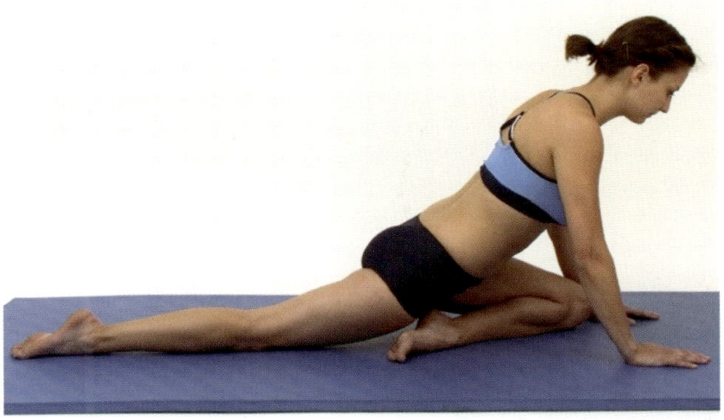

그림.7.59 양 손과 양쪽 무릎을 이용한 볼기 근육 유연성 운동

문제 해결

긴장이 운동을 하는 동안 감소되지 않으면, 역학적 방해를 찾아내고 해소시키기 위해 아래의 테스트와 운동을 사용

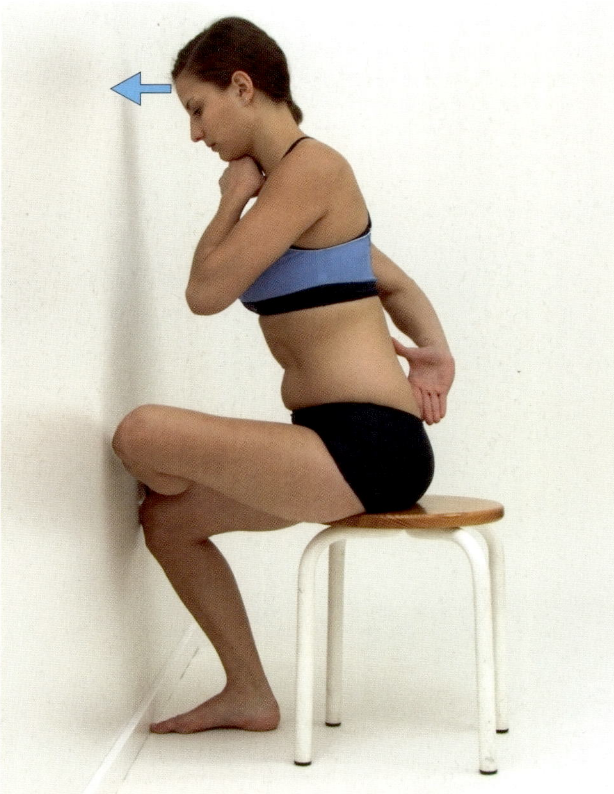

그림.7.60 머리와 벽 사이의 간격

해야 한다. 아래 테스트 중에서 하나라도 양성 반응이 일어나면, 환자에게 해당 운동을 하도록 주문하고, 그 다음에 볼기 근육 유연성 운동을 반복하도록 주문한다. 긴장이 감소되면, 여러분은 장애를 찾아내고 제거해야 한다.

- 모든 이완 운동을 동시에 수행하고, 긴장 없이 운동을 반복한다.
- 허벅지 뒤쪽 유연성
- 다리, 등 및 뇌신경 가동성
- 엉덩관절 굽힘 가동성
- 엉덩관절 폄 가동성
- 허벅지 앞쪽 유연성

전후 비교

가장 좁은 지점에서, 환자의 머리와 벽사이의 간격이 얼마나 되는가? (그림 7.60)

감별진단

볼기 근육의 신장 동안 발생하는 샅 부위의 충돌은 엉덩관절 관절염, 넙다리뼈머리의 앞쪽 이동 또는 엉치엉덩관절의 부정정렬로 일어날 수 있다. 원인이 넙다리뼈머리의 앞쪽 이동이라면, 샅 부위에서의 충돌 느낌은 양손과 양쪽 무릎을 이용한 대체 운동 (그림 7.59), 엉덩관절 폄 가동성 운동, 또는 허벅지 앞쪽 유연성 운동을 수행한 이후에 감소한다.

생체역학

뒤넙다리근의 좋은 유연성과 마찬가지로, 완전한 볼기 근육의 유연성도 운동사슬 굽힘 동안 이웃한 관절인 엉치엉덩관절과 L5-S1 분절의 과가동성의 발달을 방지한다. 볼기 근육의 유연성 향상은 L5-S1 원반의 하중을 감소시킨다. 원반탈출의 58%는 L5-S1에서, 36%는 L4-L5 분절에서, 그리고 원반탈출의 5%는 L3-L4 분절에서 일어난다고 한다 (Schafer 2005). 완전한 볼기 근육의 유연성은 척추만곡 중립위를 촉진한다. 특히 엉덩관절이 굽힘되고 가쪽돌림될 때, 예를 들어, 양반다리 자세로 앉거나 의자에 앉아서 한쪽 발을 반대쪽 무릎 위에 올리고 신발이나 양말을 신고 벗을 때이다.

대부분의 궁둥신경이 궁둥구멍근 밑을 지나가고, 일부 궁둥신경이 궁둥구멍근을 통과하기 때문에, 궁둥구멍근의 유연성이 완전해지면 궁둥신경의 기능이 정상을 회복될 수 있다. 궁둥신경과 궁둥구멍근의 이런 밀접한 관계 때문에, 궁둥구멍근의 긴장이 상승하면 궁둥신경이 자극을 받게 되고, 또는 궁둥신경이 압박되어 신경역동성의 손상을 초래한다 (Fishman 등 2004).

궁둥구멍근

엉덩관절이 모음과 굽힘되면, 궁둥구멍근이 신장된다. 엉덩관절이 굽힘되었다면, 볼기 근육 유연성 운동에서처럼, 엉덩관절의 가쪽돌림에 의해서도 궁둥구멍근이 신장되는데, 그 이유는 엉덩관절이 60° 이상 굽힘될 때 궁둥구멍근의 작용이 가쪽돌림근에서 안쪽돌림근으로 바뀌기 때문이다 (Snijders 등 2004).

7.11 다리, 등 및 뇌신경 가동성

▶ **시작 자세.** 벽을 보고 적절한 높이의 스툴이나 의자의 앞쪽 가장자리에 앉는다. 발 길이만큼 벽으로부터 발을 띄우고, 정강이를 수직으로 배치한다. 왼발의 경우는 자동차의 클런치를 밟을 때처럼 발꿈치를 바닥에 배치하고, 발의 볼 부분을 벽에 배치한다 (그림 7.61 ①).

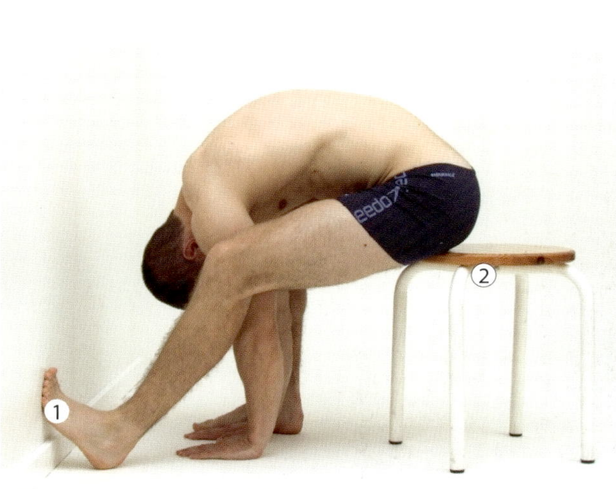

그림.7.61 다리, 등, 뇌신경 가동성

테스트

양쪽 손바닥을 완전히 바닥에 집을 때 (통증이나 긴장 없이)까지 그리고 의자 밑판을 쳐다볼 수 있을 때까지 이 자세에서 앞쪽으로 몸을 숙일 수 있는가 (신경이 민감하기 때문에 천천히 그리고 조심스럽게)? (그림 7.61 ①)

이것은 여러분의 의자 밑판이 편평함을 가정하고 있는데, 만약 의자의 앞쪽이 아래쪽으로 내려가 곡선 형태를 띠고 있다면, 곡선을 통해 볼 수 있음을 상상해 본다.

운동

첫 긴장이 느껴질 때까지 테스트 목표 쪽으로 운동한다. 긴장이 해소될 때까지 이 자세를 그대로 유지한다.

▶ **대체 운동.** 다리, 등 및 뇌신경 가동성 운동을 수행할 때, 허리뼈에서 불편이 발생해서는 절대로 안된다. 앉은 자세에서 이 운동을 수행할 때 허리뼈에서 증상이 일어나면 (그림 7.61), 대체 운동으로써 누운 자세에서 이 운동을 수행하여 허리뼈의 증상이 일어나지 않도록 한다. 이 운동은 허벅지 뒤쪽 유연성 운동과 매우 비슷하지만, 다른 점은 쿠션의 도움으로 목뼈와 등뼈의 굽힘을 쉽게 수행할 수 있다는 것이다 (그림 7.62).

누운 자세에서 대체 운동을 수행할 때 궁둥신경과 허리뼈의 충돌로 긴장 완화가 방해받았다고 치료사가 결론을 내린다면, 허리뼈를 반대쪽으로 옆굽힘함으로써 충돌을 감소시킬 수 있다 (그림 7.63).

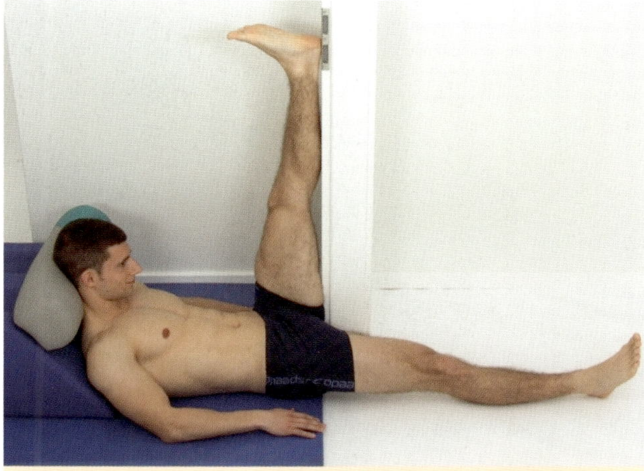

그림.7.62 누운 자세에서 이루어지는 다리, 등 및 뇌신경 가동성 운동.

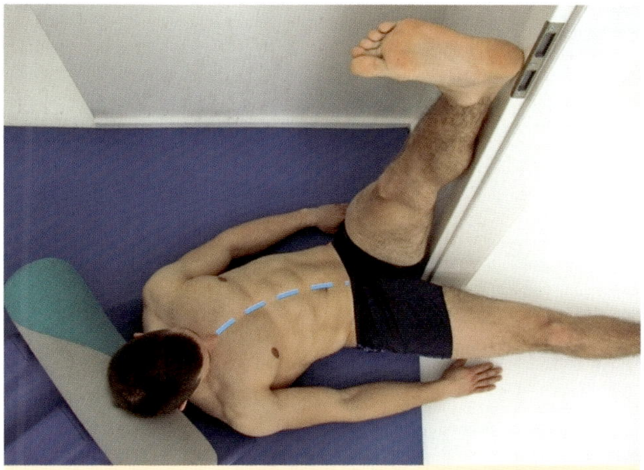

그림.7.63 누운 자세의 다리, 등 및 뇌신경 가동성 운동이 옆굽힘과 함께 이루어지고 있다.

주의: 탈출된 원반

과거에 허리뼈 원반 손상이 있은 경우에는, 이 운동 (그림 7.61)을 수행하기 전에, 적어도 1시간 이상 기다리는 것이 가장 좋은데, 이렇게 하면 원반의 압박과 강직성, 그리고 손상의 가능성이 감소한다. 만약 운동을 하는 동안 여전히 허리뼈에서 통증이 일어나면, 누운 자세의 운동 (그림 7.62과 그림 7.63)이 통증을 일으키지 않고 수행될 수 있음을 체크해 본다.

문제 해결

긴장이 운동을 하는 동안 감소되지 않으면, 역학적 방해를 찾아내고 해소시키기 위해 아래의 테스트와 운동을 사용해야 한다. 아래 테스트 중에서 하나라도 양성 반응이 일

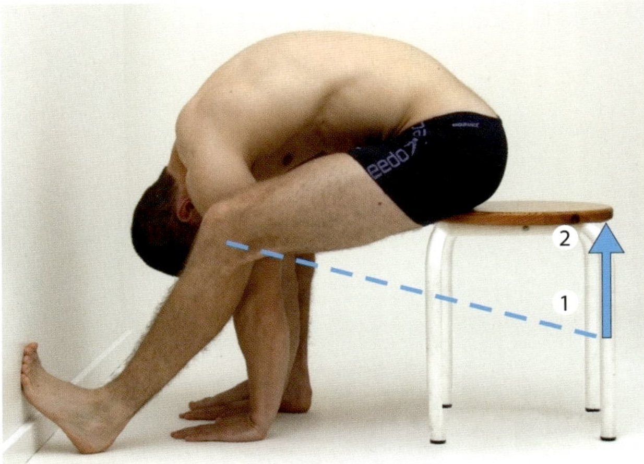

그림.7.64 파란색 화살표는 환자가 볼 수 없는 스툴 뒷다리의 길이이다.

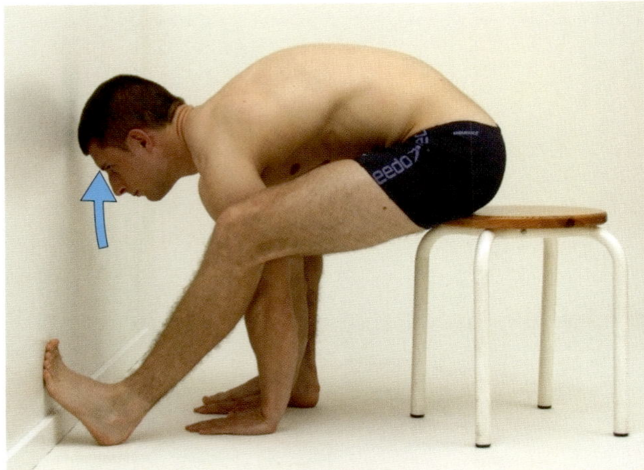

그림.7.65 목뼈의 폄을 통해 감별한다.

어나면, 환자에게 해당 운동을 하도록 주문하고, 그 다음에 등 다리, 등 및 뇌신경 가동성 운동을 반복하도록 주문한다. 긴장이 감소되면, 여러분은 장애를 찾아내고 제거해야 한다.

- 모든 이완 운동을 동시에 수행하고, 긴장 없이 운동을 반복한다.
- 누운 자세의 대체 운동 (그림 7.62와 그림 7.63)
- 허벅지 뒤쪽 유연성
- 볼기 근육 유연성
- 허벅지 앞쪽 유연성
- 장딴지 유연성
- 등 근육 근력

전후 비교

환자가 집게손가락을 볼 수 없을 때까지 스툴의 뒤쪽 다리를 따라 위쪽으로 한쪽 집게손가락을 활주시킨다 (그림 7.64의 점선). 집게손가락 (그림 7.64 ①)과 스툴 밑판 (그림 7.64 ②)사이의 간격이 얼마나 되는가? 한편, 환자가 볼 수 없는 스툴 뒷다리의 길이는 얼마나 되는가? (그림 7.64의 파란색 화살표)

감별진단

다리, 등 및 뇌신경 가동성 운동을 수행할 때 일어나는 증상이 신경역동성 문제인지를 결정하기 위해서는, 한 지점 (증상 부위와 연결된 근육이나 신경이 없는 지점)에서 신경 긴장이 이완되어야 한다.

예를 들어, 운동을 하는 동안 허벅지 등쪽에서 긴장이 느

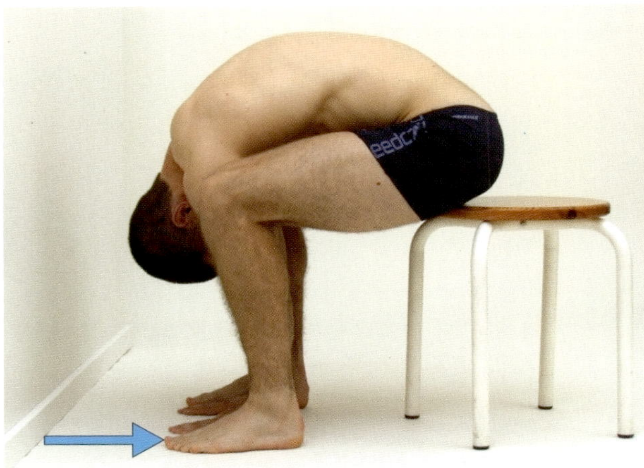

그림.7.66 발을 뒷당김함으로써 감별한다.

껴지면, 목뼈만 폄해야 한다 (그림 7.65). 목뼈 폄이 긴장을 감소시키면, 그 긴장은 신경역동성 문제에 의해 발생한 것이고, 목뼈 폄이 긴장을 감소시키기 못하면, 그 긴장은 근막에 의해 발생한 것이다.

한편, 운동이 머리나 척수 영역의 긴장을 일으키면, 벽으로부터 발을 뒤쪽으로 당겨 다른 발 옆에 배치함 (그림 7.66)으로써 신경 긴장을 감소시킬 수 있다. 긴장이 감소하면, 그 긴장은 신경역동성 문제에 의해 발생한 것이다. 반대로 긴장이 지속되면, 그 긴장은 근막에 의해 발생한 것이다.

앉은 자세에서의 운동 (그림 7.61)은 머리 속의 압박 감각을 일으킬 수 있는데, 이런 압박 감각은 뇌얼굴 혈압의 상승에 의해 대개 일어난다. 등 근육 유연성 운동을 할 때도

동일한 압박 감각이 일어날 수 있지만, 누운 자세에서 다리, 등 및 뇌신경 가동성 운동을 할 때는 압박 감각이 뚜렷하게 나타나지 않는다 (그림 7.62).

생체역학

• 제한된 신경역동성의 결과
경막은 역학적으로 엉치뼈, 머리뼈, 뇌신경, 척수신경에 연결되어 있고, 경막인대를 통해 척추뼈몸통과 큰구멍에 연결되어 있다. 이들 연결을 통해, 경막의 긴장은 전체 척추와 뇌신경과 척수신경으로 전달되어, 기능부전과 통증을 일으킬 수 있다. 이것의 전형적인 예는 다리, 등 및 뇌신경 가동성의 감별 테스트의 반응으로 발생하는 이마뼈와 마루뼈의 두통, 등뼈 부위의 둔한 확산성 통증, 눈의 협응 기능부전 (양성 눈 근육 협응 테스트)과 비틀린 척추 등이 있다.
게다가, 경막의 신경역동성 제한은 목뼈 폄근의 반사성 과긴장을 초래한다. 목뼈 폄근의 지속적인 이완은 경막 가동성의 회복에 의해서만 이루어진다.

경막
경막 이완은 대개 언급된 모든 소견에서 즉각적인 향상을 일으킨다.

• 원반 높이의 변화에 반응하는 신경역동성
원반의 높이가 증가할 때, 척추가 수직 방향으로 팽창하여 경막과 궁둥신경의 긴장을 증가시킨다. 원반 높이가 감소하면 반대의 결과가 초래한다. 하루 과정 중 원반 높이의 변화로 인해 키의 1% 정도쯤 높이 차이가 발생한다. 예를 들어, 180㎝의 신장이라면, 약 18㎜의 변화가 나타나는 것이다. 일상활동에서, 체중부하와 근육 긴장은 원반 높이의 감소를 초래한다. 한편, 뒤로 기댄 자세에서는 원반의 삼투압이 체액 흡수를 허용하여 원반 높이를 다시 상승시키고, 이런 결과로 인해 신경 긴장이 증가된다. 이런 이유 때문에, 일을 마무리할 때(저녁) 보다 기상할 때 (아침) 다리, 등 및 뇌신경 가동성 테스트를 통과하기가 어려워지는 것을 정상이다. 완전한 신경역동적 가동성으로 하루를 시작하려면, 아침에 테스트를 통과할 때까지 운동을 해야 한다.

7.12 허벅지 뒤쪽 유연성

▶ **시작 자세.** 누운 자세를 취하고, 왼쪽 볼기 근육과 왼쪽 발꿈치가 열린 문의 문틀에 닿도록 한다 (그림 7.67 ①). 여러분이 턱 당기기 가동성 테스트와 등뼈 폄 가동성 테스트를 통과할 수 없으면, 머리 밑에 베개를 배치한다.

테스트

발꿈치로 문틀을 압박하고 (통증이나 긴장 없이), 왼쪽 장딴지가 문틀에 닿도록 왼쪽 다리를 뻗을 수 있는가? (그림 7.67 ②) 그리고 오른쪽 장딴지가 바닥에 닿도록 오른 다리를 바닥에 내려 놓을 있는가? (그림 7.67 ③)

운동

긴장이 시작되는 것을 느낄 때까지 왼쪽 무릎을 쭉 편한다. 긴장이 해소될 때까지 이 자세를 그대로 유지한다.

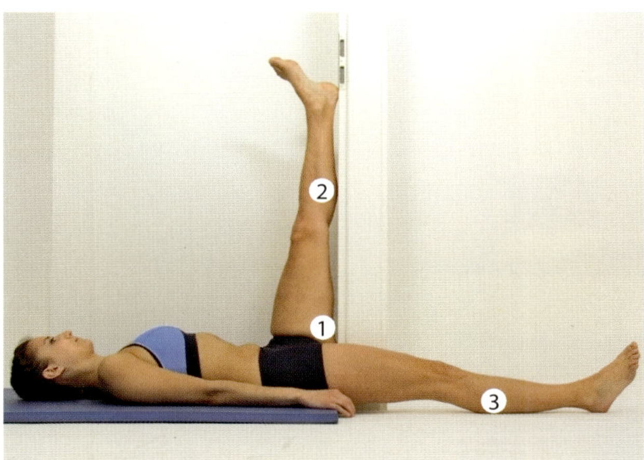

그림.7.67 허벅지 뒤쪽 유연성

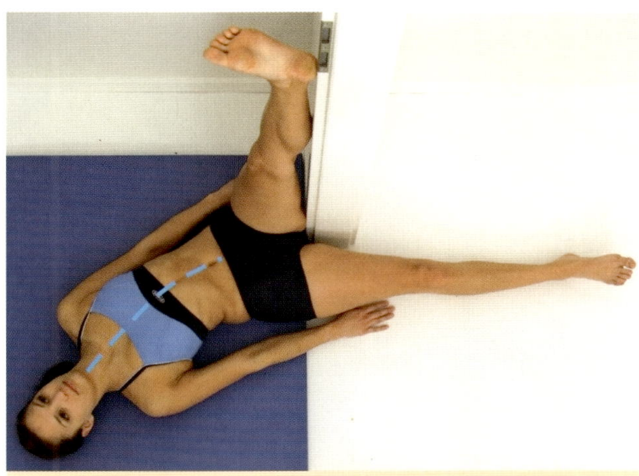
그림.7.68 옆굽힘이 동반된 대체 운동

▶ **대체 운동.** 궁둥신경과 허리뼈의 충돌로 운동 동안 긴장이 해소되지 않으면, 허리뼈를 반대쪽으로 옆굽힘하여 긴장을 제거할 수 있다 (그림 7.68).

허리뼈 분리

매트에서 일어나려고 할 때까지 운동 동안 허리뼈의 앞굽음을 능동적으로 유지할 수 있어야 한다.

- 허벅지 뒤쪽의 긴장을 증가시킨다.
- 허리뼈 원반 뒤쪽 면의 하중을 제거하고, 허리뼈와 엉치엉덩관절의 과가동성을 위해 근육 안정화를 제공한다.

문제 해결

긴장이 운동을 하는 동안 감소되지 않으면, 역학적 방해를 찾아내고 해소시키기 위해 아래의 테스트와 운동을 사용해야 한다. 아래 테스트 중에서 하나라도 양성 반응이 일어나면, 환자에게 해당 운동을 하도록 주문하고, 그 다음에 허벅지 뒤쪽 유연성 운동을 반복하도록 주문한다. 긴장이 감소되면, 여러분은 장애를 찾아내고 제거해야 한다.

- 모든 이완 운동을 동시에 수행하고, 긴장 없이 운동을 반복한다.
- 볼기 근육 유연성
- 다리, 등 및 뇌신경 가동성
- 엉덩관절 폄 가동성
- 허벅지 앞쪽 가동성
- 장딴지 유연성
- 등 근육 근력
- 옆굽힘을 동반한 대체 운동 (그림 7.68)

전후 비교

왼쪽 장딴지와 문틀 사이의 간격이 얼마나 되는가? 오른쪽 장딴지와 바닥 사이의 간격이 얼마나 되는가? (그림 7.69)

환자가 완전 가동성을 가지고 있다면, 벽이나 바닥에 닿는 장딴지 지점에서 문틀과 장딴지의 간격과 바닥과 장딴지의 간격을 측정한다. 테스트를 하기 전에 환자를 누운 자세 테스트로 배치하고, 양쪽 다리를 함께 바닥 위에 쭉 뻗게 함으로써 바닥에 닿는 장딴지 지점을 쉽게 결정할 수 있다. 바닥에 먼저 닿는 장딴지 지점 (그림 7.70)은 문틀과 장딴지의 간격과 바닥과 장딴지의 간격을 측정하는 지점이다.

문틀과 왼쪽 장딴지 사이의 간격과 바닥과 오른쪽 장딴지 사이의 간격을 더한다. 이런 숫자 이외에, 다리가 문틀 위로 올라가는 지점을 기록한다. 테스트 (그림 7.67 참고)에서, 왼쪽 다리가 문틀에 있기 때문에, "L0"로 기록하고, 양쪽 장딴지가 문틀과 바닥에 완전히 접촉되어 있다. 오른쪽 다리가 문틀에 위치하고, 양쪽 장딴지가 목표로부터 각각 2개 손가락폭 (F)만큼 떨어져 있으면, R4F로 기록될 것이다.

감별진단

이 운동 동안에 발생하는 증상이 신경역동성 문제인지 아니면 근막 문제인지는 다리, 등 및 뇌신경 가동성 운동의 "감별진단"의 설명처럼, 결정될 수 있다.

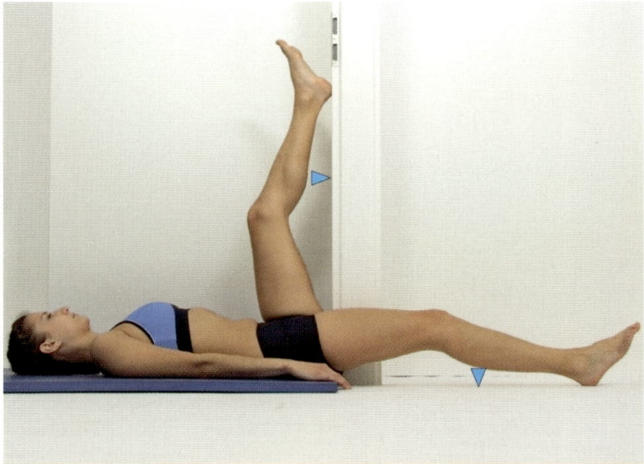

그림.7.69 문틀과 장딴지 사이의 간격과 바닥과 장딴지 사이의 간격

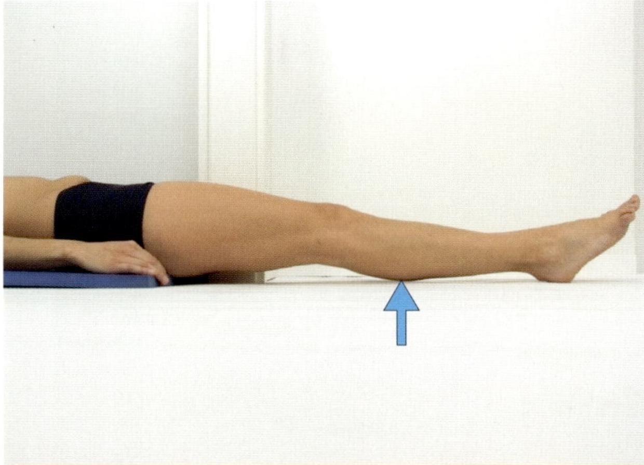

그림.7.70 바닥에 먼저 닿는 장딴지의 지점.

신경 긴장의 징후는 왼쪽 허벅지 뒤쪽 유연성 운동을 하는 동안에 허리뼈나 왼쪽 정강이에서 긴장이 느껴진다. 오른쪽 옆굽힘을 동반한 대체 운동 (그림 7.68 참고)을 할 때 이들 증상이 감소한다는 것은 왼쪽 허리뼈의 척추사이구멍에서 신경역동적 장애가 있음을 의미한다.

뒤넙다리근을 신장하는 동안, 오른쪽 샅부위/장딴지가 바닥에 닿지 않을 때 이들 부위에서 당김 감각이 느껴질 수 있다 (그림 7.69). 이들 소견이 오른쪽 엉덩허리근의 타이트니스에 의해 일어나는지는 엉덩관절 폄 가동성 테스트를 수행함으로써 증명될 수 있다.

생체역학

궁둥다리 가동성은 굽힘 운동 사슬내 이웃 관절 (엉치엉덩관절과 L5-S1)의 과가동성을 방지한다. 엉덩관절이 굽힘되면, 궁둥다리 가동성은 원반탈출이 가장 빈번하게 발생하는 L5-S1의 원반에 가해지는 하중을 감소한다. 원반탈출의 58%는 L5-S1에서, 36%는 L4-L5 분절에서, 그리고 원반탈출의 5%는 L3-L4 분절에서 일어난다고 한다 (Schafer 2005).

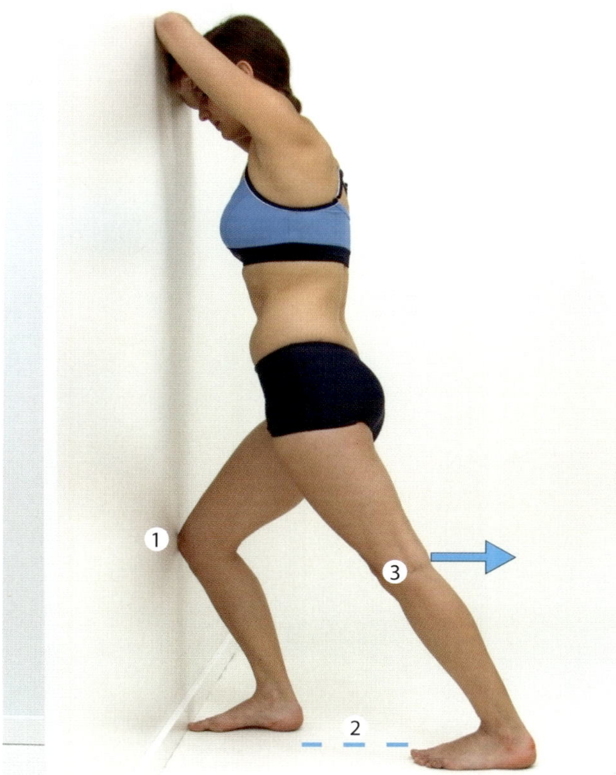

그림.7.71 장딴지 유연성

7.13 장딴지 유연성

▶ **시작 자세.** 딱딱한 바닥 (매트 위가 아닌) 위에서 맨발로 벽을 쳐다보고 선 자세를 취한다. 이때 벽과의 간격은 발 크기의 2배 길이이고, 발가락이 정면을 향하도록 선다. 오른쪽 발가락과 무릎이 벽에 닿도록 오른발을 한발짝 앞으로 내딛는다 (그림 7.71 ①). 만약 여러분이 이것을 잘 수행하면, 오른발 발꿈치와 왼쪽 발가락 사이의 간격이 발 크기만큼 될 것이다 (그림 7.71 ②). 왼발의 가쪽 가장자리가 벽과 수직될 때까지 왼발을 안쪽으로 돌림한다 (그림 7.72). 이번에는 양쪽 아래팔을 겹쳐서 벽에 대고, 머리를 숙여 이마를 아래팔에 붙인다. 이때 골반은 벽과 나란해야 한다. 끝으로, 왼쪽 발바닥이 바닥에서 미끄러지지 않도록 하고, 왼쪽 무릎을 최대한 바깥으로 돌림시킨다. 여러분이 이것을 정확하게 수행하면, 왼발의 안쪽 가장자리가 올라갈 것이고, 여러분의 체중이 발의 가쪽 가장자리로 이동하게 될 것이다. 그리고 왼발의 발가락들은 여전히 정면을 향한다.

테스트

왼발의 가쪽 가장자리 위에 체중을 부하하면서 왼쪽 무릎을 완전하게 폄할 수 있는가 (통증이나 긴장 없이)? (그림 7.71 참고)

발활의 안정화
장딴지의 효율적인 신장과 발활의 강화는 운동 동안에 발활을 유지하는데 꼭 필요하다.

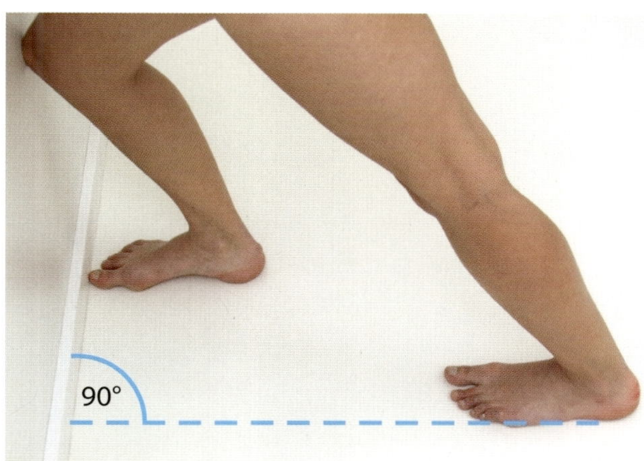

그림.7.72 왼발의 가쪽 가장자리가 벽과 수직을 이룬다.

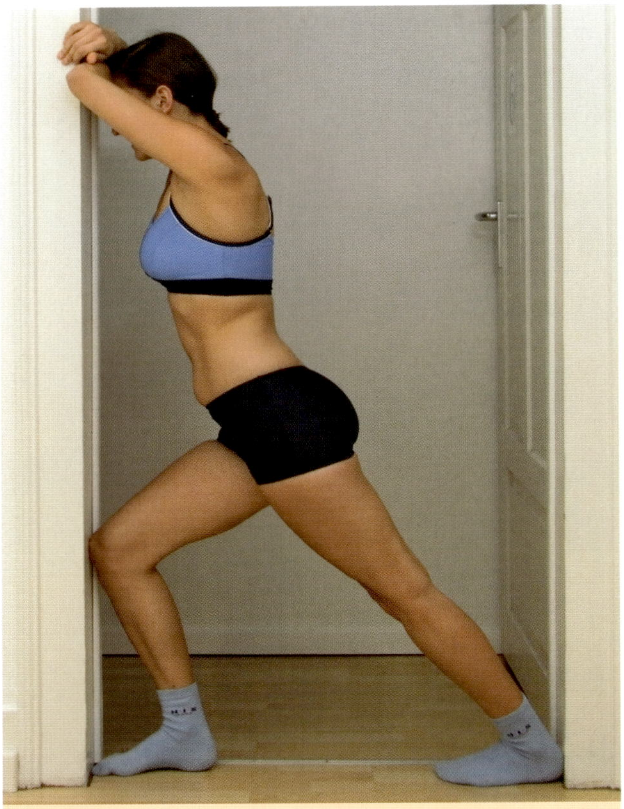

그림.7.73 부드러운 바닥 위에서 미끄러지는 것을 피하기 위해, 문틀 안에서 장딴지를 신장한다.

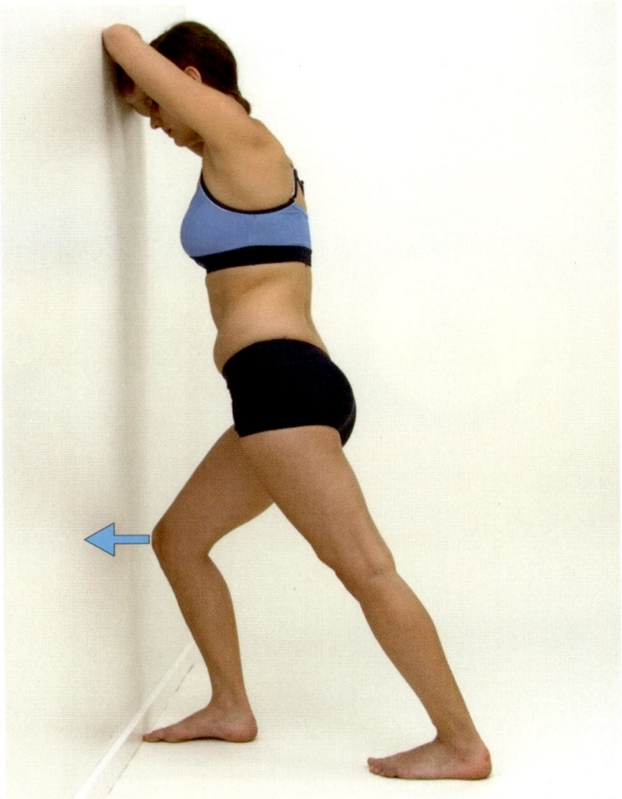

그림.7.74 무릎과 벽 사이의 간격

운동

긴장이 시작되는 것을 느낄 때까지 왼쪽 무릎을 쭉 편한다. 긴장이 해소될 때까지 이 자세를 그대로 유지한다.

▶ **대체 운동.** 왼쪽 무릎을 가쪽으로 돌림하고 체중을 발의 가쪽 가장자리로 이동하는 것 이외에, 타월을 발가락을 잡는 것과 같은 발가락의 굽힘도 발활의 안정화에 도움을 준다.

만약 여러분이 부드러운 바닥 위에 서서 양말을 벗지 않으려고 한다면, 발이 미끄러지는 것을 방지하기 위해 문틀 안에서 운동을 할 수 있다 (그림 7.73). 이런 경우, 앞쪽 다리의 무릎은 한쪽 문틀에 닿아야 하고, 뒤쪽 발의 발꿈치는 다른쪽 문틀에 닿아야 한다. 이런 방법을 이용하면, 부드러운 바닥에서도 발이 미끄러지지 않고 운동을 할 수 있을 것이다. 문틀의 폭이 발 크기의 3배 정도 되면, 테스트와 운동으로써 충분히 이용될 수 있다.

문제 해결

만약 긴장이 운동을 하는 동안 감소되지 않으면, 역학적 방해를 찾아내고 해소시키기 위해 아래의 테스트와 운동을 사용해야 한다. 만약 아래 테스트 중에서 하나라도 양성 반응이 일어나면, 환자에게 해당 운동을 하도록 주문하고, 그 다음에 장딴지 신장 운동을 반복하도록 주문한다. 긴장이 감소되면, 여러분은 장애를 찾아내고 제거해야 한다.

- 모든 이완 운동을 동시에 수행하고, 긴장 없이 운동을 반복한다.
- 허벅지 앞쪽 유연성
- 볼기 근육 유연성
- 다리, 등, 뇌신경 가동성
- 허벅지 뒤쪽 유연성

장딴지의 탄성 저항 때문이 아니라 발목관절의 저가동성 때문에 발등굽힘이 제한되면, 그 원인은 과부하, 염좌, 골절 등의 결과로 인한 관절의 퇴행성 변화 때문일 수 있다.

이런 경우에는, 장딴지 유연성 운동이 발등굽힘을 향상시킬 수 없을 것이다. 체중을 부하하지 않은 자세에서의 발목관절의 도수가동술은 매우 좋은 치료 선택이다 (그림 11.6 참고). 이것이 가동성을 향상시킨다면, 향상된 발등굽힘을 유지하기 위해 집에서 장딴지 유연성 운동을 수행하도록 환자를 교육해야 한다. 종종 골절이나 심각한 염좌로 심하게 손상받은 발목관절은 부분적인 운동 향상만 달성할 수 있다.

전후 비교

첫 번째 긴장 느낌이나 장애가 나타날 때 오른쪽 무릎과 벽 사이의 간격은 얼마나 되는가? (그림 7.74)

감별진단

▶ **관절 장애.** 발등굽힘이 장딴지의 탄성 저항이 아니라 발목관절 장애 때문에 제한되었다면, 앞쪽 관절선에서 국소적인 찝힘 감각 현상이 발생할 것이다. 관절 장애에 도수 가동술이 효과적으로 이루어졌다면, 이런 찝힘 감각이 사라질 것이고, 증가된 발등굽힘과 함께, 탄성 긴장이 다시 장딴지에서 발생할 것이다.

▶ **가자미근 vs 장딴지근.** 왼쪽 장딴지 유연성의 테스트 자세가 왼쪽 장딴지에 증상을 유발시킨다면 (그림 7.71), 왼쪽 무릎을 굽힘과 폄시킴으로서 가자미근과 장딴지근의 긴장에 의해 증상이 발생하는지를 결정할 수 있다.

- 무릎을 폄했을 때 증상이 증가하면, 그 원인은 장딴지근의 긴장 때문일 것이다.
- 만약 원인이 가자미근의 긴장이라면, 발꿈치를 들어올리지 않고 무릎을 굽힘했을 때 증상이 증가한다 (그림 7.75)

가자미근

만약 가자미근이 너무 단축되어 있다면, 발꿈치 들기/목말밑관절의 엎침이 전형적인 보상운동일 것이다. 이런 보상 운동은 들기 기법 테스트를 할 때 나타날 수도 있다.

장딴지 유연성을 위한 테스트 자세에서, 장딴지근과 가자미근의 타이트니스를 구분하는 다른 방법은 다음과 같다. 환자가 왼쪽 장딴지(무릎이 폄된 뒤쪽 다리)에서 긴장을 보고한다면, 이것은 장딴지근의 타이트니스 징후이다. 반대로 무릎이 굽힘된 앞쪽 다리의 장딴지에서 타이트니스를 호소하면, 타이트니스의 원인은 가자미근이다.

장딴지근

장딴지근의 타이트니스는 가자미근의 타이트니스보다 훨씬 흔한 편이다.

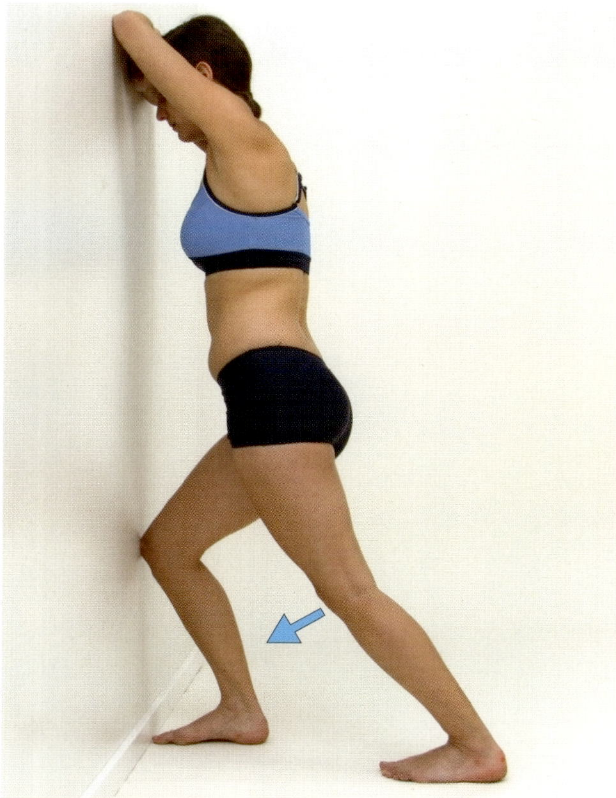

그림.7.75 왼쪽 발꿈치를 바닥에 그대로 유지하고, 왼쪽 무릎을 굽힘한다.

▶ **반사적 과긴장.** 전해질 불균형이나 정강신경 (L4-S3)의 자극으로 인한 반사적 과긴장 때문에 장딴지에 통증이 발생할 수 있다. 전해질 불균형은 대사장애나 지속적인 발한과 주로 관련된다. 물리치료 직무에서 볼 때 신경 자극은 매우 흔한 소견이다.

▶ **신경 자극.** 신경 자극은 긴장이나 압박에 의해 일어날 수 있다. 정강신경의 증가된 긴장이나 자극은 다리, 등, 뇌신경 가동성의 테스트 자세 때 장딴지에서 일어나는 징후이다. 이런 경우, 다리, 등 및 뇌신경 가동성이 회복되어야 한다.

정강신경 (L4-S3)이 압박되는 좁은 통로는 L4-L5과 L5-S1의 척추사이구멍이나 궁둥구멍근 밑 부위이다. 5분 동안의 척추 축성 견인은 구멍충돌의 증상을 감소시키는데 뚜렷한 효과를 갖지만, 척추협착증의 증상을 완화하는데 뚜렷한 효과를 갖지 못한다. 허리뼈 협착에 의한 충돌과 몇몇 척추사이구멍충돌에 의한 증상은 앉은 자세를 취하면 즉각 감소된다. 선 자세를 취하면, 증상이 점진적으로 악화되는데, 그 이유는 엉덩관절 폄 가동성과 등뼈 폄 가동성의 향상 때문에 허리뼈의 보상적인 과도한 앞굽음에 대한 필요성이 감소하기 때문이다. 과긴장되거나 단축된 궁둥구멍근 아래에서 발생하는 신경 압박에 의한 증상은 볼기근육 유연성 운동 동안에 근육의 긴장이 감소하면 곧바로 감소한다.

▶ **과도하게 스트레스를 받은 장딴지와 아킬레스힘줄.** 장딴지와 아킬레스힘줄이 과도하게 스트레스를 받는 원인은 타이트한 장딴지 근육들, 과훈련, 달리기 할 때 발앞쪽 (forefoot)으로 지면에 닿는 경우, 발을 과도하게 가쪽돌림하고 보행하는 경우 등이다. 맨 마지막 사례의 원인이 정강뼈의 증가된 가쪽 비틀림이나 넙다리뼈머리의 뒷방향경사가 아니라면, 보행 방법을 교정해야 한다.

엉덩관절이 가쪽돌림된 보행 패턴의 교정은 장딴지 유연성과 볼기 근육 유연성을 필요로 한다. 이들 유연성이 존재하거나 다시 획득되었다면, 정상적인 보행 패턴이 가능할 수 있다. 어떤 환자들은 자발적으로 정상 보행 패턴으로 돌아오는 경우도 있고, 다른 환자들은 보상 패턴을 가지기 때문에 보행 훈련을 필요로 한다.

만약 운동선수들이 아킬레스힘줄을 과도하게 사용하면, 힘줄을 따라 발생한 비후나 발꿈치뒤윤활주머니의 감소된 가쪽 가동성이 종종 촉진될 수 있다.

▶ **다리의 정맥성 혈전증.** 끝으로, 장딴지 통증이 있을 때 혈전증이 있는지를 확인해야 한다. 정맥성 혈전증의 징후는 혈전증의 먼쪽에 부종과 열감이 있고, 침범된 정맥 혈관을 따라 압박에 민감해진다. 이런 혈전증은 주로 발바닥과 장딴지근의 양쪽 갈래사이에서 많이 발생한다. 만약 급성 혈전증의 징후가 있으면, 환자의 주치의에게 이를 보고하고, 어떻게 진행할 것인지에 대해 의논을 한다. 주치의의 승인이 있으면 장딴지 가동술을 적용한다. 장딴지 가동술은 혈전이 혈관벽에 타이트하게 유착되거나 더 이상 색전으로 변하지 않는 시기인, 혈전증 발생 후 2주경에 이루어진다.

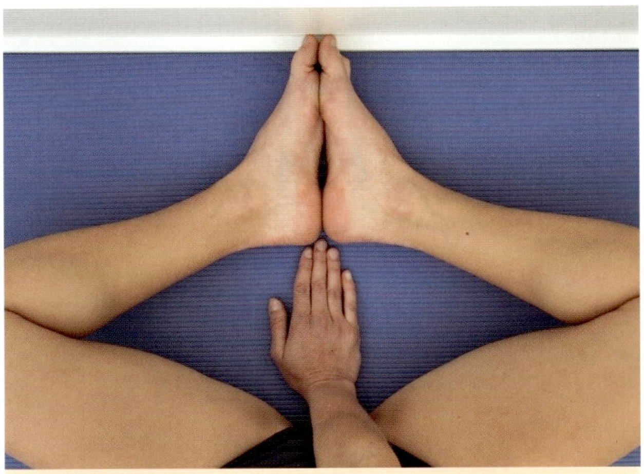

그림.7.76 발꿈치와 샅 사이의 간격

▶ **구획증후군.** 국소 외상이나 만성 노력이 장딴지의 해당 구획에 뚜렷한 압통이나 긴장을 일으킬 수 있고, 앞정강근의 구획에서 가장 빈번하게 일어난다. 구획증후군이 의심되면, 환자의 주치의에게 즉시 보고해야 한다.

생체역학

장딴지 유연성은 정상 보행 패턴과 정상 들기 패턴을 이루어지게 함으로써 척추의 스트레스를 감소시킨다. 장딴지 유연성 운동은 장딴지 근육을 신장하고 발활을 올려 줌으로서 단축된 장딴지 근육의 전형적인 불균형과 발활의 감소를 교정할 목적으로 수행된다. 능동적으로 발활을 높이는 것은 지지 근육들을 강화하고, 운동 동안 지지 인대들의 신장을 막아주고, 발활의 상승을 방해하는 장딴지 근육의 탄성 저항을 감소시킨다.

7.14. 허벅지 안쪽 유연성

▶ **시작 자세.** 벽을 쳐다보고 바닥에 앉은 자세를 취한다. 이때 양쪽 발바닥을 마주 붙이고, 여러분의 손 크기 만큼 발꿈치와 샅 부위의 간격을 띄운다 (그림 7.76). 발가락끝은 벽에 닿는다. 이번에는 누운 자세에서 위의 다리 자세를 취한다 (그림 7.77). 여러분이 목뼈와 등뼈 폄 가동성 테스트를 통과하지 못했다면 머리 밑에 베개를 배치한다.

테스트

통증 없는 범위

단계1 - 단계3을 취할 때 통증이 없는 범위에서 운동이 이루어져야 하고, 긴장의 첫 느낌이 일어나기 전까지 이루어져야 한다.

단계 1: 벽으로부터 미끄러지지 않고, 양쪽 가쪽 발목뼈가 바닥에 닿을 때까지 여러분의 무릎을 벌림할 수 있는가? (그림 7.77)

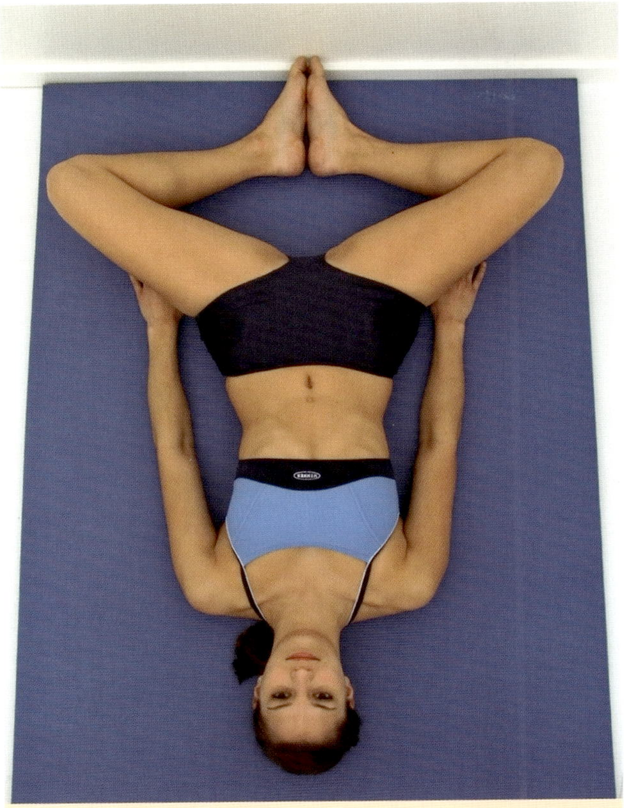

그림.7.77 테스트 단계 1

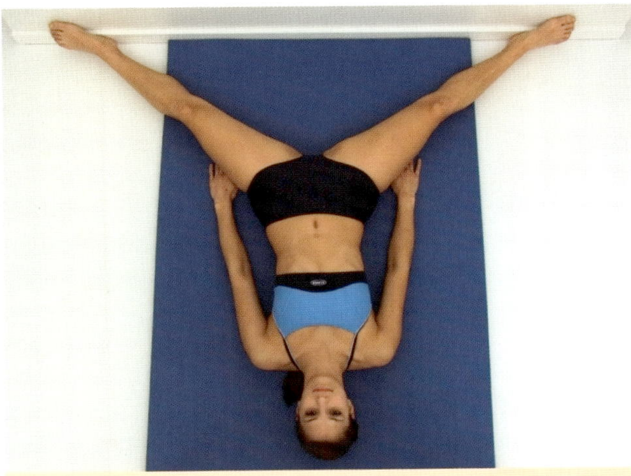

그림.7.78 테스트 단계 2와 3

단계 2: 발꿈치를 벽에 대고, 양 다리를 뻗을 수 있는가? (그림 7.78)

단계 3: 이 자세 (그림 7.78)에서 허리뼈가 바닥에 닿을 때까지 허리뼈를 바닥쪽으로 밀 수 있는가?

운동

긴장이 시작되는 것을 느낄 때까지 단계 1-단계 3을 실시한다. 긴장이 해소될 때까지 이 자세를 그대로 유지한다.

▶ **대체 운동.** 테스트의 단계 2 (그림 7.79)에서 무릎을 뻗을 수 없을 만큼 허벅지의 안쪽 근육이 타이트하면, 무릎을 완전히 뻗을 수 있을 때까지 벽으로부터 점차 떨어진다. 가동성이 증가하면, 벽으로부터 많이 떨어지지 않도록 한다.

문제 해결

긴장이 운동을 하는 동안 감소되지 않으면, 역학적 방해를 찾아내고 해소시키기 위해 아래의 테스트와 운동을 사용해야 한다. 아래 테스트 중에서 하나라도 양성 반응이 일어나면, 환자에게 해당 운동을 하도록 주문하고, 그 다음에 허벅지 안쪽 유연성 운동을 반복하도록 주문한다. 긴장이 감소되면, 여러분은 장애를 찾아내고 제거해야 한다.

- 모든 이완 운동을 동시에 수행하고, 긴장 없이 운동을 반복한다.
- 엉덩관절 폄 가동성
- 등뼈 폄 가동성
- 허벅지 앞쪽 유연성
- 균형잡힌 상체로 선 자세
- 균형잡힌 상체로 앉은 자세

전후 비교

단계 1: 가쪽발목뼈와 바닥 사이의 간격이 얼마나 되는가? 바닥과 왼쪽 발목뼈 사이의 간격과 바닥과 오른쪽 발목뼈 사이의 간격을 합하여 계산해야 한다.

단계 2: 왼쪽과 오른쪽 장딴지와 바닥 사이에 손가락이 각각 몇 개 들어갈 수 있는가? (그림 7.79)

간격은 다리를 완전히 뻗을 수 있을 때 바닥에 처음 닿는 장딴지의 지점에서 측정한다. 이 지점은 벽에 닿지 않고 누워서 양쪽 다리를 바닥 위에서 신장할 때 쉽게 결정될 수 있다. 처음 바닥에 닿는 장딴지 지점 (그림 7.80)은 후속 테스트에서 측정될 바닥까지의 거리 지점이다.

감별진단

▶ **충돌.** 운동 단계 1에서의 찝힘 감각 (pinching sensation)이 발생한다는 것은 엉덩관절의 퇴행성 변화나 기능부전

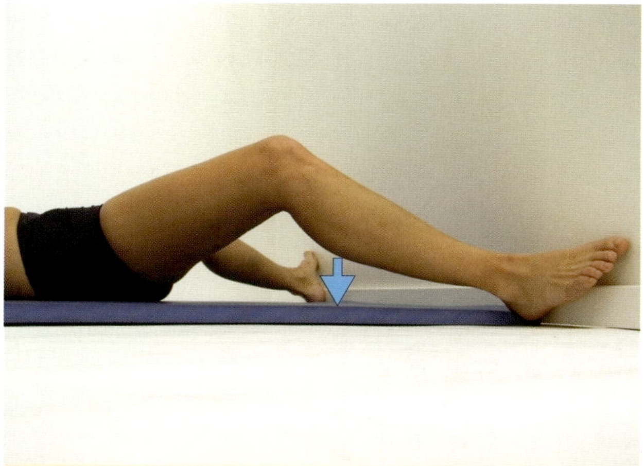

그림.7.79 테스트의 단계 2

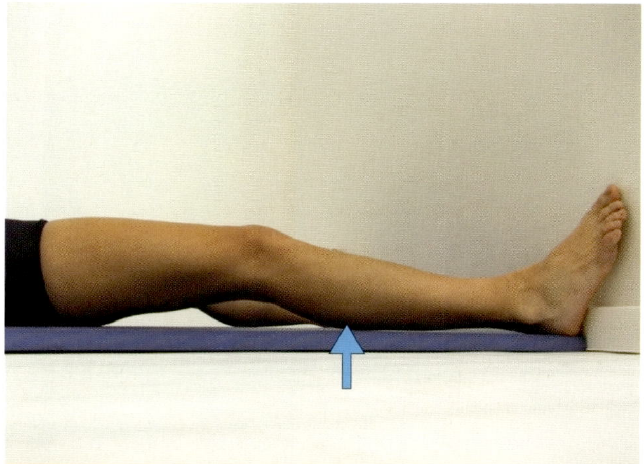

그림.7.80 발꿈치와 샅 사이의 간격

을 의미한다. 가장 흔하게 발생하는 기능부전은 넙다리뼈머리의 앞쪽 이동이다. 환자가 허벅지 안쪽 유연성 운동(그림 7.77 참고)의 단계 1을 수행할 때 사타쿠니 부위의 찝힘 감각을 경험했고, 이것의 원인이 넙다리뼈머리 앞쪽 이동인지를 알기 원한다면, 운동을 중단하고 환자에게 엉덩관절 폄 가동성 운동을 하도록 주문한다. 허벅지 안쪽 유연성 운동을 반복하면, 넙다리뼈머리 앞쪽 이동으로 인한 사타구니의 찝힘 감각이 즉각 감소되거나 완전히 사라지게 된다.

허벅지 안쪽 유연성 운동을 하는 동안 찝힘 감각이 짧은 시간 이후에 재발하면, 넙다리뼈머리의 앞쪽 이동을 완전히 제거하지 못한 것이다. 추가적으로 가능한 하나의 원인은 골반의 앞쪽 이동이나 상체를 뒤로 기울이고 앉은 자세와 같은, 앞쪽 근육 사슬 (엉덩허리근을 포함한)의 긴장과 관련된 자세이다.

충돌의 다른 원인은 장시간의 앉은 자세, 너무 낮은 좌석 높이, 발꿈치가 바닥에 닿지 않은 앉은 자세, 또는 운전수나 치과의사 등과 같이 페달을 자주 밟는 경우 등이다.

이들 자세나 활동 중의 하나가 사타구니의 찝힘 감각을 재발시키는 원인이라면, 지속적인 교정이 점진적이고 영구적인 향상을 일으킨다.

▶ **긴장.** 단계 2에서 허벅지 안쪽에서의 긴장 발생은 엉덩관절 모음근의 유연성 부족을 의미한다.
만약 단계 2에서 엉덩관절 모음근의 탄성 저항이 한쪽에서 너무 강하면, 일상활동에서 양쪽 근육이 비대칭적으로 사용되고 있는지를 체크해야 한다. 이런 일상활동의 보편적인 예는 다리를 교차하고 앉는 습관이고, 이것은 양쪽 무릎의 간격과 양쪽 발의 간격 테스트에서 체크된다.

두덩결합

낙상, 골반 타격, 또는 자연분만 후에 엉덩관절 모음근의 과긴장이 발생하면, 두덩결합의 기능부전이 있는지를 확인해야 한다.

생체역학

▶ **넙다리뼈머리 앞쪽 이동.** 엉덩관절 부위에서 나타나는 전형적인 근육 불균형은 약화된 볼기근육과 과긴장되고 단축된 엉덩허리근으로 구성된다. 이런 근육 불균형은 엉덩관절을 폄할 때 중앙에서 앞쪽으로 넙다리뼈머리를 이동시킨다. 이런 원심성 위치는 관절 마모를 초래하고, 허벅지 안쪽 유연성 운동의 단계 1에서 사타구니의 찝힘 감각을 유발한다. 엉덩관절 폄 가동성은 볼기 근육의 톤을 증가시키고 엉덩허리근의 톤을 감소시켜 일시적으로 이런 근불균형을 교정한다.

약화된 볼기근육과 단축된 엉덩허리근 사이에서 일어나는 불균형의 전형적인 2 가지 원인은 골반을 앞쪽으로 이동하고 선 자세와 상체를 뒤로 기울이고 앉은 자세이다. 이들 두 자세 모두 상체의 중력중심이 엉덩관절축의 뒤쪽에 위치하기 때문에, 이것은 엉덩관절 굽힘근(엉덩허리근을 포함한)의 지속적인 수축에 의해 보상되는 엉덩관절 폄 토크를 생성한다.

근불균형의 다른 원인은 정기적으로 장시간 동안 앉는 자세이다. 이런 장기간의 앉기 자세는 볼기 근육을 신장하고, 엉덩허리근을 단축시킨다.

▶ 엉덩관절 폄에 의한 모음근 신장.
대부분의 모음근들이 상대적으로 두덩뼈의 앞쪽에서 시작하여 넙다리뼈의 등쪽면에 부착하기 때문에, 그들은 엉덩관절이 중립위일 때 엉덩관절 굽힘근으로서 작용한다. 이런 이유 때문에, 모음근들은 단계 2에서 엉덩관절 모음과 함께 부가적으로 신장되고, 단계 3에서는 골반경사를 통해 엉덩관절을 폄시킨다.

7.15 엉덩관절 폄 가동성

▶ **시작 자세.** 문틀의 안쪽면에 등을 대고 선 자세를 취한다. 왼발의 발꿈치와 발목의 안쪽면이 문틀의 측면에 위치되도록 왼발을 뒤쪽으로 한발짝 움직인다 (그림 7.78 ①). 여러분의 정면에 의자를 배치하고, 오른발을 그 의자 위에 올려놓는다. 여러분의 오른발은 이완되어야 한다. 양쪽 발꿈치를 들지 않고, 허리뼈가 문틀에 밀착되도록 골반을 기울인다 (그림 7.78 ②).

테스트

허리뼈를 문틀에 밀착하는 동안 (그림 7.78 ②), 왼쪽 무릎을 완전히 뒤쪽으로 젖힘할 수 있는가 (긴장이나 통증 없이)? (그림 7.78 ③)

운동

여러분이 왼쪽 샅 부위에서 저항이나 첫 신장을 느낄 때까지 왼쪽 무릎을 젖힘하고 있는 동안 (그림 7.78 ③), 문틀에 밀착된 허리뼈의 자세를 유지한다 (그림 7.78 ②). 왼쪽 샅부위의 신장이나 저항이 감소할 때까지 이 자세를 유지한다. 한편, 왼쪽 허벅지의 앞쪽에 있는 넙다리네갈래근은 이런 신장 자세를 유지하기 위해 계속 수축하고 있어야 한다.

▶ **대체 운동.** 여러분이 이런 운동을 마스터하면, 벽을 이용하지 않고도 운동을 수행할 수 있을 것이다: 여러분은 운동을 상상해 본다. 더 이상 벽이 필요없으면, 두 번째 계단과 같은 높은 곳에 오른발을 올려놓을 수도 있다.

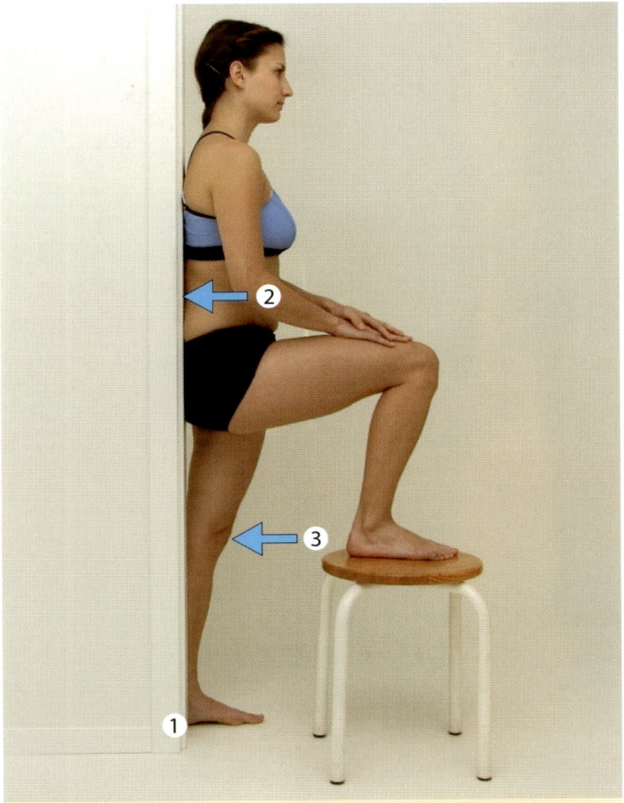

그림.7.81 엉덩관절 폄 가동성

문제 해결

긴장이 운동을 하는 동안 감소되지 않으면, 역학적 방해를 찾아내고 해소시키기 위해 아래의 테스트와 운동을 사용해야 한다. 아래 테스트 중에서 하나라도 양성 반응이 일어나면, 환자에게 해당 운동을 하도록 주문하고, 그 다음에 엉덩관절 폄 가동성 운동을 반복하도록 주문한다. 긴장이 감소되면, 여러분은 장애를 찾아내고 제거해야 한다.

- 모든 이완 운동을 동시에 수행하고, 긴장 없이 운동을 반복한다.
- 허벅지 앞쪽 유연성
- 허리근과 엉덩근을 위한 도수이완술 (그림 11.4와 그림 11.5 참고)

서혜 탈장에 의한 샅 통증은 엉덩관절 폄 가동성 운동으로도 대개 좋아지지 않는다. 만약 운동으로 인해 샅 통증이 증가되면, 통증이 다시 발생하지 않을 만큼 긴장이 충분히 감소되어야 한다. 대개 운동은 서혜 탈장이 있는 경우라도 엉덩관절의 증상을 완화시키는데, 그 이유는 증상의 일부가 운동에 의해 교정될 수 있는 다른 원인(본 단락의 "감별진단")으로도 발생하기 때문이다. 서혜 탈장의 수술적 정복 이후에는, 엉덩관절 폄 가동성 운동을 어느 정도 해야 하는지 그리고 어떤 운동을 해야 하는지에 대해 수술의사와 상담해 본다.

엉덩관절의 퇴행성 변화가 심하고, 염증반응이 있고, 연령이 80세 이상인 경우에는, 엉덩관절 폄 가동성이 향상되지 않을 수도 있다. 그러나 항상 예외가 있기 때문에, 이런 경우 조차도, 운동이 엉덩관절 증상을 일시적으로 증가시킬 수 있음을 환자에게 설명한 후, 부드럽게 운동을 시작하도록 권장한다.

전후 비교

환자에게 엉덩관절 폄 가동성 운동의 시작 자세를 취하도록 주문한다. 허리뼈를 문틀에 밀착하지 않는 대신, 아래팔을 이용해 오른쪽 허벅지 위로 몸을 숙이도록 주문하고, 할 수 있는 만큼 왼쪽 무릎을 펴하도록 주문한다 (그림 7.82). 여러분은 오른손을 뻗어서 손가락이 문틀에 닿도록 하고, 환자의 무릎 뒤쪽에 집게손가락의 노쪽면에 닿도록 한다 (그림 7.83). 그런 다음, 샅 부위의 긴장 없이 그리고 문틀에 가해진 허리뼈의 압박 감소 없이, 환자에게 문틀에 허리뼈를 밀착시키고, 또 왼쪽 무릎을 최대한 펴하도록 주문한다 (그림 7.84). 집게손가락의 노쪽면과 환자 장딴지 뒤쪽면 사이의 간격이 얼마나 되는가? (그림 7.85)

감별진단

▶ **엉덩허리근.**

엉덩허리근

엉덩허리근의 타이트니스와 과긴장은 제한된 엉덩관절 폄 가동성의 가장 흔한 원인이다.

타이트하고 과긴장된 엉덩허리근의 전형적인 원인들로는, 운동이 적고 너무 앉아 있는 좌식생활 스타일, 앞쪽 골반 이동을 가진 선 자세, 다리를 교차하고 앉은 자세, 너무 낮은 의자에 앉은 경우, 발꿈치를 들고 앉은 경우, 상체를 뒤쪽으로 기울이고 앉은 자세, 운전수나 치과의사처럼 페달을 자주 밟는 직업 등이다.

엉덩허리근의 과도한 작용은 통증을 유발할 수 있다. 부가적으로 엉덩허리근의 타이트니스는 넙다리뼈머리의 앞쪽 이동을 초래할 수 있다. 엉덩관절의 기능부전은 허벅지 안쪽 유연성 운동의 단계 1에서 발생하는 샅 통증을 일으킬 수 있다 (그림 7.77 참고).

▶ **탈장.** 한편, 서혜 탈장이나 넙다리 탈장으로 인한 샅 통증은 이런 테스트에 의해 수정될 수 없다. 그러나 반사적 방호 때문에 샅 통증이 엉덩허리근의 타이트니스와 과긴장을 초래할 수 있다.

서혜 탈장은 가장 흔하게 일어나는 탈장 중의 하나이다: 90%가 남성에게서 일어난다. 창자의 일부나 복막과 같은 복부장기가 샅관을 통해 내려오면, 탈장은 샅인대의 위쪽 복벽을 통해 튀어나오고, 고환까지 이를 수도 있다. 이들은 샅 증상 이외에, 통증과 동측 고환의 비대를 초래할 수 있다. 여성의 경우는 탈장이 드물지만, 만약 탈장이 있다면, 그들은 거의 넙다리 탈장이다. 이런 경우, 그들은 샅인대의 아래쪽 복벽을 통해 돌출될 것이고, 넙다리정맥의 바로 안쪽으로 내려온다.

만약 재치기, Valsalva, 누운 자세에서의 머리 들기 등의 반응으로 복압이 증가되어 탈장이 육안으로 확인될 정도이면, 진단하기 쉬워진다. 그러나 종종 탈장이 눈에 안 보이거나 촉진되지 않는 경우에는, 진단하기 어렵다. 확인이 불가능한 경우에는, 비록 복부장기의 가변적인 위치 때문에 항상 똑같이 재현하기 어렵다 하더라도, 재치기로 증상이 증가된다면 탈장을 의심할 수 있다.

소위 감돈 탈장(strangulated hernia)으로 불리는 경우에는, 복부장기가 탈장으로 찝힐 수 있는데, 이것은 허혈과 조직괴사를 초래할 수 있다. 이것이 발생할 때, 통증은 빠르게 증가하고, 가끔 고열을 동반하면서 생명을 위협하는 매우 위중한 상태이다. 그러므로 감돈 탈장의 징후가 있으면 바로 의학적 조치가 요구된다.

생체역학

엉덩관절 폄 가동성의 제한은 허리뼈의 보상성 젖힘과 과부하를 초래할 수 있다 (Link 등 1990, Piper 2005).

이런 이유 때문에, 엉덩관절 폄 결핍의 향상은 엉덩관절을 폄할 때 (선 자세, 다리를 뻗고 누운 자세, 엎드린 자세를 취할 때), 허리 통증이 증가하는 환자에게서 특별히 중요하다. 이런 경우, 반복적이거나 지속적인 엉덩관절 폄을 요구하는 활동을 하기 직전에, 엉덩관절 폄 가동성 운동을 함으로써 환자의 허리 통증을 잘 예방할 수 있다.

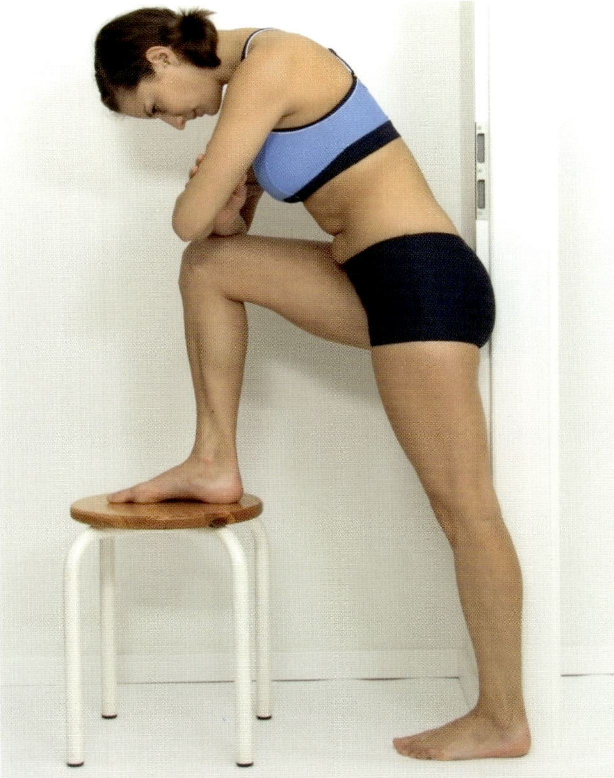

그림.7.82 환자는 허벅지 위에 놓인 아래팔로 자신을 지지하고, 왼쪽 무릎을 완전히 편한다.

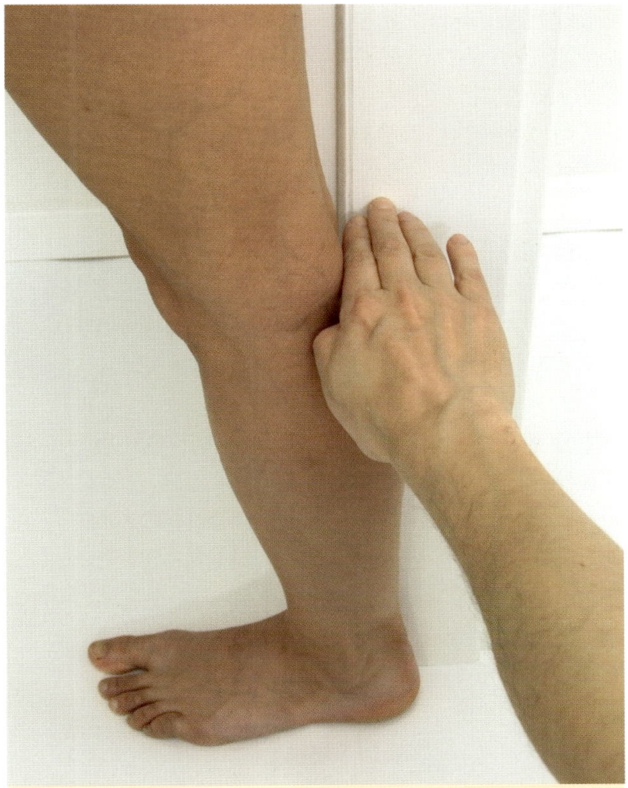

그림.7.83 치료사는 자신의 손으로 이 무릎 위치를 표시한다.

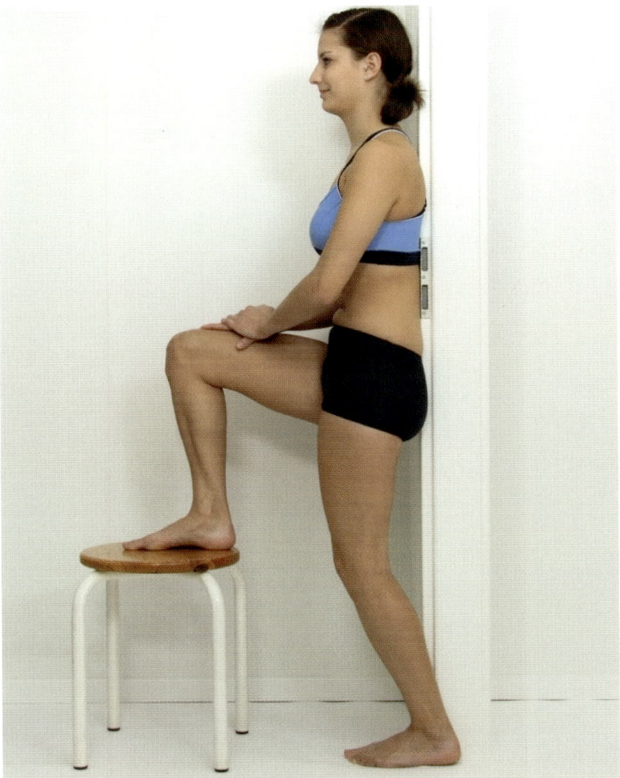

그림.7.84 엉덩관절 폄 가동성의 다음 테스트에서...

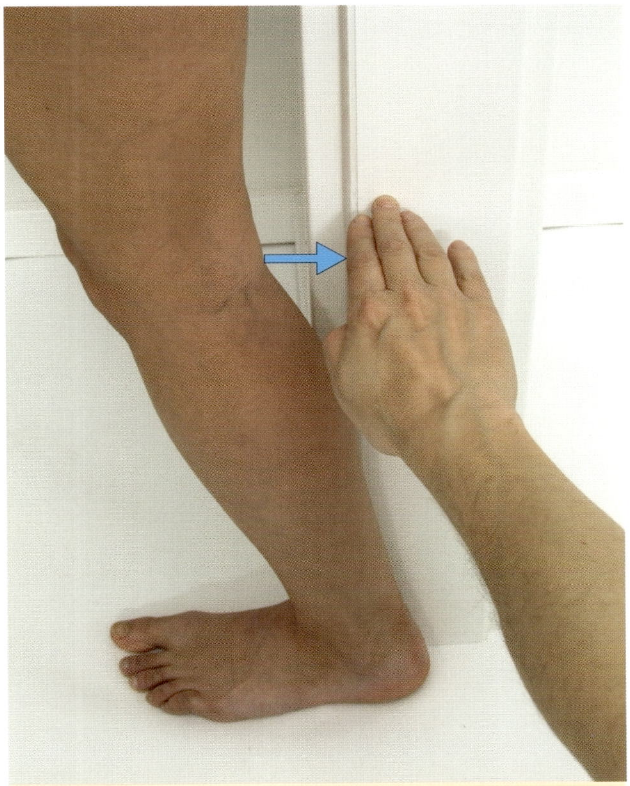

그림.7.85 치료사의 집게손가락과 환자의 다리 뒤쪽면 사이의 간격을 측정한다.

엉덩관절 폄 가동성을 향상시키는 것 이외에, 이 운동이 골반을 경사시키기 때문에, 배근육과 엉덩관절 폄근을 강화하기도 한다. 이것은 단축되고 과긴장된 엉덩허리근과 약화된 엉덩관절 폄근과 배근육의 전형적인 불균형을 교정한다.

약한 대항근

근불균형이 뚜렷한 경우에는, 엉덩허리근의 강한 신장 (환자가 느낄 수 있는)을 일으킬 만큼 배근육과 엉덩관절 폄근이 충분히 강해질 때까지 여러 번 훈련을 실시할 수 있다.

처음에 운동의 효과가 느껴지지 않으면, 환자는 운동의 효과를 의심하게 될 것이고, 그 결과로서 운동에 대한 동기부여가 떨어질 것이다. 이것을 막기 위해, 여러분은 엉덩관절 폄 가동성 운동을 하기 직전과 직후에 다음의 자각운동을 하게 함으로써 환자가 스스로 운동의 효과를 느낄 수 있도록 만들어야 한다.

자각 운동: 허리 이완

여러분은 다리를 쭉 뻗고 눕는다. 허리뼈가 어떻게 느끼는지에 집중한다. 손이 아니라 허리뼈를 통해 느껴본다. 여러분의 허리뼈는 편안하고 이완된 느낌을 느끼는가? 아니면 불쾌한 긴장을 느끼는가? 바닥에서 일어날 때 허리뼈가 얼마나 휘어지는지를 상상해 본다. 끝으로, 허리뼈로 바닥을 압박할 때 여러분이 극복해야 할 간격과 탄성 저항이 얼마나 큰지를 느껴본다.

이제 엉덩관절 폄 가동성 운동을 철저하게 수행한다. 그런 다음 다시 눕는다. 여러분의 허리뼈가 다르게 느끼는지를 확인하고, 허리뼈로 바닥을 압박할 때 여러분이 극복해야 할 간격과 탄성 저항이 변화되었는지를 확인한다.

여러분은 엉덩관절 폄 가동성 운동 이후에 허리뼈의 활이 뚜렷하게 편평해지고 더욱 이완되는 것을 느낄 수 있을 것이다. 이런 이완은 등 근육으로 가는 혈류를 향상시키고, 원반의 하중도 제거할 것이다. 만약 여러분이 다리를 쭉 뻗고 잠을 자고, 잠자기 직전에 엉덩관절 폄 가동성을 향상시키면, 여러분은 잠자는 내내 이런 효과로부터 좋은 영향을 받을 것이다.

7.16 허벅지 앞쪽 유연성

▶ **시작 자세.** 신발을 신지 않고 바닥 위에 무릎을 꿇는다. 이때 양쪽 무릎사이의 간격은 주먹이 2개 들어갈 정도이다. 발톱이 바닥으로 향하도록 발가락을 펴서, 바닥 위에 내려놓는다. 양쪽 엄지발가락을 교차한다. 엄지발가락과 벽 사이의 간격은 주먹이 2개 들어갈 정도이다 (그림 7.86 ①). 궁둥이를 발꿈치 위에 배치하고 앉고, 어깨와 머리를 벽에 기댄다. 양쪽 아래팔을 겹쳐서 등에 붙인다 (그림 7.86 ②). 양쪽 무릎을 바닥 위에 놓는다. 끝으로, 허리뼈가 벽 쪽으로 움직이도록 골반을 경사시킨다 (그림 7.86 ③). 이때도 여전히 발꿈치 위에 앉는다.

테스트

손가락중의 하나가 벽에 닿을 때까지 (그림 7.86 ④), 허리뼈를 벽 쪽으로 밀 수 있는가 (긴장이나 통증 없이)? (그림 7.86 ③)

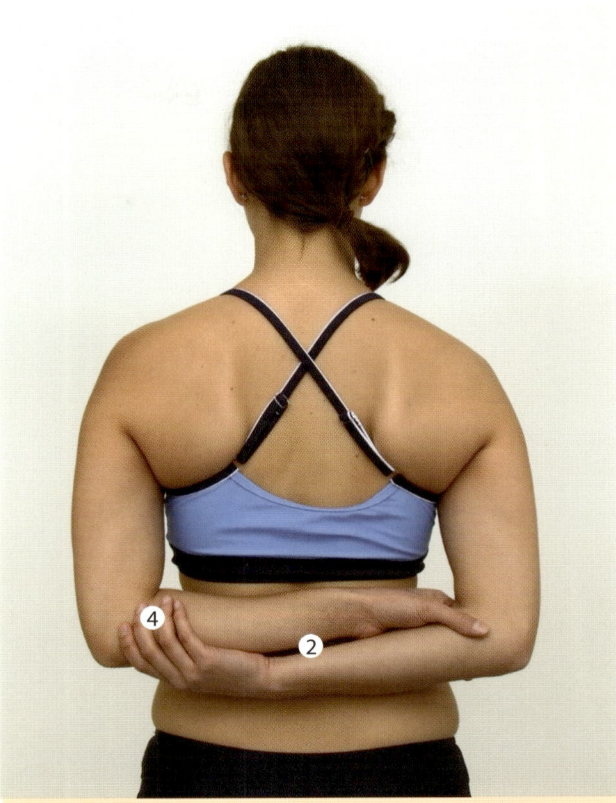

그림.7.87 아래팔을 겹쳐 잡음

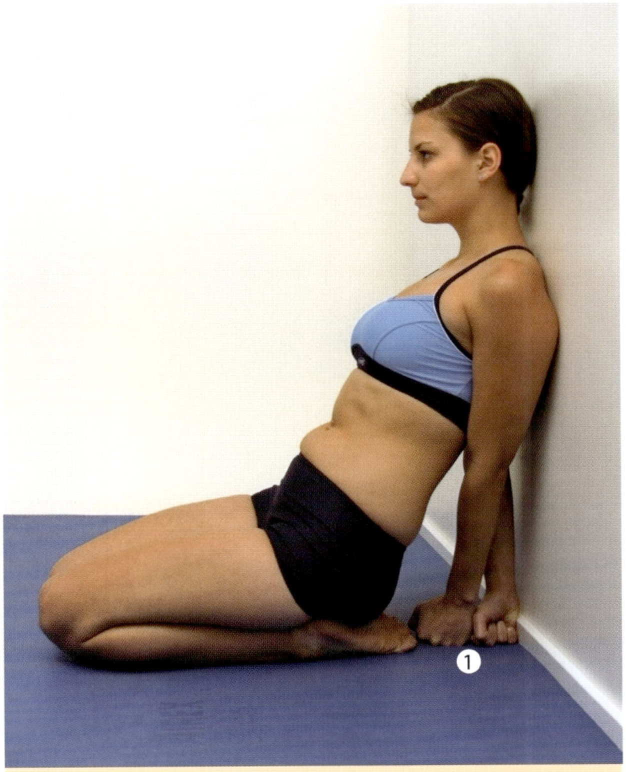

그림.7.86 발가락과 벽 사이에 주먹 2개의 간격이 유지된다.

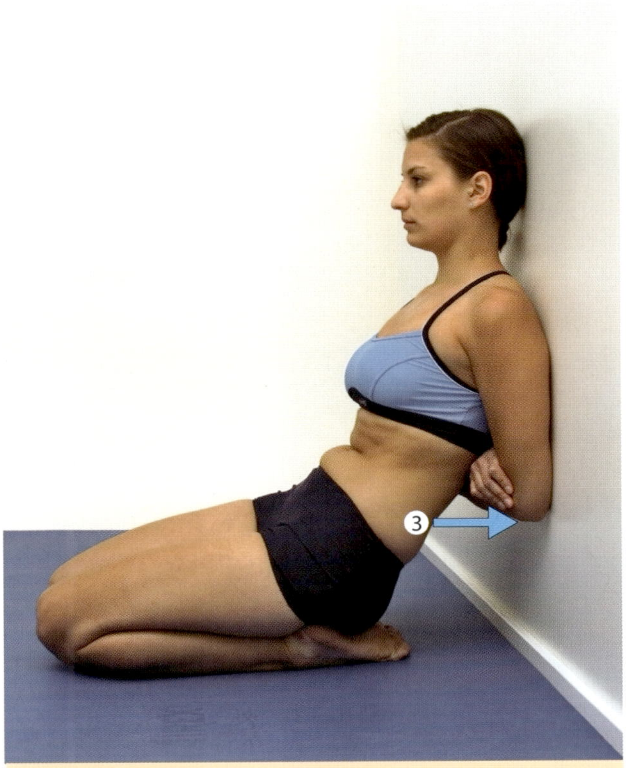

그림.7.88 허리뼈를 벽 쪽으로 민다.

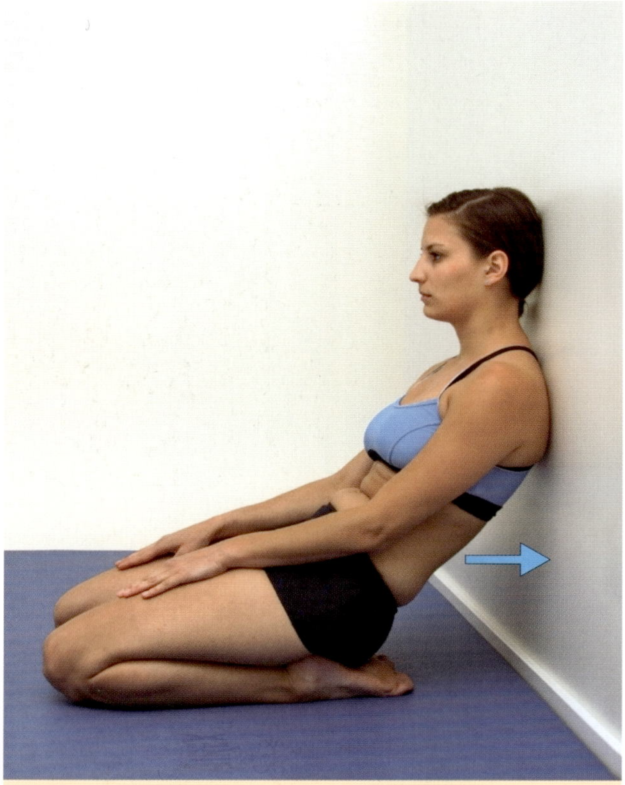

그림.7.89 아래팔을 잡지 않고 허벅지 안쪽 유연성 운동을 실시한다.

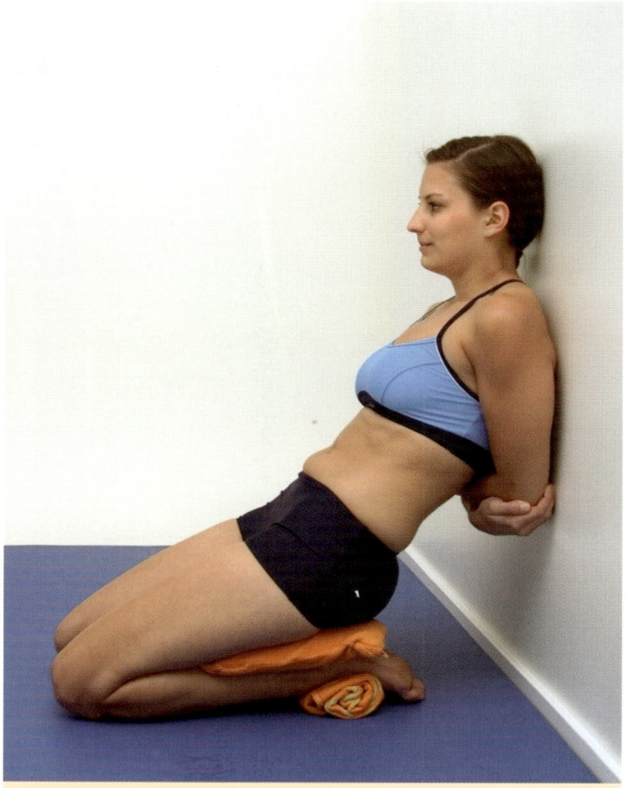

그림.7.90 무릎과 발등이 불편하면, 쿠션과 감은 타월을 배치한다.

운동

긴장을 처음 느낄 때까지 허리뼈를 벽 쪽으로 민다. 긴장이 해소될 때까지 이 자세를 유지한다. 등 뒤에서 맞잡은 아래팔을 이용해 여러분은 운동의 방향과 운동으로 인한 진전을 느낀다. 이들 변수에 대한 감각이 향상되었다면, 운동을 위해 팔을 더 이상 등뒤로 배치할 필요가 없으며, 양 손을 편안하게 허벅지 위에 올려놓는다 (그림 7.89).

▶ **대체 운동.** 만약 무릎이나 발등이 매우 불편하면, 발꿈치과 궁둥이 사이에 쿠션을 배치하거나, 발등 밑에 감은 타월을 배치한다 (그림 7.90). 긴장이 시간의 경과에 따라 감소하기 때문에, 점차 얇은 타월이나 쿠션을 사용하고, 나중에는 타월이나 쿠션을 사용하지 않아도 된다.

문제 해결

긴장이 운동을 하는 동안 감소되지 않으면, 역학적 방해를 찾아내고 해소시키기 위해 아래의 테스트와 운동을 사용해야 한다. 아래 테스트 중에서 하나라도 양성 반응이 일어나면, 환자에게 해당 운동을 하도록 주문하고, 그 다음에 허벅지 앞쪽 유연성 운동을 반복하도록 주문한다. 긴장이 감소되면, 여러분은 장애를 찾아내고 제거해야 한다.

- 모든 이완 운동을 동시에 수행하고, 긴장 없이 운동을 반복한다.
- 엉덩관절 폄 가동성
- 허벅지 뒤쪽 유연성

허벅지 앞쪽 유연성 운동을 할 때 가장 흔하게 만나는 문제점은 발바닥의 저림이다. 이런 저림은 발바닥굽힘의 저가동성 때문이고, 발등 밑에 두꺼운 롤을 배치하면 저림을 쉽게 피할 수 있다 (그림 7.90). 정기적으로 운동을 하면, 롤이 더 이상 필요 없을 때까지 매주 롤이 높이를 감소시킬 수 있다. 이런 방법에 의해 발바닥굽힘의 가동성이 완전히 회복되면, 약간의 운동으로도 발바닥굽힘 가동성을 유지할 수 있다.

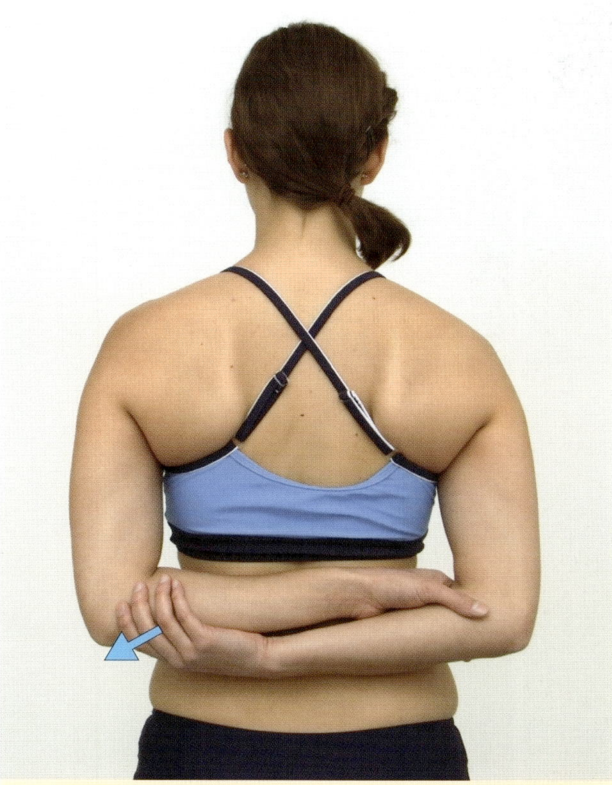

그림.7.91 벽과 손가락 사이의 간격을 측정한다 (파란색 화살표).

전후 비교

아래팔을 잡고 있는 손가락과 벽 사이의 간격이 얼마나 되는가? (그림 7.91)

감별진단

▶ **반달판 손상.** 궁둥이와 발꿈치 사이에 쿠션을 적용하지 않고 허벅지 앞쪽 유연성 운동을 수행하면, 무릎을 끝범위까지 굽힘할 수 있는데, 이렇게 되면 반달판의 뒷뿔에 많은 스트레스가 가해진다.

온전한 반달판은 어려움 없이 이런 스트레스를 견딜 수 있다. 그러나 반달판 뒷뿔이 마모된 환자가 허벅지 앞쪽 유연성 운동의 시작 자세를 취하면, 그 환자는 국소화되지 어렵고 자세를 유지함으로써 감소되기 보다는 오히려 증가되는 무릎과 허벅지의 강한 통증을 느낄 것이다.

무릎 폄근이 근육 방호를 중단하고 운동 동안에 이완되도록, 발꿈치와 궁둥이 사이에 쿠션을 배치하여 통증성 무릎 굽힘 범위를 차단해야 한다 (그림 7.90 참고).

반달판의 뒷뿔

허벅지 앞쪽 유연성 운동이 반달판 문제를 해결할 수 없지만, 넙다리네갈래근을 이완시켜, 운동사슬까지 가는 기능부전을 막는다.

▶ **무릎뼈.** 무릎뒤연골 퇴행을 가진 무릎넙다리관절의 기능부전도 무릎과 허벅지에 강한 통증을 일으킬 수 있다. 이런 통증은 신장된 자세를 유지할 때, 감소보다는 증가되고 국소화되기 어렵다. 반달판 손상과는 달리, 신장 자세에서의 통증은 무릎 앞쪽에서 더 많이 느껴지고, 물리치료로 향상되는 무릎넙다리관절의 기능부전 범위를 감소시킨다.

무릎넙다리관절

통증이 없는 범위 내에서 이루어지는 허벅지 앞쪽 유연성 운동의 수행은 일상활동에서 무릎넙다리관절 기능의 뚜렷한 향상을 이룰 수 있다.

▶ **엉치엉덩관절.** 넙다리곧은근 유연성의 제한이 엉치엉덩관절의 기능부전 때문이라면, 허벅지 앞쪽 유연성 운동 때 발생하는 긴장의 느낌이 다른 쪽보다 한쪽에서 더 강하게 나타나고, 매우 빠르게 해소된다. 이런 긴장 해소가 있으면, 근육 긴장에 의한 엉치엉덩관절의 기능부전과 통증이 즉각 향상된다. 이런 반응을 통해, 찝힘된 반달판의 근방호와 엉치엉덩관절의 기능부전을 구분할 수 있지만, 기능부전도 관련된 근방호도 허벅지 앞쪽 유연성 운동으로 향상되지 않는다.

생체역학

▶ **신발.** 신발을 신지 않고 운동을 수행해야 하는데, 그 이유는 신발이 발목관절과 목말밑관절의 가동성을 제한하고, 무릎의 비생리적인 보상성 비틀림을 초래하기 때문이다.

▶ **연골.** "감별진단"에서 설명되었듯이, 넙다리네갈래근의 근육 방호는 통증을 일으키는 무릎관절 굽힘의 결손 결과이다. 이런 굽힘 결손의 전형적인 원인은 쭈그려 앉거나 발꿈치 위에 앉지 않고, 의자에 앉는 습관이다. 결과적으로, 주위 조직의 유연성과 연골의 탄성을 유지하는 무릎 굽힘의 끝범위에서 일상의 생리적 하중이 부족해진다.

모든 연골이 완전히 소실되지 않는 한, 통증이 없는 범위

내에서 수행되는 허벅지 앞쪽 유연성 운동을 통해 무릎관절의 굽힘 범위를 점진적으로 증가시켜 연골의 재생을 증진시킨다.

주의: 십자인대 재건술 후

십자인대 재건술은 원래 엇갈린 섬유 구조물과 어울릴 수 없다. 수술 기법에 따라, 무릎관절의 수술후 굽힘 끝범위는 일시적으로나 영구적으로 금기시될 수 있는데, 이것은 허벅지 앞쪽 유연성 운동을 하기 전에 수술의사에 의해 결정되어야 한다.

▶ **무릎뼈.** 운동을 하는 동안 무릎넙다리관절의 접촉력 증가는 피할 수 없는 상황이다. 그러나 근육이 운동의 결과로 이완하면, 일상활동에서의 접촉력이 장시간 동안 줄어들어, 무릎넙다리관절의 회복에 영향을 준다.

안쪽넓은근

허벅지 앞쪽 유연성 운동은 무릎의 부종을 절대로 발생시켜서는 안 되는데, 그 이유는 부종이 반사적 억제를 일으키기 때문이다. 이런 반사적 억제는 가쪽넓은근보다 안쪽넓은근에 더 큰 영향을 주어, 무릎넙다리관절 기능부전을 촉진시킨다.

▶ **엉치엉덩관절.** 엉덩관절의 폄과 무릎관절의 굽힘으로 이루어진 자세에서 (그림 6.5d 참고), 타이트한 넙다리곧은근이 AIIS에 부착하기 때문에 동측 엉덩뼈를 당겨 앞쪽 돌림시킨다. 양쪽 넙다리곧은근의 타이트니스는 골반 전체를 앞쪽으로 당겨 허리뼈를 더욱 앞굽음시킨다. 한편, 한쪽의 넙다리곧은근의 타이트니스는 엉치엉덩관절의 비틀림을 촉진시킨다. 만약 넙다리곧은근의 유연성 제한이 허벅지 앞쪽 유연성의 테스트와 운동에 의해 인지되지 않고 또 교정되지 않으면, 엉덩뼈의 지속적인 비틀림은 엉치엉덩관절의 만성 자극과 불안정성을 초래할 수 있다.

8 근력

Strength

본 장은 단지 몇 가지 근력 운동을 다루고 있는데, 그 이유는 좋은 자세, 능동 가동성 운동, 중력 및 일상활동들이 대부분의 근육에 충분한 운동을 제공하기 때문이다. 경쟁 스포츠를 제외한, 이들 근육의 부가적인 근력강화는 거의 필요가 없고, 시간만 소비하고 관절에 과부하를 준다. 제시된 자세, 이완, 움직임, 협응, 가동성 운동 등을 잘 준수했다면, 여러분은 척추 건강에 대한 가장 중요한 측면을 이미 다루었고, 마지막으로 환자에게 제공할 수 있는 운동은 근력과 지구력 운동이다.

주의: 혈압

다음의 모든 근력 운동들은 혈압의 과도한 상승을 방지하기 위해 호흡 멈추는 것을 피해야 한다.

8.1 배근육과 목 앞쪽근육의 근력

▶ **시작 자세.** 무릎 세워 누운 자세를 취한다. 손가락을 관자놀이에 대고 허리뼈를 바닥에 납작하게 누른다. 턱 당기기 가동성을 위한 대체 운동에서 설명되었듯이, 목과 바닥사이의 간격이 더 작아지도록 목을 뒤쪽으로 민다 (그림 7.5 참고). 이것이 목 앞쪽 근육을 얼마나 타이트하게 하는지를 느껴보고, 턱을 가슴 쪽으로 가져간다. 왼쪽 어깨뼈 (그림 8.1 ③)가 바닥으로부터 떨어지기 시작할 때까지 머리와 왼쪽 팔꿈치 (그림 8.1 ①)를 오른쪽 무릎 (그림 8.1 ②) 쪽으로 천천히 그리고 일정하게 가져가는 동안, 목 앞쪽 근육의 긴장과 턱과 가슴 사이의 작은 간격을 유지한다. 이 운동을 위해 3초를 허용하고, 그 다음 3초 동안 천천히 시작자세로 돌아간다. 왼쪽과 오른쪽의 차이점을 보기 위해 반대쪽으로도 운동을 수행한다.

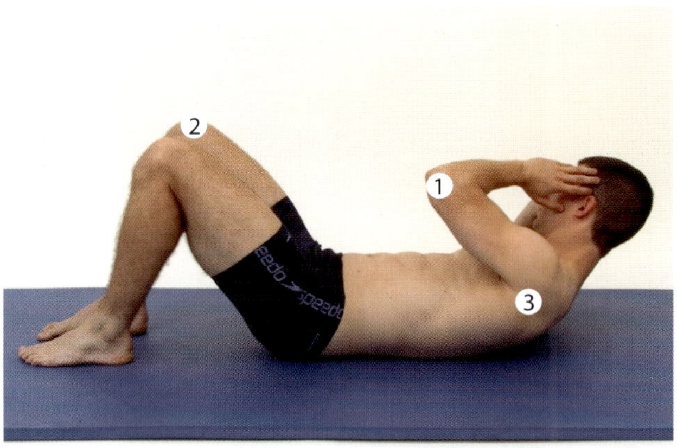

그림.8.1 배근육과 목 앞쪽 근육의 근력강화

테스트

이런 움직임을 떨림이나 통증, 격렬한 활동 없이, 좌우 각각 10회씩 천천히 그리고 부드럽게 수행할 수 있는가?

운동

여러분은 할 수 있을 만큼 떨림이나 통증, 격렬한 활동 없이, 천천히 그리고 부드럽게 이 운동을 반복해 본다. 느리고 규칙적인 운동이 빠르고 불규칙한 운동 보다 더 효율적이고 안전하다.

처음에는 숫자를 낮은 소리로 세는 것이 유용하고, 들숨을 쉬면서 천천히 시작 자세로 되돌아온다. 이것은 여러분이 느린 템포에 익숙해지도록 만들고, 과도한 혈압 상승을 피할 수 있게 만든다. 이런 호흡 리듬이 어지러움을 일으키거나 짧은 호흡을 일으키면, 운동을 즉시 중단하고, 치료사의 조언을 구한다.

자각 운동: 대칭성

양쪽 움직임이 동일하게 일어나는지를 느낄 수 있는가? 내가 움직이고 있는 신체 부위는 무엇인가? 등뼈가 바닥으로부터 위쪽으로 말려 올라가듯이 움직이는가? 사용하는 근육은 무엇인가? 만약 양쪽의 차이점을 인지하면, 보다 더 부드럽게 움직이는 쪽을 따라 하도록 노력한다.

▶ **대체 운동.** 손가락을 관자놀이에 배치하고 (그림 8.1), 운동 동안 목뼈에 불편함이 있으면, 머리의 무게를 지지하기 위해 양쪽 손가락을 깍지 끼고 머리 뒤에 배치할 때 목뼈의 불편이 사라지지는지를 확인해야 한다 (그림 8.2).

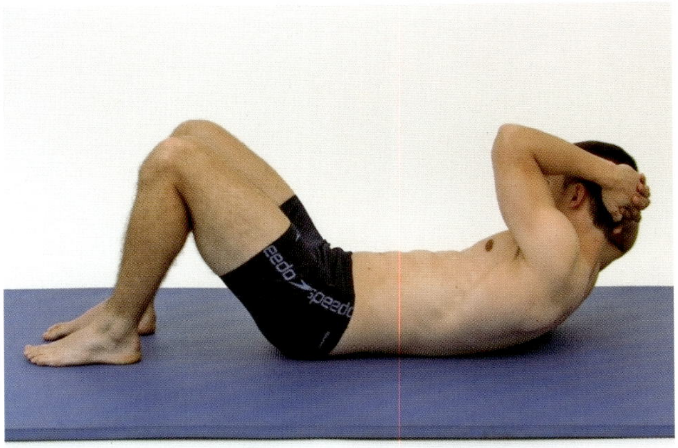

그림.8.2 손가락을 깍지 끼고 머리 뒤에 배치한다.

문제 해결

누운 자세에서 이 운동을 수행할 수 없으면, 대체 운동을 통해 배근육을 강화할 수 있다 (그림 10.9, 그림 10.10, 그림 10.11 참고). 배근육 강화 운동은 일상활동과 쉽게 통합될 수 있다. 예를 들어, 사무실에서 전화할 때이다: 운동할 시간이 없는 사람에게 일상활동과 통합된 운동을 제공할 수 있다.

전후 비교

떨림, 통증, 격렬한 활동 없이, 환자가 천천히 그리고 부드럽게 이 운동을 몇 번 반복할 수 있는가?

감별진단

환자의 좌우 배근육 중 한쪽이 더 강하면, 약한 쪽 근육이 그 쪽 어깨를 올림하는 보상작용을 하는데, 이 보상작용은 등뼈를 더 많이 돌림하고, 굽힘을 더 적게 할 때 일어난다. 그러므로 테스트와 운동을 할 때, 등뼈의 굽힘과 돌림의 복합이 양쪽에서 동일하게 일어나는지를 관찰함으로써 좌우 배근육의 근력을 비교할 필요가 있다.

생체역학

대칭적인 배근육과 목 앞쪽 근육의 근력은 허리뼈와 목뼈를 안정화시키고, 젖힘으로부터 허리뼈와 목뼈를 보호한다. 부가적으로, 이들 영역 (허리뼈와 목뼈)에서 대항근인 폄근도 이완시킨다. 이것은 강한 배근육이 허리 통증의 발생 빈도를 왜 절반쯤 감소시킬 수 있는지를 설명해 주고 있다 (Hides 등 2001).

타이트한 배근육

일반적인 믿음은 배근육을 지속적으로 타이트하게 유지하는 것이 척추에 도움이 된다는 것이다. 이것은 사실이 아니다. 지나치게 지속되는 배근육의 수축은 적절한 관류와 근육의 발달을 방해하고, 척추분절에 과부하를 주고, 척추 근육의 균형을 깨뜨린다. 균형잡힌 자세와 동적 자세는 복식호흡 시 율동적으로 증가되고 감소되는 배근육의 적절한 긴장을 자동적으로 제공한다: 이것은 배근육의 대사를 펌프처럼 자극한다.

8.2 등 근육의 근력

▶ **시작 자세.** 엎드려 누운 자세를 취한다. 바닥에 이마를 대고 양 팔과 다리를 쭉 뻗는다 (그림 8.3). 여러분이 엉덩관절 폄 가동성을 통과할 때까지, 허리뼈의 젖힘을 방지하기 위해 배 밑에 쿠션을 배치해야 한다 (그림 8.4).

볼기근육이 수축하여 골반을 경사시키고, 두덩뼈로 바닥을 압박하여 허리뼈가 과도하게 휘어지는 것을 막는다. 그 다음, 두덩뼈를 그대로 바닥에 닿도록 하고, 여러분이 할 수 있는 만큼 바닥으로부터 왼팔과 오른쪽 다리를 들어올린다. 이 자세를 10초간 유지한 (그림 8.3 참고).

좌우 신체를 바꾸어 운동을 반복한다. 즉, 오른팔과 왼쪽 다리를 들어올린다. 이것을 3회 반복한다.

테스트

통증, 떨림, 격렬한 활동 없이, 총 12회(좌우 6회씩)의 10초 반복을 반복할 수 있는가?

운동

좌우 각각 10초 동안 그림 8.3의 자세를 유지하고, 여러분이 운동을 하는 동안 통증, 떨림, 격렬한 활동 없이 일정하게 조절하면서 좌우를 교대로 운동한다.

대체 운동

만약 여러분이 엉덩관절 폄 가동성 테스트를 통과하지 못했다면, 운동을 수행하는 동안 배 밑에 쿠션을 배치한다 (그림 8.4). 심지어 여러분이 엉덩관절 폄 가동성을 완전히 얻지 못했다 하더라도, 배 밑에 쿠션 배치를 하면, 허리뼈를 안정화시킬 수 있고, 또 허리가 젖힘되는 것을 막을 수 있다.

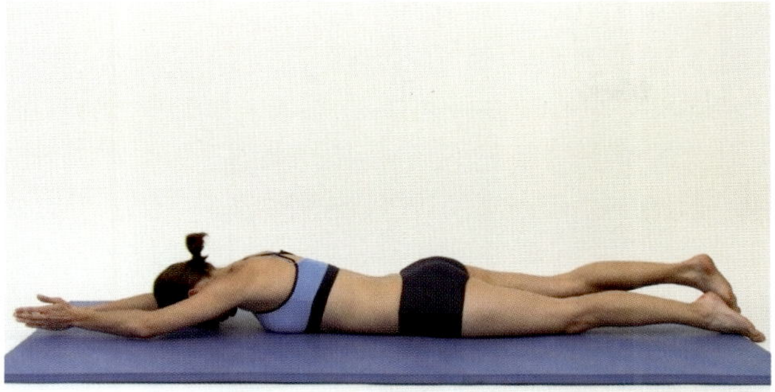

그림.8.3 등 근육을 강화한다.

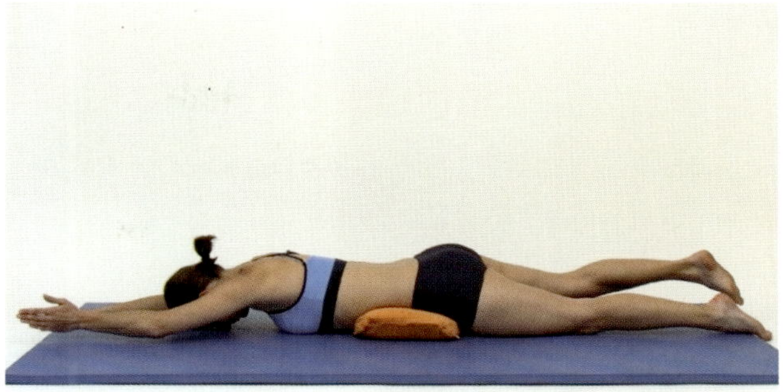

그림.8.4 배 밑에 베개를 배치하는 대체 운동.

문제 해결

허리뼈를 젖힘하지 않고 이 운동을 할 때 환자가 팔과 다리를 충분히 가동시킬 수 없다면, 배 밑에 쿠션을 배치해야 한다 (그림 8.4). 이와 동시에, 엉덩관절, 가슴 및 어깨 등의 폄을 방해하는 역학적 장애를 확인하고 해소시키려면, 아래의 테스트와 운동을 사용해야 한다:

- 엉덩관절 폄 가동성
- 등뼈 폄 가동성
- 어깨 가동성
- 돌림 가동성

엎드린 자세에서 등 근육의 강화운동이 불가능하면, 어깨뼈 근육과 위팔세갈래근의 근력 운동과 함께, 등뼈 폄 가동성 운동과 함께, 그리고 일상활동에서의 척추만곡 중립위의 유지와 함께 등 근육의 근력을 강화시킬 수 있다.

전후 비교

통증, 떨림, 격렬한 활동 없이, 환자가 일정하게 수행할 수 있는 10회 반복은 얼마나 되는가?

감별진단

옆굽음증 vs 비대

만약 좌우 척주세움근 중 한쪽이 더 많이 튀어나온 것처럼 보이면, 사실 그쪽 척주세움근이 비대해진 것이다. 옆굽음이 있거나 척추가 볼록쪽으로 비틀려져 있어도, 그쪽 척주세움근이 비대해진 것처럼 보일 수 있다. 이것은 환자가 엎드린 자세를 취할 때 갈비뼈가 튀어나왔는지를 육안으로 확인하거나 또는 이완된 척주세움근이 가쪽으로 얼마나 움직이는지를 도수 테스트해 봄으로 확인할 수 있다.

- 옆굽음증: 엎드린 자세에서 양쪽 척주세움근의 가쪽 가동성이 동등하고, 몸을 앞쪽으로 숙였을 때 척주세움근이 비대된 쪽에서 갈비뼈혹이 튀어나오면, 그 척주세움근의 비대는 옆굽음성 돌림 때문이다.
- 비대: 엎드린 자세에서 양쪽 척주세움근을 비교했을 때 한쪽이 비대해진 것으로 느껴지고, 몸을 앞쪽으로 숙였을 때 갈비뼈혹이 보이지 않으면, 비대칭적 근육 발달이 존재하는 것이다.
- 옆굽음증과 비대: 이런 비대칭 근육 성장은 여러 원인을 가질 수 있다. 옆굽음증의 볼록한 쪽으로 비대되고, 또 앉거나, 서거나 보행을 할 때 위쪽 신체 분절을 유지하기 위해 척주세움근이 더 강하게 작용한다. 그래서, 옆굽음증의 근육 비대는 척추뼈 돌림과 근육 비대 양쪽 모두에 의해 일어날 수 있다.

비대칭적 등 근육 비대의 다른 원인은 아래의 테스트와 운동으로 확인될 수 있다:

- 앉은 자세에서의 대칭적 체중분포
- 선 자세에서의 대칭적 체중분포
- 옆굽힘이나 비틀림이 없는 앉은 자세
- 친자세 환경
- 팔신경 가동성
- 다리, 등, 뇌신경 가동성

생체역학

척추 정렬

대칭성 등 근육의 근력은 비틀린 척추뼈의 재위치와 그들의 정렬을 유지하는데 큰 영향을 준다.

이것은 척추뼈의 돌림 때문에 척추뼈의 양쪽에 대칭적으로 붙어 있는 근육 중 한쪽은 신장되고, 반대쪽은 느슨해지는 사실에 의해 설명될 수 있다. 약간 신장된 자세쪽의 근육이 느슨한 근육보다 더 많은 힘을 내기 때문에, 척추뼈가 재위치되고 척추뼈 양쪽의 근육이 다시 동일한 시작 자세를 갖기 전까지, 양쪽 근육의 수축에 의해 더 강한 힘을 내는 쪽으로 척추뼈가 돌림될 것이다.

등뼈 폄근의 안정화 기능은 대조군과 비교했을 때, 배가로근의 공동수축과 함께 뭇갈래근의 훈련군이 왜 새로운 허리 통증의 발병 확률을 뚜렷하게 감소시키는지를 잘 설명해 주고 있다: 1년 후 (훈련군 30% vs 대조군 84%)와 2-3년 후 (훈련군 35% vs 대조군 75%)(Hides 등 2001),

등 근육의 대칭적 근력강화의 효율적인 방법은 척추만곡 중립위를 유지한 기립 자세이다. 그러나 일상 활동에서 이루어지는 근육의 하중은 거의 대칭적으로 일어나지 않는데, 그 이유는 좌우 손 사용이 비대칭적으로 이루어지기 때문이다. 그러므로 적절한 테스트와 운동 방법을 통해 등 근육 근력의 비대칭을 확인하고 교정하는 것이 바람직하다.

8.3 어깨뼈 근육과 위팔세갈래근의 근력

▶ **시작 자세.** 발 크기 만큼 벽으로부터 떨어져서 신발 한 짝의 폭만큼 양 발을 벌리고, 무릎을 약간 굽힘하여 벽에 등을 기대고 선 자세를 취한다. 허리뼈 앞굽음이 편평해지도록 골반을 경사시킨다 (배근육과 등 근육을 강화하는 운동에서처럼). 골반을 벽으로부터 멀어지도록 약간 앞쪽으로 미는 동안, 위의 골반 경사를 유지한다. 양 손의 안쪽면을 앞쪽으로 돌림하고, 어느 정도 팔을 벌림한다 (그림 8.5a). 양쪽 어깨뼈 사이의 근육들이 타이트해지는 것을 느낄 때까지 가슴을 펴고 양쪽 어깨뼈를 서로 당긴다.

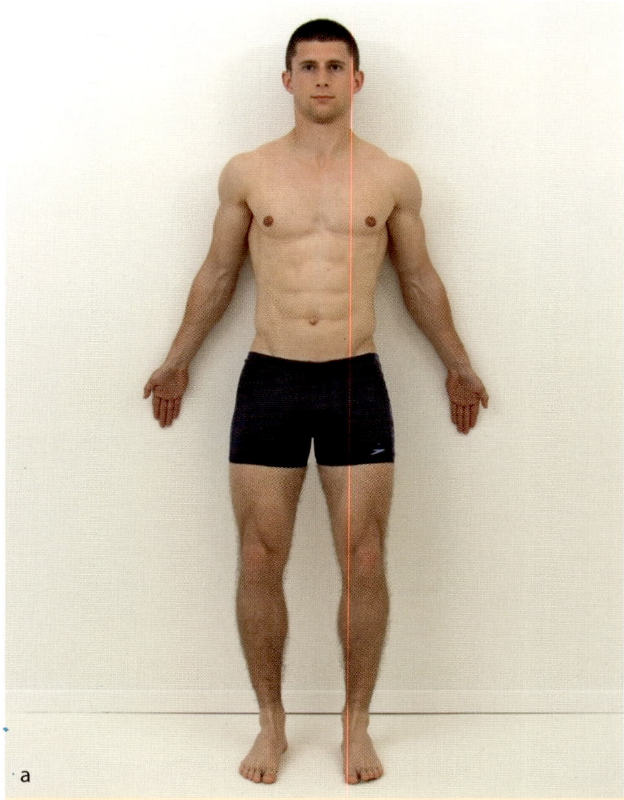

a

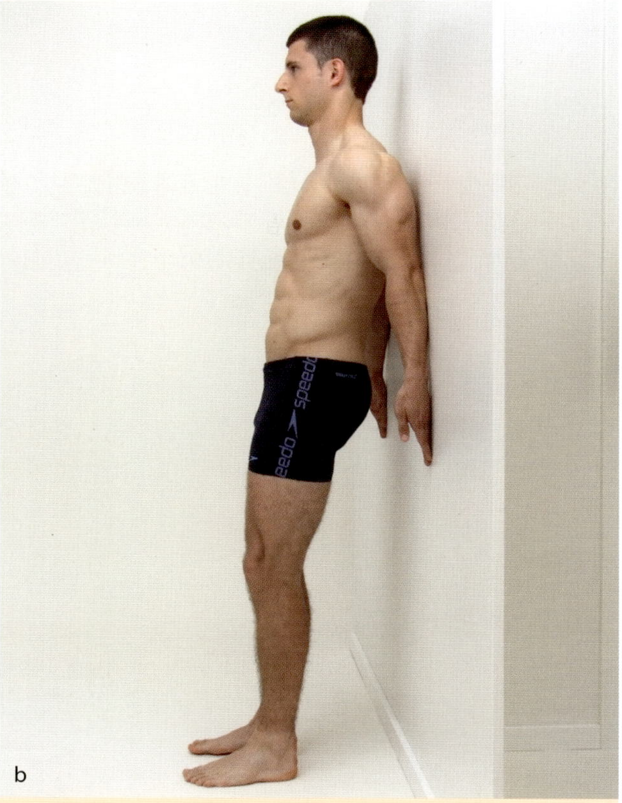

b

그림.8.5 어깨뼈 근육과 위팔세갈래근의 근력 강화

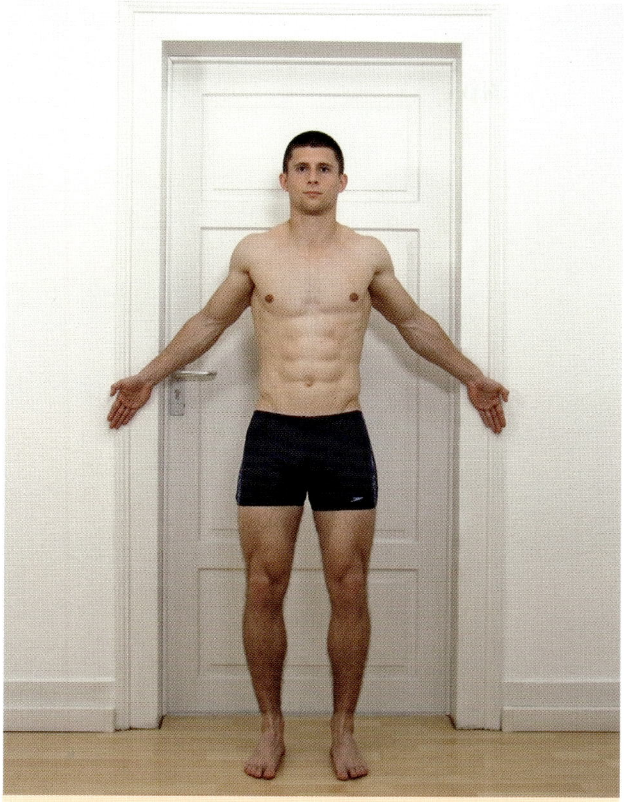

그림.8.6 문틀에서 수행되는 대체 운동

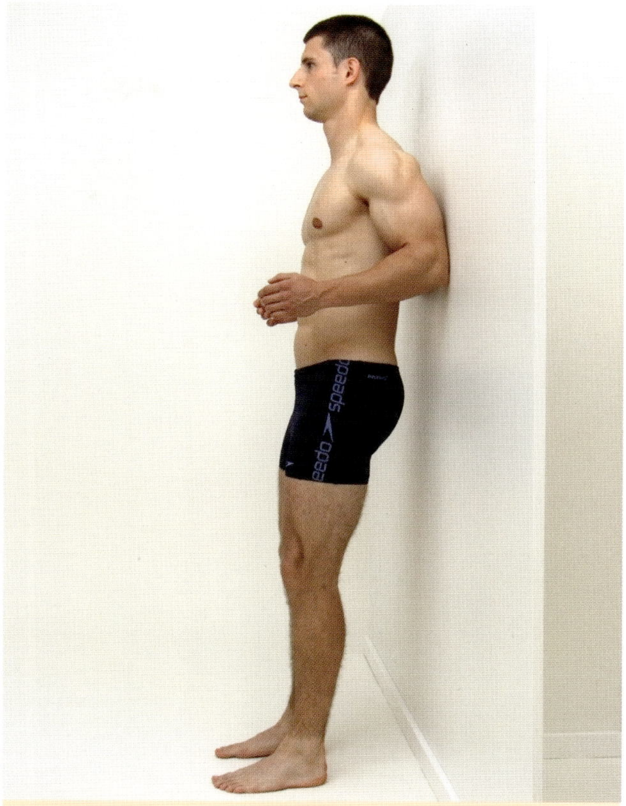

그림.8.7 팔꿈치를 굽힘하고 수행하는 대체 운동

그런 다음, 위팔과 어깨가 앞쪽으로 움직일 때까지 (벽으로부터 떨어질 때까지) 아래팔로 벽을 민다. 그리고 이 자세를 유지한다. 이런 자세를 취할 때 여러분의 아래팔만이 벽에 붙어 있어야 한다 (그림 8.5b). 머리, 어깨, 위팔, 등, 볼기 부위는 벽으로부터 떨어져 있어야 한다.

테스트

60초 동안 떨림, 통증, 격렬한 활동 없이 일정하게 이 자세를 유지할 수 있는가?

운동

떨림, 통증, 격렬한 활동 없이 여러분이 일정하게 할 수 있는 만큼 그림 8.5의 자세를 유지한다.

▶ **대체 운동.** 만약 운동을 하는 동안 자유로운 벽 공간을 찾을 수 없으면, 아래팔을 문틀에다 고정할 수 있다 (그림 8.6).

다른 방법은 팔꿈치를 굽힘하고 수행하는 방법이다. 이런 경우에는 아래팔이 아니라 팔꿈치가 벽에 붙어 있어야 한다 (그림 8.7).

문제 해결

만약 운동이 초심자에게 너무 강하다면, 발을 벽 쪽으로 조금 더 가까이 붙어서 수행할 수 있다.

전후 비교

통증, 떨림, 격렬한 활동 없이, 환자가 몇 초 동안 이 자세를 일정하게 유지할 수 있는가?

감별진단

손가락굽힘근과 폄근의 국소 과긴장은 힘줄윤활막염과 위관절융기염의 뚜렷한 원인이다. 이런 원인은 몸쪽 요소를 강조하는 손-팔-어깨-몸통 근육사슬의 부드러운 협응 활동에 의해 해소될 수 있다. 어깨뼈 근육과 위팔세갈래근의 운동은 농구나 수영에서처럼, 이런 목적에 가장 적합하다.

힘줄윤활막염과 위관절융기염

증상이 손가락 굽힘근과 폄근의 국소 과긴장에 의한 것이라면, 운동으로 증상이 즉각 멈추지 않겠지만, 2주간의 정기적인 운동을 하면 증상이 눈에 띄게 감소할 것이다.

어깨뼈 근육과 위팔세갈래근 근력의 테스트나 운동으로부터 위팔세갈래근의 가쪽갈래와 안쪽갈래를 배제시키려면, 아래팔 대신 팔꿈치를 90° 로 굽힘하여 벽에 배치하고 운동해야 한다 (그림 8.7). 그러나 이렇게 하면, 어깨 근육에 대한 지렛팔의 길이가 짧아져서 운동하기가 더 쉬워진다.

생체역학

어깨뼈 근육과 위팔세갈래근 근력의 운동은 오목위팔관절의 폄근, 중간등세모근, 마름근 및 등허리뼈의 폄근과 엉덩관절의 폄근 등을 강화하지만, 목뼈에서는 굽힘근을 강화한다. 결과과적으로, 이 운동은 잘못된 앉은 자세로 초래된 근불균형과 나쁜 자세를 관리하는데 이용된다. 대부분의 환자들은 이 운동을 통해 기능부전의 패턴을 찾아내겠지만, 운동 수행 후 즐거움과 활력으로 보상받을 것이다.

실용성

근력강화운동은 어떤 사무실에서든지 쉽게 수행될 수 있다.

언급된 몇몇 근육이 가시돌기에 시작하거나 부착되어 있기 때문에, 어깨뼈 근육과 위팔세갈래근의 근력강화운동과 등 근육을 위한 대칭성 근력강화운동은 돌림된 척추뼈를 재위치시키는데 도움을 주고, 또 중립위를 안정화시키는데 도움을 준다.

9 지구력

Endurance

테스트

1주일에 적어도 3회씩 30분간 지구력 운동을 수행하고 있는가? 분당 120회의 맥박이 뛰고, 훈련이 끝날 때쯤 여전히 좋은 느낌을 갖는 운동을 하고 있는가?

운동

1주일에 적어도 3회씩 30분간 지구력 운동을 수행한다.

여러분의 심혈관계가 30분 동안 활동하는 강도 수준으로 운동을 하면, 훈련이 끝날 때쯤 좋은 느낌을 가질 수 있다. 지구력 운동의 목표가 웰니스와 건강이라면, 지속적으로 분당 120회 심박동이 뛰는 운동이 좋다.

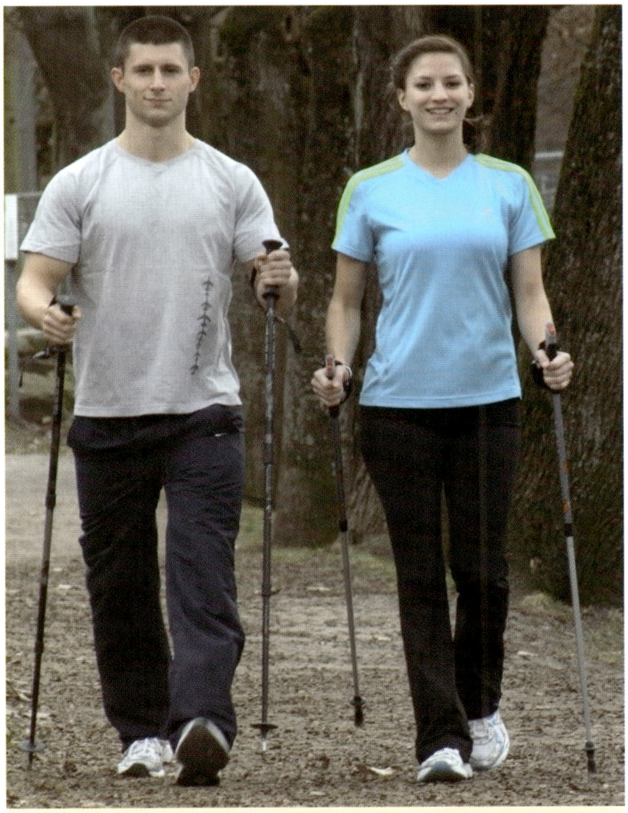

그림.9.1 지구력 훈련으로서의 노르딕 보행

심박동수 모니터

시계와 맥박촉진을 이용한 전통적인 맥박 측정이 선호하는 방법이 아니라면, 심박동 모니터를 이용해 훈련할 수 있다. 이런 형태의 측정 장비는 숫자에만 초점을 맞추지 않고, 여러분을 위해 어떤 느낌이 좋은지를 개발하도록 만든다.

만약 이것이 여러분의 웰빙을 향상시킨다면, 여러분은 심혈관 운동 수행을 1주일 3×30분에서 3×60분으로 점차 늘일 수 있다. 결국에는 이런 운동이 여러분의 관절을 더욱 마모시킬 수 있기 때문에, 더 이상 권장하지 않는다.

중단없이 이루어지는 30분의 운동이 초기에 너무 강한 편이라면, 필요시 운동을 중단해야 한다. 예를 들어, 여러분이 조깅으로 지구력 운동을 결심했지만 5분 후에 피로해졌다면, 잠시 운동속도를 줄여 보행을 하고, 다시 에너지가 충전되는 느낌을 가졌을 때 조깅으로 다시 전환한다.

▶ **대체 운동.** 적합한 지구력 스포츠는 과도한 저항이나 체중부하 없이 부드럽고 순환적인 움직임을 포함한다. 지구력 스포츠의 예로는, 지팡이(노르딕 보행, 그림 9.1)의 유무에 관계없는 빠른 속도의 보행, 댄싱, 크로스컨트리 스킹, 조깅 (그림 9.2), 인라인 스케이팅, 에어로빅, 수영(자유형과 배형) 등이 있다. 변화가 신체에 좋은 영향을 주기 때문에, 믹싱 스포츠가 최적의 스포츠가 될 수 있다. 여기에서 믹싱 스포츠의 예는 1주일에 2번의 수영과 1번의 댄싱을 수행하는 운동이다.

문제 해결

자유형으로 수영할 때, 고려해야 할 중요한 점은 날숨을 쉬는 동안 얼굴이 물속에 잠길 때 목뼈만 이완하는 것이다. 부가적으로, 정상의 어깨와 척추로 자유형으로 수영할 때 필요한 것은 등뼈 폄 가동성, 돌림 가동성, 어깨 가동성 및 엉덩관절 폄 가동성 등이다.

자전거 타기는 엉덩관절 폄 저가동성이나 허리뼈 협착증을 가진 환자에게 가장 이상적인 지구력 훈련이다. 그러

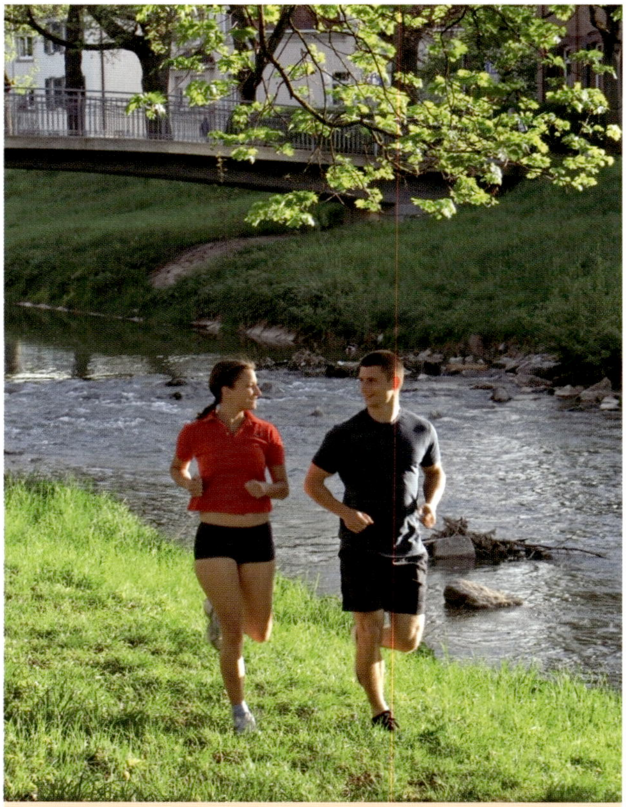
그림.9.2 지구력 훈련으로서의 조깅

나 이 운동이 다른 사람에게는 적합하지 않을 수 있다. 그 이유는 환자가 다시 앉아야 하고, 척추를 자유롭게 움직일 수 없기 때문이다. 이런 제한에도 불구하고 환자가 자전거 타기를 좋아한다면, 정면을 바라볼 때 목이 젖힘되지 않도록 손잡이를 높게 설치하는 것도 좋은 방법이다.

환자가 정기적인 지구력 훈련할 시간이 부족하다면, 일상 활동 중에서 지구력 훈련으로 이용할 수 있는 활동에 대해 토의하는 것도 큰 도움이 된다. 예를 들어, 자동차 운전 대신에 자전거 타기를 선택하는 것이다. 심지어 빠른 속도의 보행도 대부분의 환자들이 일상활동에서 쉽게 이용할 수 있는 지구력 훈련이다. 여러분이 자동차를 운전한다면 조금 먼 곳에다 주차를 하고, 대중교통을 이용한다면 몇 정거장 미리 앞에서 내려 보행할 거리를 마련하는 방법도 있다.

주의: 짧은 호흡

만약 환자를 위해 여러분이 수행했던 지구력 훈련 계획을 환자가 고수하다가 약간의 신체 노력으로도 불편함이나 짧은 호흡을 보이고 있다면, 환자는 심혈관 전문의의 검사를 받아야 한다.

전후 비교

분당 120회의 맥박과 웰빙의 느낌을 갖는 지구력 운동을 1주일에 몇 번 정도 수행하는가?

감별진단

물리치료 직무를 수행할 때 가장 많이 접하게 되는 가슴 통증의 원인은 등뼈나 갈비뼈의 차단이고, 협심증과 같은 심장 문제는 물리치료사의 책임도 아니고, 자주 접하는 질병도 아니다.

▶ **차단으로 인한 증상.** 등뼈나 갈비뼈의 차단 증상은 등뼈 문제나 호흡 움직임에 의해 유발될 수 있지만, 심혈관의 강한 활동에 의한 심박동수의 상승으로는 유발되지 않는다. 부가적으로, 차단으로 인한 증상은 차단이 제거되면 즉시 사라질 것이다. 이것은 도수 기법에 의해 달성될 수도 있지만, 아래의 운동에 의해서도 달성될 수 있다:

- 돌림 가동성
- 다리, 등, 뇌신경 가동성
- 복식호흡
- 척추만곡 중립위
- 등 근육 유연성
- 등뼈 폄 가동성

▶ **심장 질환.** 심장 질환의 증상은 맥박이나 혈압을 상승시키는 계단 오르기와 같은 강한 신체 활동으로도 발생할 수 있다. 등뼈의 움직임은 이런 증상에 아무런 효과를 주지 못한다.

심장 질환의 증상은 매우 다양할 수 있다. 빠른 맥박, 짧은 호흡, 식은땀, 메스꺼움 등과 같은 증상이 나타날 수도 있고, 나타나지 않을 수도 있다. 전통적인 증상은 가슴의 압박감과 타이트니스이고, 가끔 왼팔과 턱 쪽으로 방사통이 일어난다. 특히 여성은 확산성 등 통증이나 위장 통증을 경험하기도 한다.

격렬한 활동에 의한 증상

심혈관의 격렬한 활동으로 인한 증상의 증가는 환자가 말하는 증상의 유형보다 오히려 더 신뢰할 만한 심장 질환의 징후이다. 만약 의심이 든다면, 심혈관 전문의의 검사를 받아야 한다.

짧은 호흡은 폐질환의 결과로 일어날 수 있다. 폐질환의 징후는 다음과 같다:

- 청진기 없이 들을 수 있거나 귀를 환자의 가슴에 대고 들을 수 있는 호흡소리
- 크고 볼록한 손톱
- 먼쪽마디뼈의 비후
- 들숨 자세 때 고정된 등뼈의 저가동성
- 흉식호흡
- 비후된 보조흡기근

생체역학

부드럽고 순환적인 움직임의 지구력 훈련은 많은 방법으로 척추 피트니스를 촉진한다:

- 강직된 근막 유지 패턴과 근불균형이 해소된다.
- 협응이 향상한다.
- 모든 조직의 대사가 촉진된다.
- 자세 근육의 근력과 지구력이 향상된다.
- 환자의 분위기가 향상된다. 많은 연구에 따르면, 환자의 분위기는 건강한 척추의 필수 조건이다.

워밍업 스트레칭

가동성 운동은 지구력 운동 전후로 즉각 도움이 되지만, 특히 지구력 훈련을 하기 전에 (조깅과 같은 활동을 하기 전에) 더욱 도움이 된다. 그 이유는 가동성 운동에 의해 관절이 적절하게 조절되기 때문이다. 가동성 운동이 급성 손상을 예방하지 못하지만, 지구력 운동 동안 움직임을 더욱 부드럽게 하고 퇴행성 관절 마모를 예방한다.

그룹을 위한 대체 테스트와 운동, 그리고 바닥이나 벽을 사용할 수 없을 때

Alternative Tests and Exercises for Groups and When the Floor or Wall Cannot be Used

10 그룹을 위한 대체 테스트와 운동, 그리고 바닥이나 벽을 사용할 수 없을 때

Alternative Tests and Exercises for Groups and When the Floor or Wall Cannot be Used

본 장은 그룹을 위한 대체 테스트와 운동을 다루고 있고, 또 누운 자세와 무릎 꿇은 자세에서 수행할 수 없는 테스트와 운동과 그리고 앉은 자세에서만 수행되는 테스트와 운동을 다루고 있다. 이들은 표 10.1에 요약되어 있다.

“Q & A”가 표시된 테스트들은 단지 환자의 구두반응만을 필요로 하고, “Demo + Q & A”가 표시된 테스트들은 치료사가 실증해 보여주는 올바른 절차와 환자의 구두반응을 함께 필요로 한다. 그리고 “불가능”이라고 표시된 테스트들은 해당 상황에서 수행될 수 없는 테스트이다. 기입된 페이지는 해당 대체 테스트나 운동을 의미하고, 빈칸은 3장에서 9장 까지 기술된 테스트의 원래 버전을 이용할 수 있기 때문에 대체 테스트가 필요없는 상황을 의미한다.

본래 운동
본래 운동은 대체 운동보다 효율적이고 보다 정교한 목표를 가지고 있다. 그러므로 상황이 허용하는 한, 본래 운동이 대체 운동보다 선호되어야 한다.

표.10.1 대체 테스트와 대체 운동

	개별 치료	그룹	무릎을 꿇지 않거나 눕지 않고	앉은 자세
자세 (12개 테스트)				
앉은 자세 (양 발을 대칭적으로 배치하고)				
척추만곡의 중립위				
옆굽힘이나 비틀림이 없는 앉은 자세				
고정된 척추 만곡 중립위				
균형잡힌 상체				
친자세 환경	Q & A	Q & A	Q & A	Q & A
의자 높이				
앉은 자세에서의 양쪽 무릎 사이 간격과 양 발 사이 간격				
앉은 자세에서 대칭적 체중 분포				
서기 자세의 폭				
선 자세에서의 대칭적 체중 분포				
선 자세 (균형잡힌 상체)				
이완 (5개 테스트)				
이완된 혀				
이완된 아래턱				
이완된 아랫입술				
이완된 어깨				
복식호흡				
움직임 (3개 테스트)				

표.10.1 대체 테스트와 대체 운동(계속)

	개별 치료	그룹	무릎을 꿇지 않거나 눕지 않고	앉은 자세
앉은 자세 바꾸기	Q & A	Q & A	Q & A	Q & A
자세의 변화	Q & A	Q & A	Q & A	Q & A
동적 앉기 자세와 동적 서기 자세				
협응 (5개 테스트)				
일어나 앉기	Demo + Q & A	Demo + Q & A	Demo + Q & A	Demo + Q & A
균형				
팔 스윙				불가능
엉덩관절 폄				불가능
눈 근육 협응				
가동성 (16개 테스트)				
턱 당기기 가동성				
등뼈 폄 가동성				불가능
등 근육 유연성				
어깨 가동성				
손가락굽힘근 유연성				
팔 신경 가동성				불가능
돌림 가동성				
들기 기법				
엉덩관절 굽힘 가동성				
볼기 근육 유연성				
다리, 등, 뇌신경 가동성				
허벅지 뒤쪽 가동성				
장딴지 유연성				
허벅지 안쪽 가동성		불가능	불가능	불가능
엉덩관절 폄 가동성				
허벅지 앞쪽 가동성				
근력 (3개 테스트)				
배근육과 목 앞쪽 근육의 근력				
등 근육의 근력			불가능	불가능
어깨뼈 근육과 위팔세갈래근의 근력				
지구력 (1개 테스트)				
지구력: 1주일 몇분	Q & A	Q & A	Q & A	Q & A

10.1 그룹을 위한 대체 테스트와 운동

그룹을 위한 공간은 대개 허벅지 뒤쪽 유연성이나 엉덩관절 폄 가동성의 그룹에 참여하는 모든 사람을 동시에 테스트하기에 충분한 코너와 문틀을 가지고 있지 못하다. 모든 그룹 멤버를 동시에 테스트를 하려면, 다음의 대체 테스트와 운동을 이용할 수 있다.

10.1.1 허벅지 뒤쪽 유연성

▶ **시작 자세.** 환자는 바로 누운 자세를 취하고, 서 있는 헬퍼 (helper)의 다리에 자신의 왼쪽 볼기 부위를 접촉시킨다 (그림 10.1 ①). 만약 환자가 턱 당기기 가동성 테스트와 등뼈 폄 가동성 테스트를 통과할 수 없다면, 머리 밑에 베개를 배치한다.

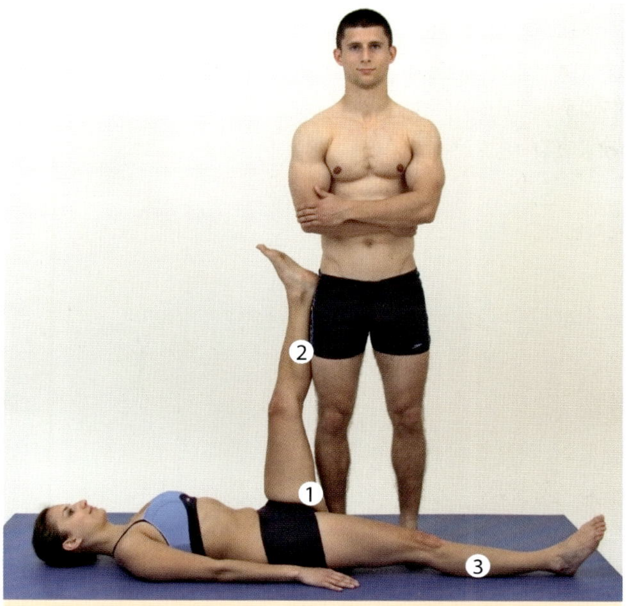

그림.10.1 문틀 대신에 헬퍼를 이용한 대체 운동

테스트

긴장이나 통증 없이, 여러분의 왼쪽 장딴지를 헬퍼에 접촉시키고 왼쪽 발꿈치로 헬퍼의 다리를 밀 수 있는가? (그림 10.1 ②), 그리고 오른쪽 다리를 바닥에 접촉시키고 바닥을 압박할 수 있는가? (그림 10.1 ③)

운동

긴장의 시작을 느낄 때까지 왼쪽 무릎을 편다. 긴장이 해소할 때까지 이 자세를 유지한다. 헬퍼는 운동 내내 동일한 선 자세를 유지하고, 왼쪽 다리의 위치를 변화시키지 않는다. 오직 여러분만이 무릎 폄의 양을 결정하고, 또 발생하고자 하는 긴장의 양을 결정할 것이다.

10.1.2 엉덩관절 폄 가동성

▶ **시작 자세.** 등을 벽에 기대고 선 자세를 취한다. 손바닥이 벽에 접촉되도록 한 손을 엉치뼈와 벽 사이에 배치한다. 이때 엄지는 허리밴드의 정중앙에 배치하고, 손가

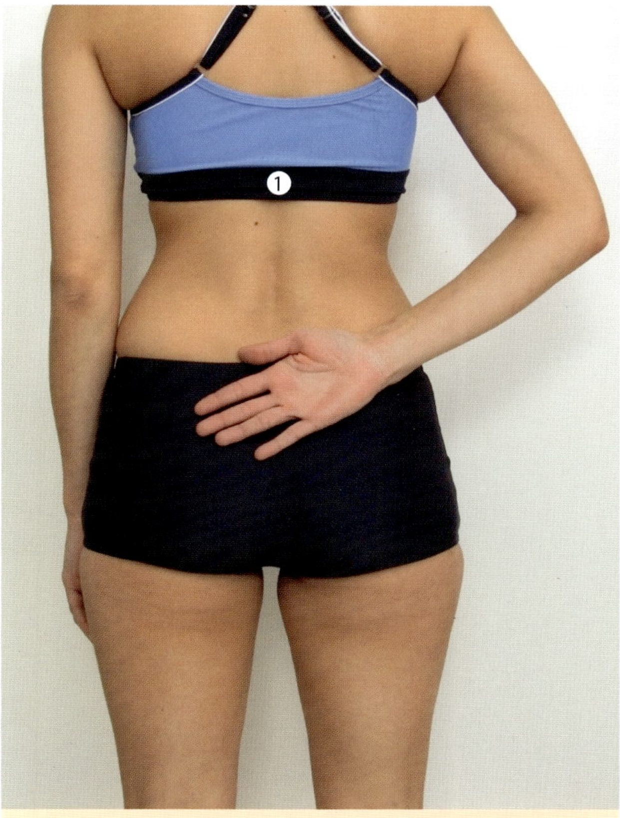

그림.10.2 엉치뼈와 벽 사이에 손을 배치한다.

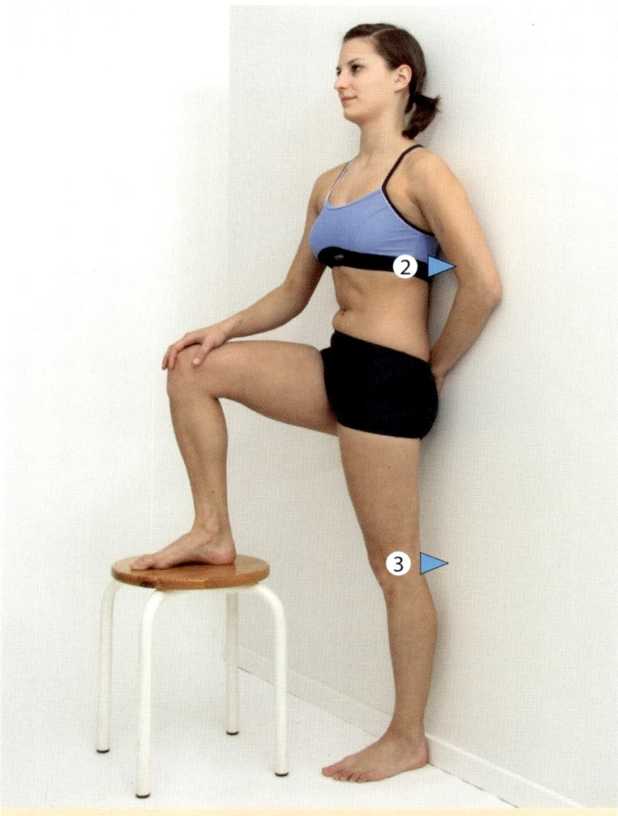

그림.10.3 완전한 엉덩관절 폄을 위한 충분한 공간을 가진다.

락은 허리밴드 아래쪽을 향하도록 한다 (그림 10.2). 왼발의 발꿈치를 벽에 대고, 발가락을 정면으로 향하게 한다. 그리고 오른발을 앞쪽으로 한발짝 내딛어 스툴이나 의자 위에 올려놓는다. 만약 여러분이 브라를 입지 않았다면, 브라를 입었다고 생각하고, 브라의 끈 (그림 10.2 ①)이 벽에 접촉할 때 (그림 10.3 ②)까지 아랫등을 벽 쪽으로 민다.

테스트

왼쪽 무릎을 완전히 펌하면서 (그림 10.3 ③), 엉덩관절이나 샅 부위에 긴장이나 통증 없이 이런 접촉을 유지할 수 있는가?

운동

여러분의 샅이나 엉덩관절에서 긴장의 시작이나 중단을 느낄 때까지 테스트 목표 쪽으로 운동하고, 여러분이 더 갈 수 있거나 긴장이 감소할 때까지 이 자세를 유지한다.

10.2 누운 자세에서 할 수 없는 대체 테스트와 운동

이들 대체 테스트와 운동은 바닥에 눕지 않거나 무릎을 꿇지 않는 상황에 적합하다. 이런 예는 바닥이 더럽거나 매트를 이용할 수 없을 때, 또는 바닥 위에 운동할 공간이 없는 경우이다.

이런 대체 테스트와 운동은 노인들이 바닥에서 일어날 수 없거나 바닥으로 앉을 수 없을 때 유용하다.

10.2.1 등 근육의 유연성

▶ **시작 자세.** 의자의 절반 앞쪽에 앉는다. 이때 정강이는 수직을 이루어야 하고, 양쪽 발과 양쪽 무릎을 아래팔의 길이만큼 벌림한다. 테스트 질문은 다음과 같다.

테스트

긴장이나 통증 없이, 몸을 앞쪽으로 숙여 양 손을 바닥에 배치할 수 있고, 의자 밑을 볼 수 있는가? (그림 10.4)

운동

긴장의 시작을 느낄 때까지 테스트 목표 쪽으로 운동을 하고, 긴장이 해소될 때까지 이 자세를 유지한다.

10.2.2 어깨 가동성

어깨 가동성의 대체 테스트와 운동은 누운 자세가 아니라 벽에 등을 기대고 선 자세 (그림 10.5)에서 수행된다는 점

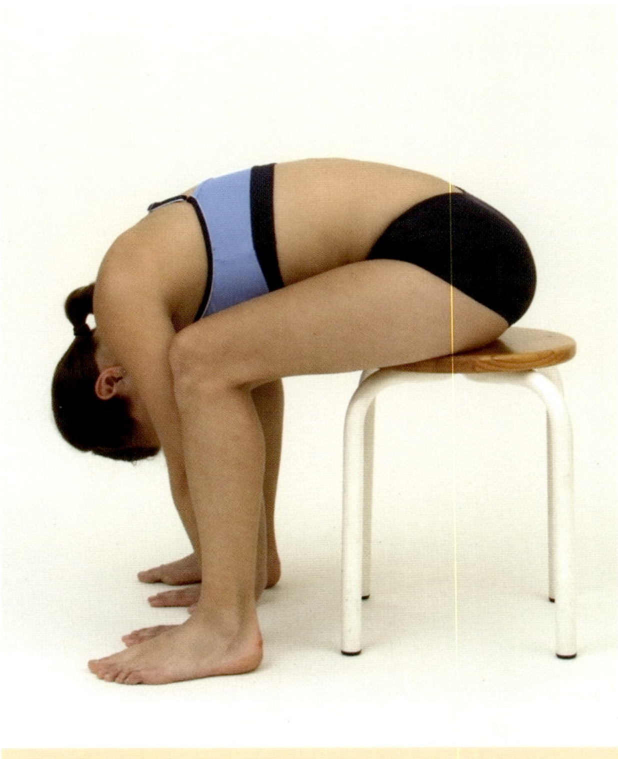

그림.10.4 앉은 자세에서의 대체 운동

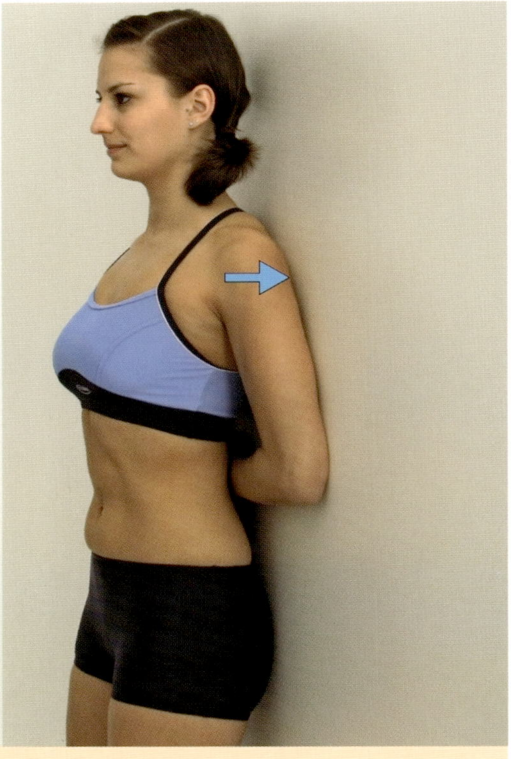

그림.10.5 선 자세에서의 어깨 가동성

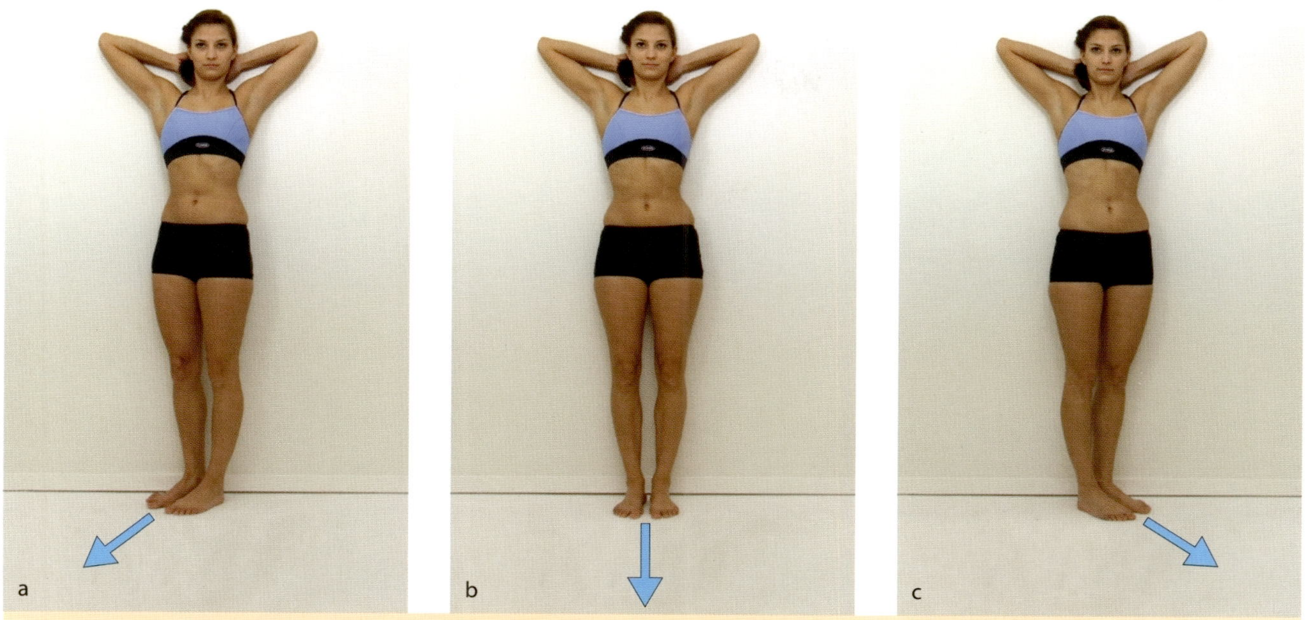

그림.10.6 선 자세에서의 돌림 가동성

에서 본래 운동과 다르다.

10.2.3 돌림 가동성

▶ **시작 자세.** 벽으로부터 발을 충분히 띄우고 그 다리를 수직으로 정렬하여 벽에 등을 기대고 선 자세를 취한다(그림 10.6a-c). 그리고 양 손을 깍지 끼어서 목 뒤에 배치하고, 팔꿈치를 벽에 붙인다. 여러분의 몸(발, 가슴, 배)을 쳐다볼 수 있을 만큼 머리를 숙이고, "이중 턱" 자세를 유지한다. 그리고 하나의 손가락이 벽에 닿을 때까지 목을 벽 쪽으로 민다. 양 발을 시계 다이얼의 12시 방향으로 선다고 생각해 본다 (그림 10.6b).

테스트

긴장이나 통증 없이, 먼저 발을 2시 방향 (그림 10.6a)으로 움직이고, 그 다음 10시 방향 (그림 10.6c)으로 움직이는 동안, 손가락과 팔꿈치를 벽에 그대로 붙일 수 있는가?

운동

긴장의 시작을 느낄 때까지 테스트 목표 쪽으로 운동을 하고, 긴장이 해소될 때까지 이 자세를 유지한다.

10.2.4 허벅지 뒤쪽 유연성

▶ **시작 자세.** 척추만곡 중립위를 유지하고 의자의 앞쪽 절반에 앉는다. 왼쪽 다리를 앞으로 신장하고, 왼쪽 발을 이완한다. 양쪽 팔꿈치를 몸통에 붙인다. 허리뼈의 앞굽음을 감소한 채 엉덩관절을 이용해 앞쪽으로 몸을 숙이고, 팔꿈치를 몸통에 붙인다.

테스트

긴장이나 통증 없이, 양쪽 무릎에 손가락이 닿을 때까지 몸을 앞쪽으로 숙일 수 있는가?(그림 10.7)

운동

긴장의 시작을 느낄 때까지 테스트 목표 쪽으로 운동을 하고, 긴장이 해소될 때까지 이 자세를 유지한다.

10.2.5 허벅지 앞쪽 유연성

▶ **시작 자세.** 팔을 이용해 의자에서 일어서고, 왼쪽으로 1/4만큼 돌림한다. 낙상할 위험 없이 다음 운동을 수행할 만큼 좋은 균형을 가지고 있다면, 여러분은 캐스터 (바퀴)가 달린 의자만을 이용해야 한다. 만약 불확실하다면, 캐스트가 없는 의자만을 이용해야 한다. 여러분은 왼쪽 무릎을 의자 위에 꿇고, 팔걸이 위에 왼발을 올려놓는다. 그리고 오른쪽 발은 바닥에 잘 고정한다. 두덩뼈를 앞쪽으로 움직이는 동안, 아랫등을 뒤쪽으로 밀면서 골반을 숙인다.

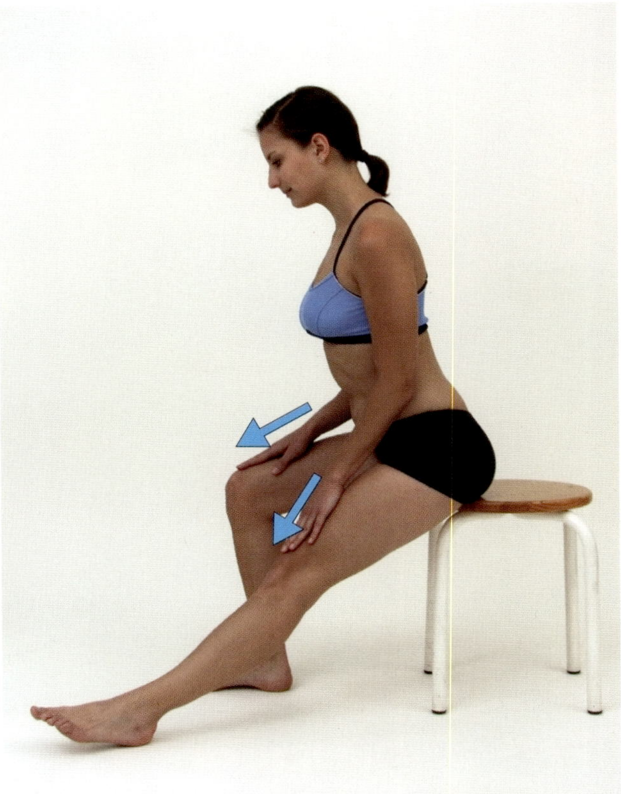

그림.10.7 앉은 자세에서의 허벅지 뒤쪽 유연성

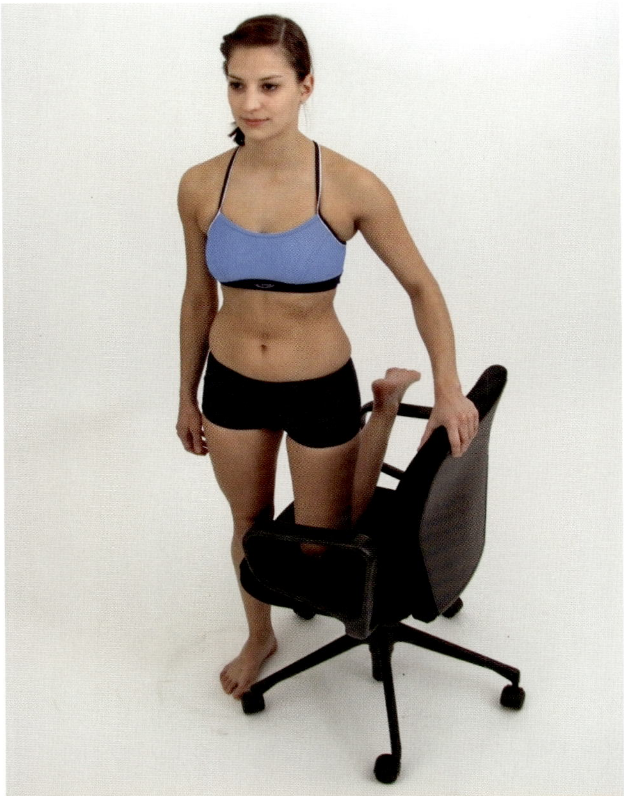

그림.10.8 선 자세에서의 허벅지 앞쪽 유연성

테스트

왼쪽 허벅지 앞쪽에 긴장이나 통증 없이, 왼쪽 허벅지가 수직될 때까지 골반 경사를 유지하고, 체중을 앞쪽으로 움직일 수 있는가?

운동

긴장의 시작을 느낄 때까지 테스트 목표 쪽으로 운동을 하고, 긴장이 해소될 때까지 이 자세를 유지한다.

10.2.6 배근육과 목 앞쪽 근육의 근력

배근육과 목 앞쪽 근육의 근력에 대한 신뢰할만한 테스트는 누운 자세에서만 가능하지만, 이들 근육은 앉은 자세에서도 강화될 수 있다. 이런 이유 때문에, 다음과 같은 동적 앉기와 동적 서기를 위한 운동을 수정한다.

운동

뒤쪽 기울이기: 상체를 고정된 척추만곡 중립위로 하여 수직 자세 (그림 10.9a)과 상체를 뒤쪽으로 기울인 자세 (그림 10.9b) 사이에서 뒤쪽과 앞쪽으로 흔든다. 몸을 뒤쪽으로 기울일 때 날숨을 하고, 기울인 자세를 3초 동안 유지한다. 그리고 다시 수직자세로 되돌아올 때 들숨을 한다.

이 운동은 배근육과 목 앞쪽 근육을 강화하고, 아래의 2가지 변형 운동은 배근육만 강화한다.

무릎 앞쪽으로 밀기: 상체를 움직이지 않고, 왼쪽 무릎과 오른쪽 무릎을 교대로 앞쪽으로 민다. 움직임의 끝지점에서, 3초간 자세를 유지한다.

엉덩관절 올리기 (hip hike): 상체를 움직이지 않고, 왼쪽 골반과 오른쪽 골반을 교대로 올린다. 움직임의 끝지점에서, 3초간 자세를 유지한다.

▶ **운동.** 이들 3가지 운동을 교대로 수행하고, 근육이 피로해지기 시작할 때까지 이들 운동을 반복한다.

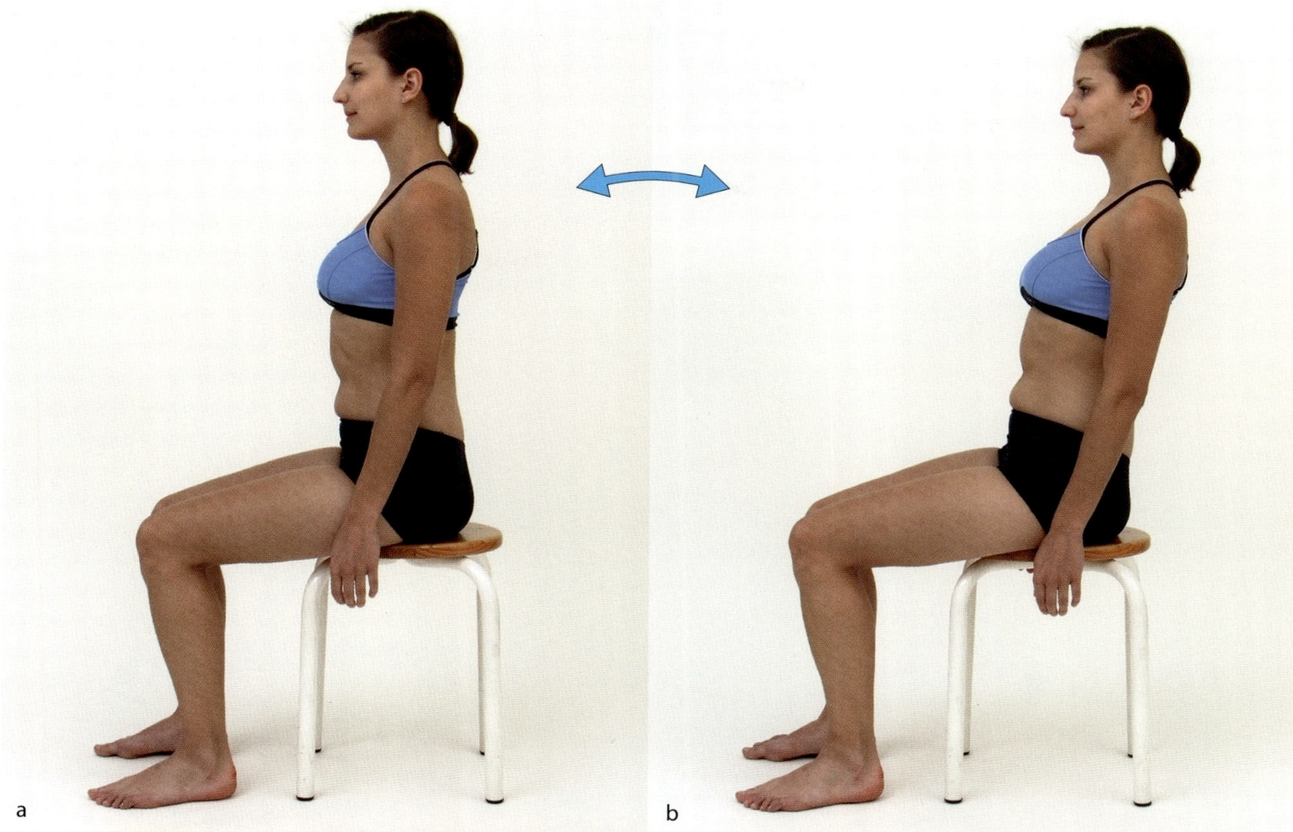

그림.10.9 뒤쪽으로 기울이고 수직자세로 되돌아오는 것을 교대로 수행한다.

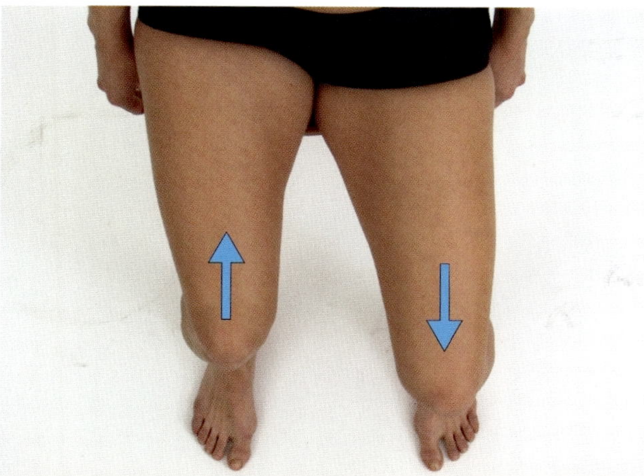

그림.10.10 상체를 움직이지 않고, 왼쪽 무릎과 오른쪽 무릎을 교대로 앞쪽으로 민다.

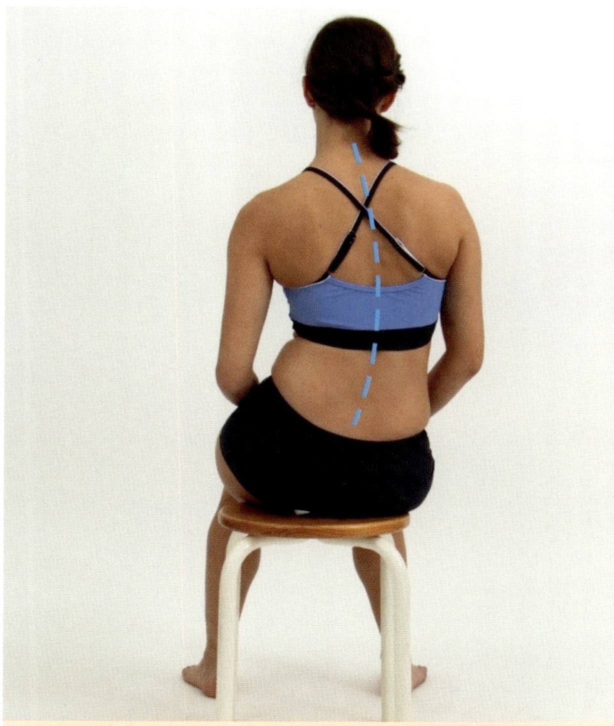

그림.10.11 상체를 움직이지 않고, 왼쪽 골반과 오른쪽 골반을 교대로 올림한다.

10.3 앉은 자세에서만 이루어지는 대체 테스트와 운동

앉은 자세에서만 수행되는 대체 운동은 의도적으로 벽 없이 이루어지는 운동과 테스트이다. 예를 들어, 바닥이나 벽에서 운동할 공간이 충분하지 않기 때문에 많은 사람들이 의자에서 운동을 한다.

10.3.1 어깨 가동성

▶ **시작 자세.** 왼손을 등 뒤에 배치하고, 오른쪽 어깨뼈에 닿을 때까지 위쪽으로 활주한다.

테스트

긴장이나 통증 없이, 왼쪽 어깨를 뒤쪽으로 당기면서 가슴을 펼 수 있는가? (그림 10.12)

운동

긴장의 시작을 느낄 때까지 테스트 목표 쪽으로 운동을 하고, 긴장이 해소될 때까지 이 자세를 유지한다.

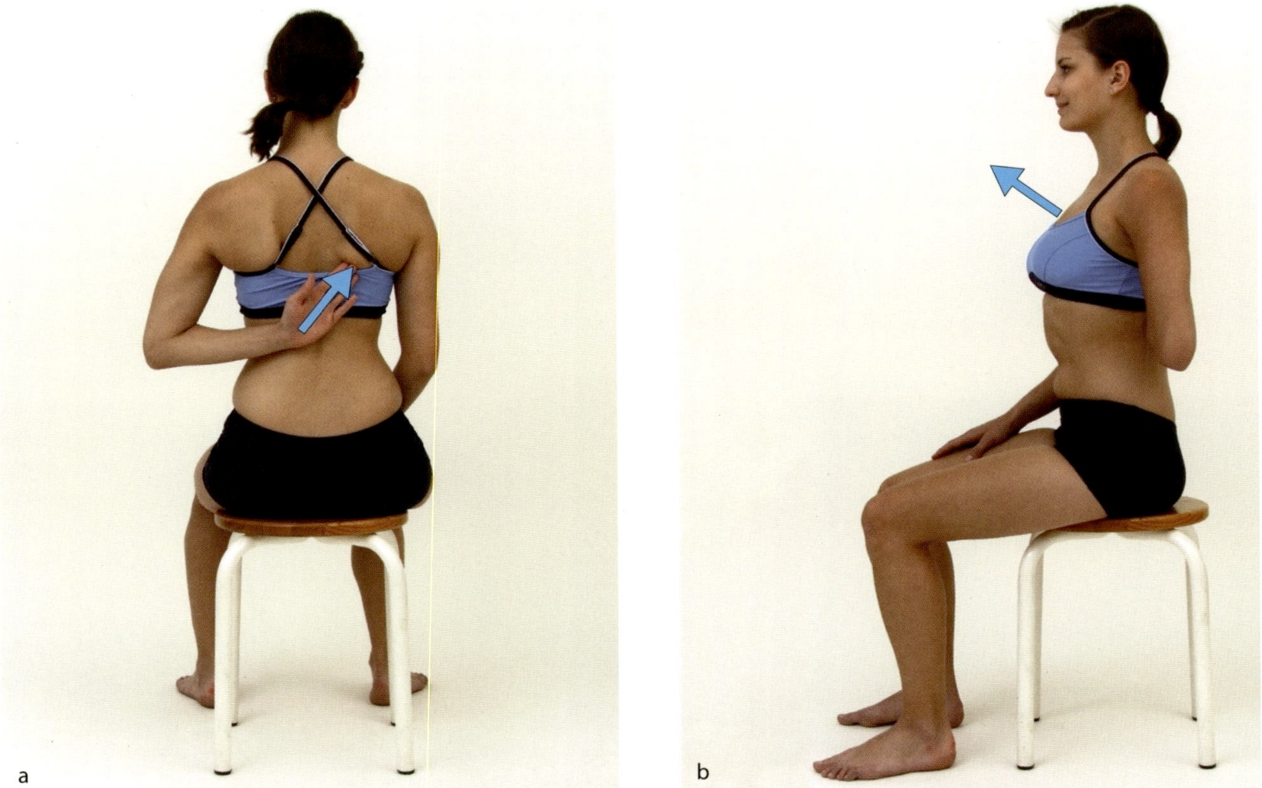

그림.10.12 앉은 자세에서의 어깨 가동성

10.3.2 손가락 굽힘근의 유연성

▶ **시작 자세.** 왼팔을 앞쪽으로 뻗고, 손목의 안쪽면이 위쪽으로 향하고 팔꿈치가 아래쪽으로 향할 때까지 가쪽으로 돌린다. 그런 다음, 손바닥을 정면으로, 손가락을 아래쪽으로 향하게 한다.

테스트

긴장이나 통증 없이, 왼손의 손가락이 수직으로 아랫방향으로 향할 때까지, 오른손으로 왼쪽 손가락을 여러분 쪽으로 당길 수 있는가? (그림 10.13)

운동

긴장의 시작을 느낄 때까지 테스트 목표 쪽으로 운동을 하고, 긴장이 해소될 때까지 이 자세를 유지한다.

10.3.3 돌림 가동성

▶ **시작 자세.** 돌림 가동성을 위해 (그림 10.14a-c), 상체를 곧게 세워 앉는다 (가슴을 펴서). 양 손을 깍지 껴서 목 뒤에 배치하고, 팔꿈치가 측면을 향할 때까지 팔꿈치를 뒤쪽으로 당긴다.

테스트

긴장이나 통증 없이, 상체를 왼쪽 (그림 10.14a)과 오른쪽 (그림 10.14c)으로 돌림할 수 있는가?

운동

긴장의 시작을 느낄 때까지 테스트 목표 쪽으로 운동을 하고, 긴장이 해소될 때까지 이 자세를 유지한다.

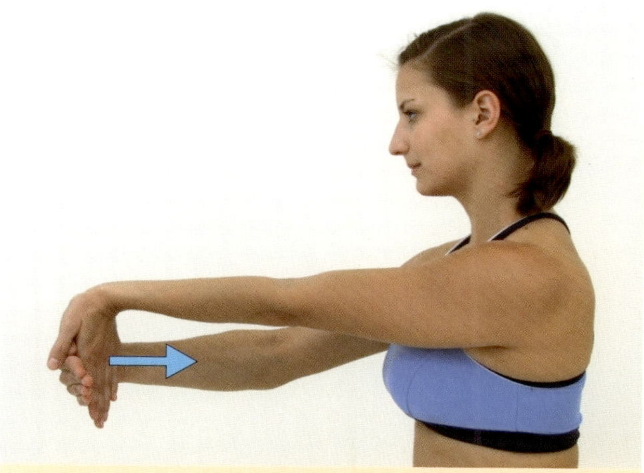

그림.10.13 앉은 자세에서의 손가락굽힘근 유연성

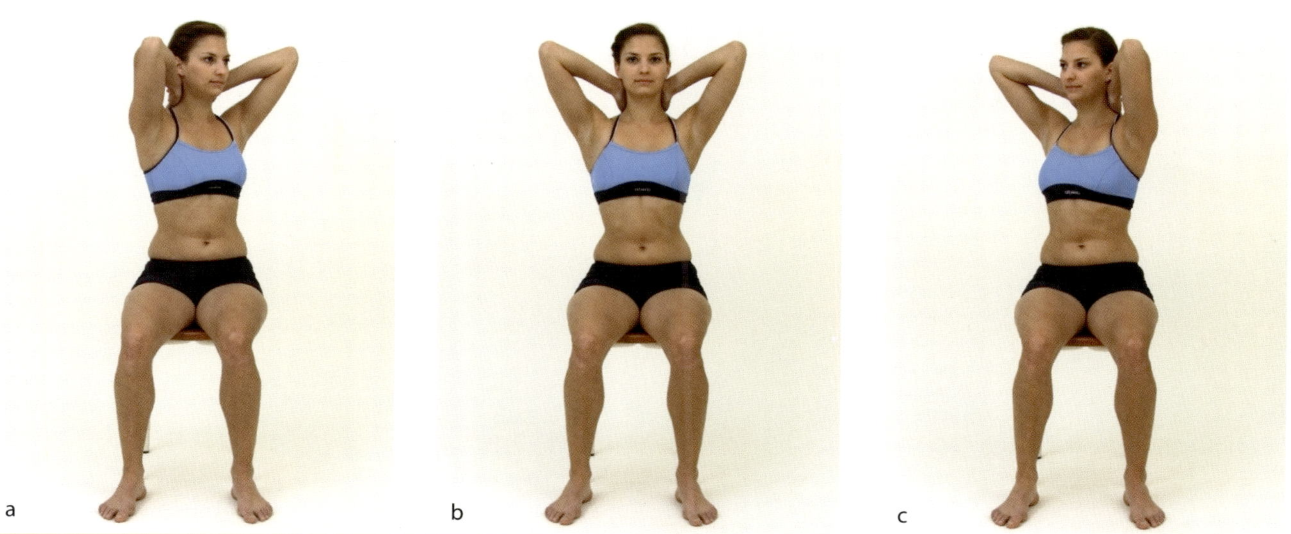

a b c

그림.10.14 앉은 자세에서의 돌림 가동성

10.3.4 엉덩관절 굽힘 가동성

▶ **시작 자세.** 척추를 75% 곧게 세워서 앉고 (그림 3.4 참고), 허리뼈가 이 자세에서 얼마나 휘어지는지를 느껴본다. 양쪽 팔꿈치를 몸통에 꼭 붙이고 양 손을 허벅지 위에 배치한다. 허리뼈의 앞굽음을 감소시키지 않고, 엉덩관절로만 상체를 숙인다. 이때도 팔꿈치를 여전히 몸통 옆에 붙인다.

테스트

긴장이나 통증 없이, 손가락이 무릎뼈의 앞쪽까지 닿을 때까지 몸을 앞쪽으로 숙일 수 있는가? (그림 10.15)

운동

긴장의 시작을 느낄 때까지 테스트 목표 쪽으로 운동을 하고, 긴장이 해소될 때까지 이 자세를 유지한다.

10.3.5 볼기근육의 유연성

▶ **시작 자세.** 척추를 75% 곧게 세워서 앉고 (그림 3.4 참고), 허리뼈가 이 자세에서 얼마나 휘어지는지를 느껴본다. 그런 다음, 왼발을 오른쪽 무릎 위에 배치하고, 허리뼈를 75% 휘어지도록 되돌린 후, 양쪽 팔꿈치를 몸통에 붙인다. 허리뼈의 앞굽음을 감소시키지 않고, 엉덩관절로만 상체를 숙인다. 이때도 팔꿈치를 여전히 몸통 옆에 붙인다.

테스트

긴장이나 통증 없이, 양 손의 손가락이 왼쪽 정강이에 닿을 때까지 몸을 앞쪽으로 숙일 수 있는가? (그림 10.16)

운동

긴장의 시작을 느낄 때까지 테스트 목표 쪽으로 운동을 하고, 긴장이 해소될 때까지 이 자세를 유지한다.

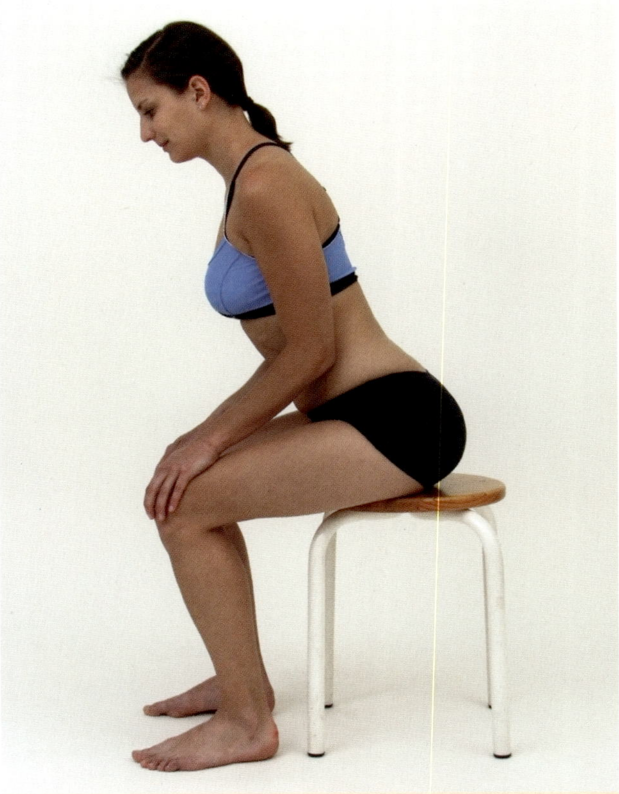

그림.10.15 앉은 자세에서의 엉덩관절 굽힘

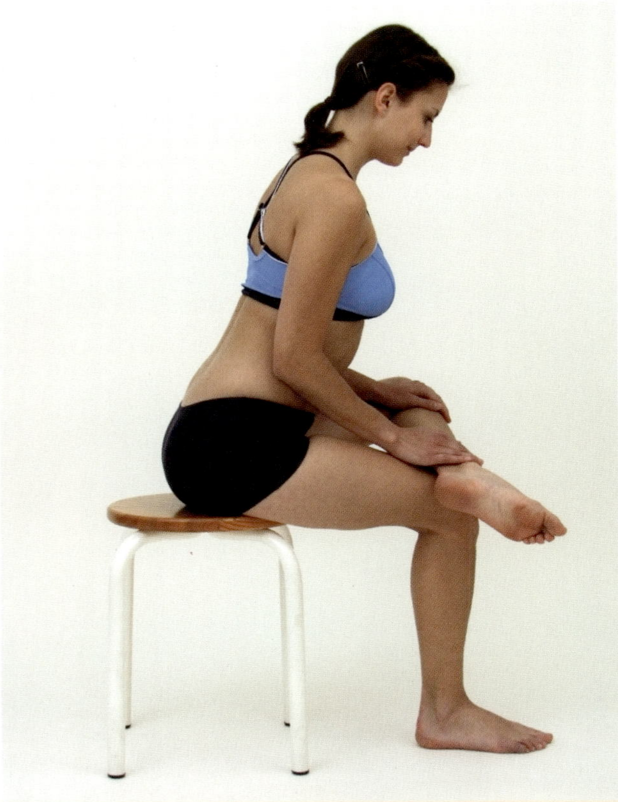

그림.10.16 앉은 자세에서의 볼기 근육 유연성

10.3.6 다리, 등 및 뇌신경 가동성

▶ **시작 자세.** 의자의 앞쪽 가장자리 위에 앉아서 정강이를 수직으로 정렬시킨다. 양쪽 무릎을 아래팔 길이만큼 벌린다 (그림 3.23 참고). 왼발을 발 길이만큼 앞쪽으로 내딛고, 여러분이 할 수 있는 만큼 강하게 왼쪽 발을 무릎 쪽으로 당긴다.

테스트

긴장이나 통증 없이, 의자의 밑판을 볼 수 있을 때까지 몸을 앞쪽으로 숙일 수 있는가? (그림 10.17)

운동

긴장의 시작을 느낄 때까지 테스트 목표 쪽으로 운동을 하고, 긴장이 해소될 때까지 이 자세를 유지한다.

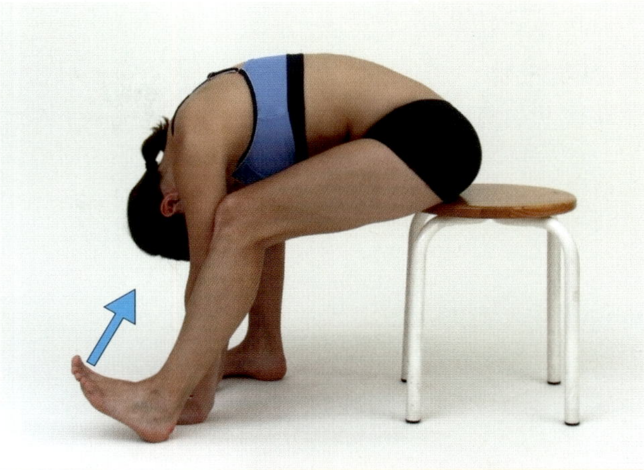

그림.10.17 앉은 자세에서의 다리, 등, 뇌신경 가동성

10.3.7 장딴지 근육의 유연성

▶ **시작 자세.** 의자의 앞쪽 가장자리에 앉고, 벽에 등을 기댄다. 왼쪽 발꿈치를 바닥에 대고, 왼쪽 무릎을 완전히 편한다.

테스트

긴장이나 통증 없이, 신발의 바닥이나 발바닥이 수직될 때까지 왼쪽 무릎 쪽으로 왼발을 당길 수 있는가?

운동

긴장의 시작을 느낄 때까지 테스트 목표 쪽으로 운동을 하고, 긴장이 해소될 때까지 이 자세를 유지한다 (그림 10.18).

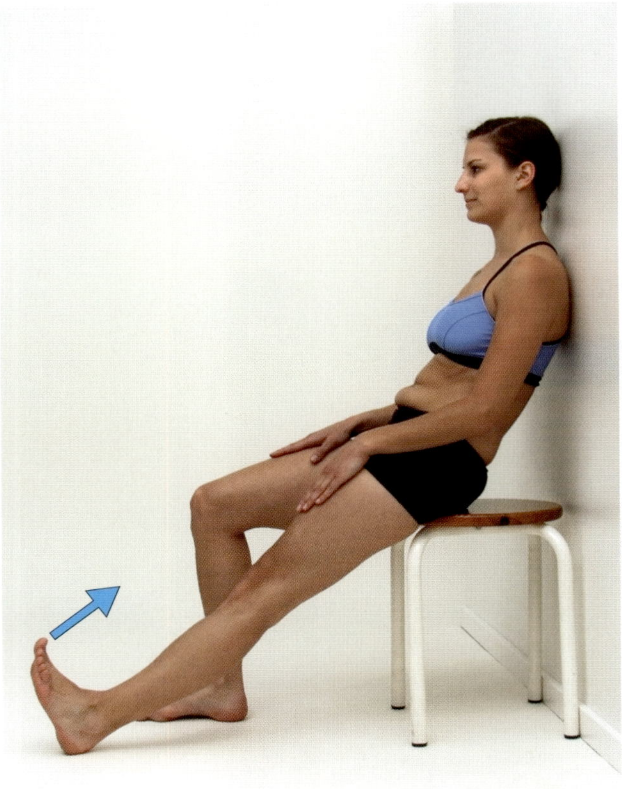

그림.10.18 앉은 자세에서의 장딴지 유연성

10.3.8 엉덩관절 폄 가동성

▶ **시작 자세.** 의자 측면을 바라보고 선 자세를 취한다. 왼발을 바닥에 고정하고, 오른발을 의자 위에 올려놓는다. 두덩뼈를 앞쪽으로 움직이면서 골반을 경사시키고, 아랫등을 뒤쪽으로 민다. 완전히 펴된 왼쪽 무릎을 유지한다.

테스트

여러분의 왼쪽 샅이나 엉덩관절의 긴장이나 통증 없이, 왼쪽 무릎이 의자의 가장자리에 닿을 때까지, 체중을 앞쪽으로 이동하면서 골반 경사를 유지하고 왼쪽 무릎을 폄할 수 있는가? (그림 10.19)

운동

왼쪽 엉덩관절이나 샅 부위에서 긴장의 시작을 느낄 때까지 테스트 목표 쪽으로 운동을 하고, 긴장이 해소될 때까지 이 자세를 유지한다.

주의: 런웨이 의자
바퀴가 달린 의자를 가지고 이런 운동을 해서는 절대로 안 된다. 그 이유는 의자가 굴러갈 수 있기 때문이다.

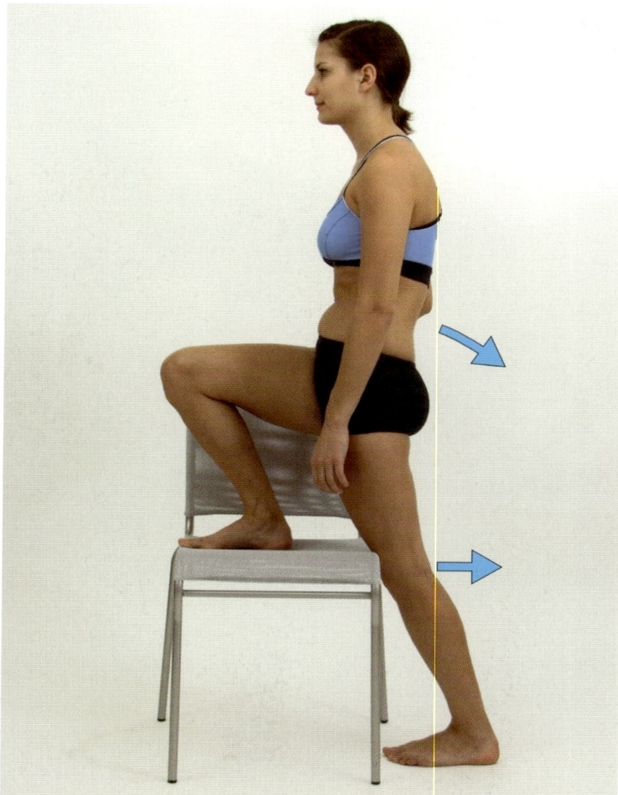

그림.10.19 벽 없이 이루어지는 엉덩관절 폄 가동성

10.3.9 어깨뼈와 위팔세갈래근의 근력

▶ **시작 자세.** 궁둥이를 등받이로부터 2개 손의 폭 만큼 떨어뜨려 앉는다. 그리고 등이 등받이로부터 떨어지도록 팔꿈치로 등받이를 압박한다 (그림 10.20).

테스트

격렬한 활동이나, 떨림, 통증 없이, 이 자세를 60초 동안 유지할 수 있는가? (그림 10.16)

운동

근피로를 느낄 때까지 이 자세를 유지한다.

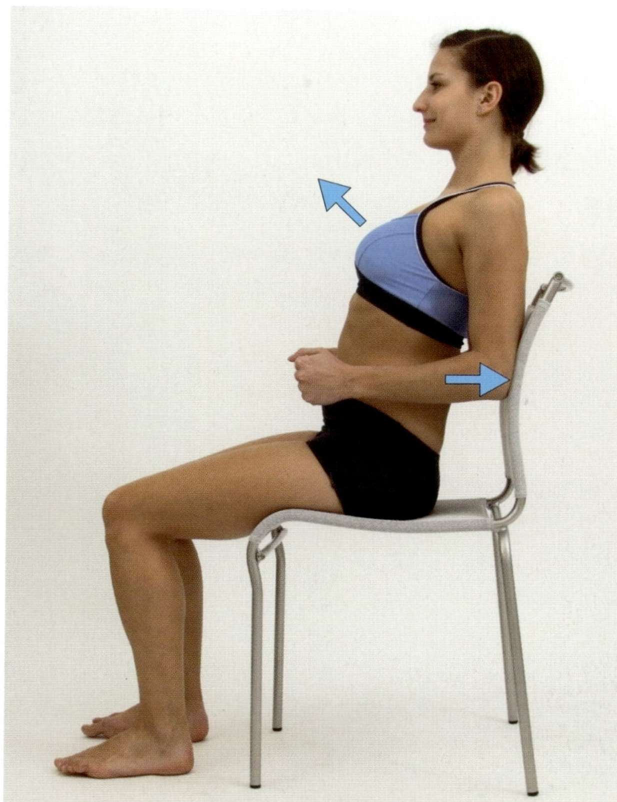

그림.10.20 앉은 자세에서의 어깨뼈 근육과 위팔세갈래근의 근력

도수치료와
유용한 도구

Manual Techniques
and Helpful Tools

11 도수치료

Manual Techniques

대부분의 척추 문제는 본 책의 운동을 이용해 효율적으로, 부드럽게 그리고 지속적인 효과로 치료될 수 있다.

예를 들어, 본 책의 운동을 이용한 비틀린 척추의 교정은 종종 도수기법보다 효율적이고, 더 지속적인 효과를 가진다. 특별한 척추뼈의 재위치에 대한 올바른 운동은 내비게이터 26에 설명되어 있다.

그러나 가동성 운동의 올바른 수행이 가동성의 향상을 얻지 못하는 경우에는, "문제 해결" 단락이 대체 운동을 제시하고 있다. 어떤 경우에는 도수기법이 가동성 테스트 목표 쪽으로 진전을 이룰 수 있는데, 이들 도수 기법은 다음 페이지에서 설명될 것이다.

모든 도수기법의 절차는 다음과 같다. 환자는 치료 테이블 위에 눕는다. 치료사는 검사하고자 하는 조직에 부드럽고 지속적인 압박을 적용한다. 만약 조직이 쉽게 이완하면, 치료가 더 이상 필요 없을 것이고, 만약 저항이 강하면, 치료사는 첫 저항 지점까지 가서, 일정한 압박을 유지하고, 이와 동시에 조직의 긴장이 감소할 때까지 4장의 "이완"에서 제시된 개별 운동을 통해 구두(말)로서 환자를 안내한다.

만약 특정 이완 운동 동안 긴장이 쉽게 이완되면, 이완의 핵심이 밝혀진 것이다. 그런 다음 환자에게 이런 특정 이완 운동을 일상활동에 접목시키도록 요구한다. 도수 압박의 1차 목표는 환자가 예전에 알지 못했던 긴장을 느끼도록 돕고, 또 그 긴장을 신중하게 이완할 수 있도록 돕는 것이다.

자동발생 가동술 (autogenic mobilization)
주요 이완 운동을 통해 가동술의 효과를 얻을 수 있다. 여러분 손가락의 부드러운 압박은 환자로 하여금 관련 부위에 집중하도록 만들고, 피드백으로서 이완을 환자에게 제공할 수 있다. 만약 이런 방법을 통해 장애를 해결하는 도수기법을 사용한다면, 여러분은 지속적인 치료 효과를 얻을 수 있을 뿐 만 아니라, 손가락 관절의 미성숙한 관절염도 예방할 수 있을 것이다.

모든 테스트와 운동과 마찬가지로, 통증을 일으키거나 정상 민감성을 넘어서는 압박의 효과를 보일 때 다음의 도수기법도 금기사항이다.

11.1 첫 번째 갈비뼈

치료사는 환자의 머리 쪽에 앉아서, 좌우 첫 번째 갈비뼈의 등쪽면에 손을 배치하여 앞쪽 방향으로 갈비뼈를 민다 (그림 11.1).

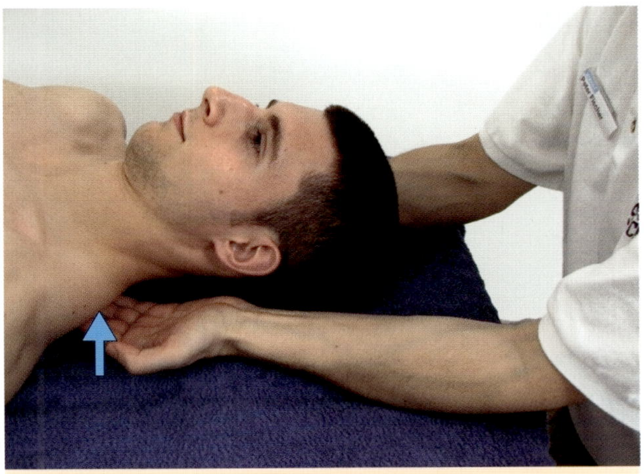

그림.11.1 첫 번째 갈비뼈의 도수 가동술

11.2 왼쪽 오목위팔관절

치료사는 환자의 왼쪽 측면에서 선 자세를 취한다. 환자는 자신의 양 손을 배 위에 올려놓는다.

치료사는 오른손의 손가락으로 어깨뼈의 안쪽 가장자리를 잡고 어깨뼈를 고정한다. 엄지두덩으로 어깨뼈가시를 지지한다. 어깨뼈 가장자리에 놓인 손가락은 어깨뼈가 안쪽으로 활주하는 것을 막아주고, 엄지두덩은 어깨뼈의 등쪽 방향 움직임을 막아준다.

치료사는 왼손의 손가락으로 위팔뼈머리를 어깨뼈의 관절오목을 따라 등쪽 방향으로 활주시킨다 (그림 11.2).

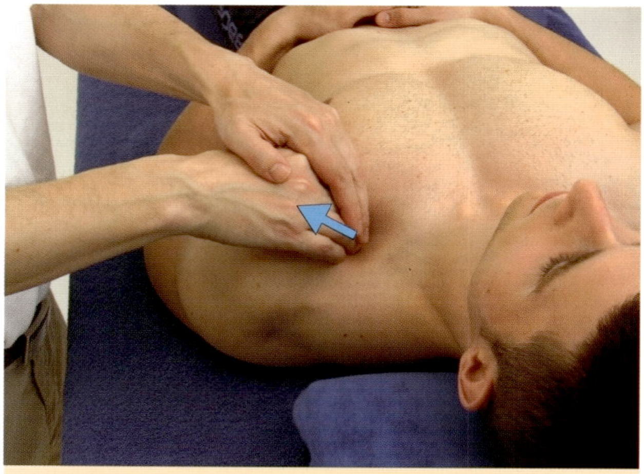

그림.11.3 작은가슴근의 도수 이완술

11.3 왼쪽 작은가슴근

치료사는 환자의 왼쪽 측면에서 선 자세를 취하고, 작은가슴근을 바라본다. 한 손의 집게손가락과 가운데손가락을 굽힘하여 작은가슴근의 머리쪽 가장자리인 부리돌기의 안쪽면에 배치한다. 치료사는 다른 손의 손가락으로 집게손가락과 가운데손가락을 지지하여, 근섬유와 수직되는 방향으로 꼬리쪽, 가쪽, 그리고 약간의 등쪽 방향으로 근섬유를 당긴다 (그림 11.3).

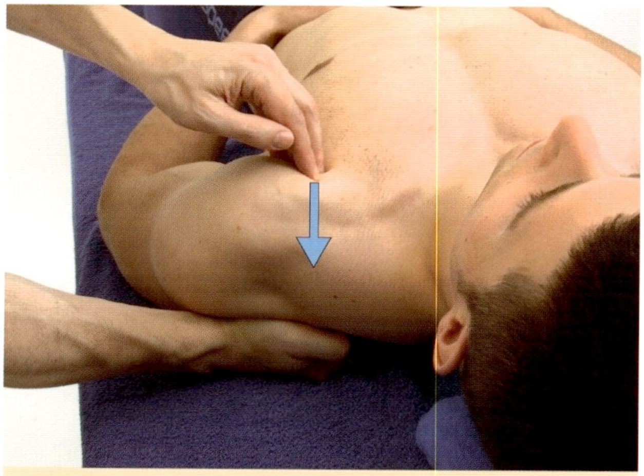

그림.11.2 오목위팔관절의 도수 가동술

11.4 허리근과 엉덩근

11.4.1 금기증

금기증
허리근과 엉덩근의 도수 압박은 다음 상황일 때 절대 금기증이다: 임신, 대동맥류, 모든 수술후 상태, 종양, 복강의 염증성 질환 등.

복강의 염증성 질환으로는 충수염, Crohn 병, 게실염 등이 있다. 배를 압박할 때 손가락 끝에서 맥박이 느껴지면, 압박을 해서는 안 된다. 도수치료를 하기 전에 항상 환자에게 도수기법의 금기증에 대해 설명해 주어야 한다. 도수기법을 처음 사용하는 경우에는, 환자의 명백한 허락을 구하는 것 이외에, 치료사는 다음과 같이 물어봐야 한다: "내가 당신의 배를 압박해서는 안되는 다른 이유가 있습니까?"

11.4.2 왼쪽 허리근

환자는 엉덩관절과 무릎관절을 굽힘하고 눕는다. 그리고 치료사는 환자 다리 밑에 쐐기를 적용하여 다리를 지지해 준다. 치료사는 환자의 왼쪽 측면에서 선 자세를 취한다. 치료사는 배꼽의 가쪽과 아래쪽의 지점에 손가락을 배치하여 허리근이 손가락에 닿을 때까지 등쪽 방향으로 천천히 그리고 조심스럽게 압박을 가한다. 그런 다음, 손가락으로 허리근을 등가쪽 방향으로 부드럽게 민다 (그림 11.4).

11.4.3 왼쪽 엉덩근

환자는 엉덩관절과 무릎관절을 굽힘하고 눕는다. 그리고 치료사는 환자 다리 밑에 쐐기를 적용하여 다리를 지지해 준다. 치료사는 환자의 왼쪽 측면에서 선 자세를 취한다. 치료사는 샅인대를 피하기 위해, ASIS의 등쪽에 위치한 엉덩뼈능선에 3개의 손가락을 접촉시킨다. 이 지점에서 시작하여, 치료사는 엉덩근이 느껴질 때까지 엉덩뼈의 안쪽면을 따라 천천히 그리고 조심스럽게 등쪽 방향으로 압박한다 (그림 11.5).

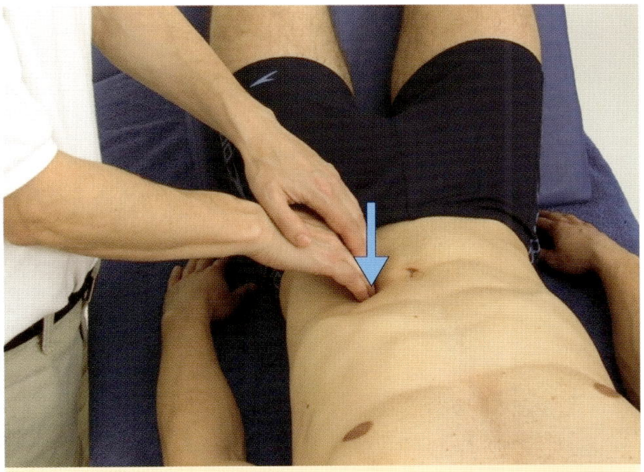

그림.11.4 허리근의 도수 이완술

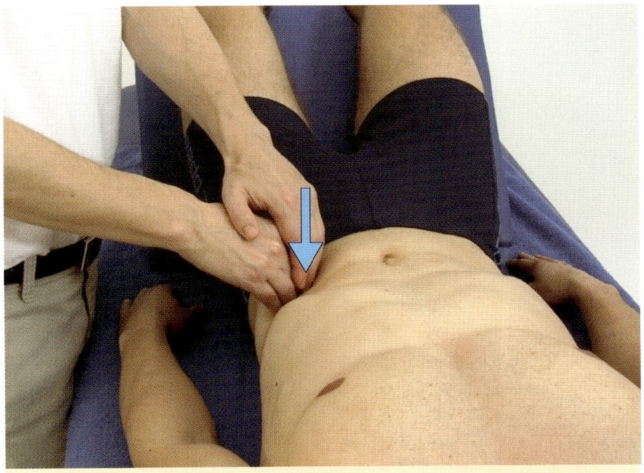

그림.11.5 엉덩근의 도수 이완술

11.5 발목관절

환자는 치료 테이블 밖으로 발목을 내어 놓고 눕는다. 치료사는 환자의 발쪽에서 선 자세를 취하고 환자를 바라본다. 치료사는 자신의 샅부위로 환자의 발꿈치를 지지하고, 첫 저항이 느껴질 때까지 자신의 배를 이용해 환자의 발목을 발등굽힘시킨다. 치료사는 한 손을 발목 뒤쪽에서 접근하여 양쪽 복사뼈를 감싸 잡고, 다른 손의 갈퀴 (엄지와 집게손가락 사이) 부위를 이용해 발등쪽에서 장부구멍에 배치한다. 그리고 아랫방향으로 목말뼈를 활주시킨다 (그림 11.6).

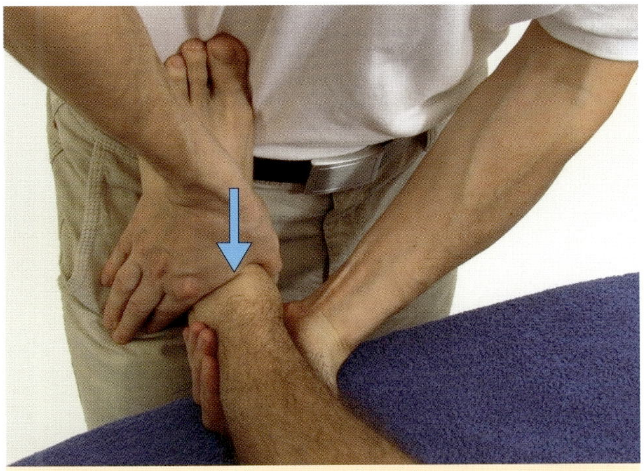

그림.11.6 발목관절의 도수가동술

12 내비게이터

Manual Techniques

▶ **신체 도표.** 신체 도표 (그림 12.1)에서, 환자의 증상이나 기능부전이 있는 신체 부분을 선택한다. 여러분은 그곳에서 내비게이터 챠트의 숫자를 발견할 수 있을 것이다. 해당 차트에는, 적절한 테스트와 운동의 제안과 함께, 증상이나 기능부전의 원인도 목록되어 있다. 이런 목록은 관련성에 의해 분류되고, 원인을 확인하고 해결하기 위해 적절한 테스트와 운동과 함께, 해당 영역의 증상과 기능부전의 원인을 다루고 있다.

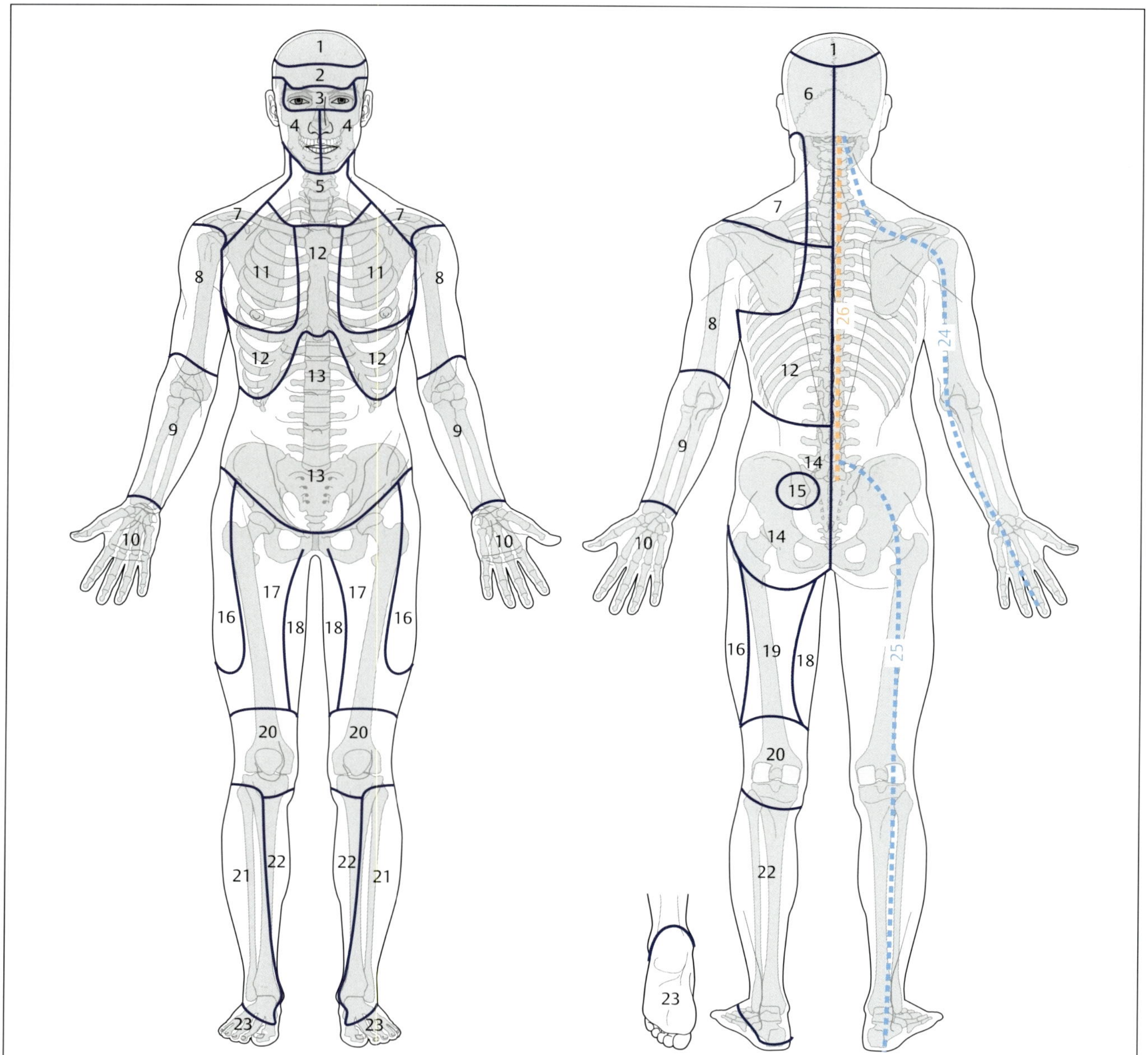

그림.12.1 내비게이터 차트를 위한 신체 도표. 숫자는 해당 영역에서 증상과 기능부전의 평가와 치료에 대한 적절한 테스트와 운동을 포함하고 있는 내비게이터 차트를 의미한다.

▶ **배경 색깔.** 순서 이외에, 특정 영역의 문제 원인을 확인하고 해결할 수 있는 테스트와 운동의 가능성을 배경 색깔로 표시한다. 특정 영역의 증상이나 기능부전을 가장 자주 해결해 주는 테스트와 운동은 어두운 오렌지색을 띠고, 가장 덜 해결해 주는 테스트와 운동은 밝은 오렌지색을 띤다.

▶ **절차.** 만약 첫 번째 운동이 바람직한 결과를 초래하면, 다음 단계의 운동이 필요없을 것이다. 만약 첫 번째 운동이 향상을 초래하지 않았다면, 2번째 운동으로 진행한다. 만약 2번째 운동도 효과적이지 않다면, 치료목표를 충족시킬 때까지 목록에 있는 다음 순서의 운동으로 진행한다.

목록의 순서대로 운동을 수행하지 않는 대신, 징후나 여러분의 경험, 또는 다른 정보들이 여러분으로 하여금 특정 운동의 원인이 1차 목표라고 믿게 만들면, 아래쪽에 위치한 목록의 운동부터 시작할 수도 있다.

▶ **예** (표 12.1)여러분의 환자는 머리 꼭대기 부위에 증상을 가지고 있다. 신체 도표에서 머리 꼭대기는 1로 표시된다. 그러므로 내비게이터 1은 이 부위(머리 꼭대기)에 대한 관련 테스트와 운동을 가지고 있다.

여러분은 제한된 경막 신경역동성이 차트의 맨 윗부분에 목록되어 있음을 볼 수 있고, 이것은 뇌증상의 가장 빈번한 원인으로 랭크된다. 다리, 등, 뇌신경 가동성 테스트를 이용해 여러분의 환자에게 이것을 적용할 수 있는지를 체크한다. 만약 테스트가 양성이라면, 환자에게 다리, 등, 뇌신경 가동성 운동을 하도록 주문한다. 만약 이런 운동으로 증상이 좋아지면, 여러분은 해결책을 발견한 것이다. 만약 증상이 좋아지지 않았다면, 다음 단계인 환자가 구부정한 앉은 자세를 취하고 있는지를 확인한다. 만약 환자가 구부정한 자세를 취하고 있지 않다면, 흉식호흡을 하고 있는지를 확인해 본다. 이를 통해 여러분은 "척추만곡 중립위"에서 "이완된 아랫입술"까지의 모든 운동들을 생략하고, "복식호흡" 운동부터 시작할 수 있다.

표.12.1 내비게이터 차트의 예

내비게이터 1-머리 꼭대기

증상이나 기능부전의 기능적 원인	테스트와 운동
제한된 경막 신경역동성	다리, 등, 뇌신경 가동성
구부정한 앉은 자세	척추만곡 중립위
과긴장된 턱 근육	이완된 아래턱
혀를 습관적으로 앞쪽이나 가쪽으로 치아를 민다	이완된 혀
아랫입술을 습관적으로 위쪽으로 민다	이완된 아랫입술
흉식호흡	복식호흡
어깨를 위쪽으로 올림하거나 내밈한다	이완된 어깨
과도하고 저가동성의 등뼈 뒤굽음증	등뼈 폄 가동성

내비게이터 1-머리 꼭대기

증상이나 기능부전의 기능적 원인	테스트와 운동
제한된 경막 신경역동성	다리, 등, 뇌신경 가동성
구부정한 앉은 자세	척추만곡 중립위
과긴장된 턱 근육	이완된 아래턱
혀를 습관적으로 앞쪽이나 가쪽으로 치아를 민다	이완된 혀
아랫입술을 습관적으로 위쪽으로 민다	이완된 아랫입술
흉식호흡	복식호흡
어깨를 위쪽으로 올림하거나 내밈한다	이완된 어깨
과도하고 저가동성의 등뼈 뒤굽음증	등뼈 폄 가동성

내비게이터 2-이마

증상이나 기능부전의 기능적 원인	테스트와 운동
등뼈 폄 문제를 보상하는 목뼈의 젖힘 때문에, 고리뒤통수관절, 턱 근육, 뒤통수이마근육의 기능부전	등뼈 폄 가동성
단축된 목 폄근으로 인한 목뼈, 뒤통수이마근, 눈과 턱의 기능부전	턱 당기기 가동성
제한된 경막 신경역동성으로 인한 뇌신경 긴장과 근방호	다리, 등, 뇌신경 가동성
습관적인 머리 전방 쏠림으로인한 목뼈, 뒤통수이마근, 눈 및 척의 기능부전	척추만곡 중립위
타이트한 턱으로 인한 깨물근, 관자근, 안쪽날개근 및 가쪽날개근의 과긴장	이완된 아래턱
흉식호흡으로 인한 깨물근, 관자근, 안쪽날개근의 과긴장	복식호흡
혀가 습관적으로 치아에 닿는 것으로 인한 가쪽날개근, 관자근의 앞쪽섬유, 깨물근의 과긴장	이완된 혀
올림된 아랫입술에 의한 가쪽날개근, 관자근의 앞쪽섬유, 깨물근의 협력성 과긴장	이완된 아랫입술
위등세모근의 유지 패턴으로 인한 깨물근, 관자근, 안쪽날개근의 협력성 과긴장	이완된 어깨
눈 근육의 불균형으로 인한 앞쪽 두통	눈 근육 협응

내비게이터 3-눈

증상이나 기능부전의 기능적 원인	테스트와 운동
머리를 앞으로 내밀고 앉은 자세로 인한 고리뒤통수관절의 기능부전	척추만곡 중립위
부족한 등뼈 폄 가동성의 보상작용인 목뼈 젖힘에 의한 고리뒤통수관절의 기능부전	등뼈 폄 가동성
긴장된 눈 근육	눈 근육 협응
혀가 앞니를 압박할 때 앞니의 뒤쪽 반응력에 반작용하기 위해, 이는곳인 나비뼈에서 발생하는 당김과 긴장된 가쪽날개근	이완된 혀
턱을 타이트하게 유지하려 할 때 일어나는 깨물근, 관자근, 안쪽날개근 또는 가쪽날개근의 타이트니스	이완된 아래턱
습관적으로 아랫입술을 위로 올릴 때 일어나는 가쪽날개근, 관자근의 앞쪽 부분, 깨물근의 협력성 과긴장.	이완된 아랫입술
위등세모근의 유지 패턴으로 인한 깨물근, 관자근, 안쪽날개근의 협력성 과긴장	이완된 어깨
흉식호흡으로 인한 깨물근, 관자근, 안쪽날개근의 협력성 과긴장	복식호흡
습관성 머리 전방 자세로 인한 목뼈, 눈 및 턱관절의 기능부전	턱 당기기 가동성

내비게이터 4-턱과 관자뼈

증상이나 기능부전의 기능적 원인	테스트와 운동
습관성 턱 내밀기와 턱관절을 타이트하게 유지할 때 일어나는 깨물근, 관자근, 안쪽날개근 또는 가쪽날개근의 과긴장	이완된 아래턱
혀가 앞니를 압박할 때 앞니의 뒤쪽 반응력에 반작용하기 위해, 이는곳인 나비뼈에서 발생하는 당김과 긴장된 가쪽날개근	이완된 혀
아랫입술을 위로 올릴 때 일어나는 가쪽날개근, 관자근의 앞쪽 부분, 깨물근의 협력성 과긴장	이완된 아랫입술
위등세모근의 유지 패턴으로 인한 깨물근, 관자근, 안쪽날개근의 협력성 과긴장	이완된 어깨
흉식호흡으로 인한 깨물근, 관자근, 안쪽날개근의 협력성 과긴장	복식호흡
동측 가쪽곧은근의 긴장으로 인한 관자쪽 두통	눈 근육 협응
머리가 앞쪽으로 쏠림된 앉은 자세	척추만곡 중립위
너무 뒤쪽으로 기울어진 상체를 안정화시키기 위해, 몸통 앞쪽 근육을 긴장했을 때 일어나는 턱근육의 협력성 과긴장	앉은 자세에서의 균형잡힌 상체
등뼈 폄 가동성 부족으로 인한 목뼈의 젖힘	등뼈 폄 가동성
팔신경얼기의 저가동성으로 인한 목뼈와 턱관절의 과긴장	팔신경 가동성
제한된 신경역동성으로 인한 목 폄근, 턱 및 눈 근육의 과긴장	다리, 등, 뇌신경 가동성
습관성 정적 자세로 인한 목뼈, 눈 및 턱근육의 과긴장	동적 앉기와 동적 서기
습관성 머리 전방 쏠림 자세로 인한 눈 및 턱근육의 기능부전	턱 당기기 가동성
골반 앞쪽경사로 인한 턱관절 근육의 타이트니스와 턱관절의 기능부전	선 자세(균형잡힌 상체)

내비게이터 5-목 앞쪽

증상이나 기능부전의 기능적 원인	테스트와 운동
머리 전방 쏠림 자세로 목 앞쪽 근육과 근막의 과도한 신장	척추만곡 중립위
흉식호흡으로 인한 위목뿔근과 아랫목뿔근과 근막의 협력성 과긴장	복식호흡
상체가 너무 뒤쪽으로 기울어져 있을 때, 머리를 안정화시키는데 요구되는 목 앞쪽 근육의 긴장	앉은 자세에서의 균형잡힌 상체
머리 전방 쏠림 자세와 목 뒷당김 제한으로 인한 목 앞쪽 근육과 근막의 과도한 신장	턱 당기기 가동성
등뼈 폄 가동성 부족을 보상하는 머리 전방 쏠림 자세로 인한 위목뿔근과 아랫목뿔근과 근막의 과도한 신장	등뼈 폄 가동성
혀가 앞니를 압박할 때 앞니의 뒤쪽 반응력에 반작용하는 위목뿔근의 긴장	이완된 혀
습관성 턱 내밈으로 인한 위목뿔근과 후두 근육의 긴장	이완된 아래턱
위등세모근의 유지 패턴으로 인한 위목뿔근과 아랫목뿔근의 협력성 과긴장	이완된 어깨
습관적으로 아랫입술을 위로 올릴 때 일어나는 목 앞쪽 근육과 근막의 협력성 과긴장	이완된 아랫입술
골반 앞쪽 이동으로 인한 목 앞쪽 근육의 과긴장	선 자세(균형잡힌 상체)
목 앞쪽 근육의 약증	배근육과 목 앞쪽 근육의 근력

내비게이터 6-뒤통수와 등쪽 목뼈

증상이나 기능부전의 기능적 원인	테스트와 운동
머리가 앞쪽으로 쏠림된 앉은 자세	척추만곡 중립위
등뼈 폄 가동성 부족으로 인한 목뼈의 젖힘	등뼈 폄 가동성
중립위와 동적 자세를 방해하는 인간공학적 요소	친 자세 환경
과긴장된 어깨올림 근육들	이완된 어깨
앞쪽으로 몸을 기울일 때 엉덩관절 굽힘의 부족을 보상하기 위한 머리의 전방 이동	고정된 척추만곡 중립위
비대칭 척추 자세로 인해 척추에 가해지는 비대칭 스트레스	옆굽힘이나 비틀림이 없는 앉은 자세
흉식호흡으로 인한 어깨와 목 근육의 과긴장	복식호흡
목 근육의 타이트니스로 인한 제한된 눈 움직임	눈 근육 협응
턱근육의 긴장으로 인한 목 근육의 긴장	이완된 아랫턱
치아에 닿게 혀를 내미는 습관으로 인한 목 근육의 긴장	이완된 혀
습관적으로 아랫입술을 위로 올릴 때 일어나는 목 앞쪽 근육과 근막의 협력성 과긴장	이완된 아랫입술
목 뒷당김 부족으로 인한 목뼈 내밈	턱 당기기 가동성
제한된 경막 신경역동성에 의한 목뼈 폄근의 과긴장과 목뼈의 저가동성	다리, 등, 뇌신경 가동성
척추에 가해지는 정적 스트레스	동적 앉기와 동적 서기
보행시의 척추 돌림 부족	팔 스윙
오목위팔관절의 안쪽돌림 부족으로 인한 습관성 어깨 내밈	어깨 가동성
등뼈 폄 부족, 등뼈 돌림 부족, 가슴근육 유연성 부족, 팔신경얼기의 신경역동성 부족 등으로 인해 목뼈에 가해지는 스트레스	돌림 가동성
팔신경얼기의 저가동성과 문제로 인한 어깨 올림근과 어깨 내밈근의 과긴장	팔신경 가동성
상체가 너무 앞쪽이나 뒤쪽으로 기울어졌기 때문에 일어나는 목뼈의 불균형	앉은 자세에서의 균형잡힌 상체
목 앞쪽 근육의 약증과 과도한 신장으로 인한 목뼈 불안정	배근육과 목 앞쪽 근육의 근력
불충분하거나 비대칭의 등 폄근 근력으로 인한 비틀린 척추나 부족한 등뼈 폄	등 근육 근력
어깨 내밈근의 약증으로 인한 습관성 어깨 내밈과 머리 전방 쏠림 자세	어깨뼈 근육과 위팔세갈래근의 근력
반복적이고 주기적이고, 교대적인 대칭성 움직임에 의해 해결될 수 있는 타이트니스	지구력
골반 앞쪽 이동으로 인한 근육 비대칭과 비중립위의 목뼈 자세	선 자세(균형잡힌 상체)
앉은 자세에서의 비대칭 체중 분포로 인해 목뼈에 가해지는 비대칭 스트레스	앉은 자세에서의 대칭적 체중 분포

내비게이터 7-목 가쪽면

증상이나 기능부전의 기능적 원인	테스트와 운동
과긴장된 어깨 올림근	이완된 어깨
흉식호흡으로 인한 어깨와 목 근육의 과긴장	복식호흡
머리를 앞으로 내밀고 앉은 자세	척추만곡 중립위
팔신경얼기의 저가동성을 보상하기 위한, 어깨 올림근과 내밈근의 과긴장	팔신경 가동성
중립위, 동적 척추와 어깨 자세를 방해하는 인간공학적 요소	친 자세 환경
오목위팔관절의 안쪽돌림 부족을 보상하는 습관성 어깨 내밈	어깨 가동성
등뼈 폄 가동성 제한으로 인한 목뼈 젖힘	등뼈 폄 가동성
비틀린 척추로 인해 척추와 어깨에 가해지는 비대칭의 스트레스	옆굽힘이나 비틀림이 없는 앉은 자세
경막 신경역동성 제한으로 인한 목 폄근과 어깨 올림근의 과긴장	다리, 등, 뇌신경 가동성
비대칭성 머리 자세와 움직임으로 인한 제한된 눈 움직임	눈 근육 협응
팔이음뼈와 목뼈 근육에서의 정적 유지 패턴	팔 스윙
앞쪽으로 몸을 기울일 때 부족한 엉덩관절 굽힘을 보상하려는 머리 전방 이동	고정된 척추만곡 중립위
뒷당김 가동성 부족으로 인한 목뼈 내밈	턱 당기기 가동성
긴장된 턱 근육으로 인한 목 근육의 긴장	이완된 아랫턱
혀로 치아를 압박하는 습관으로 인한 목 근육의 긴장	이완된 혀
습관성 아랫입술 올림과 관련된 목 근육의 긴장	이완된 아랫입술
척추의 정적 하중	동적 앉기와 동적 서기
가슴근육의 유연성 부족, 팔신경얼기 신경역동성 부족, 등뼈 폄 가동성 부족, 그리고 목뼈 돌림 부족을 보상하는 목 근육 긴장	돌림 가동성
약화된 어깨뼈 뒷당김 근육으로 인한 습관성 어깨 내밈과 머리 전방 쏠림 자세	어깨뼈 근육과 위팔세갈래근의 근력
상체가 너무 앞쪽이나 뒤쪽으로 기울어짐으로 인한 척추 안정화 근육의 불균형	앉은 자세에서의 균형잡힌 상체
앉은 자세에서의 비대칭 체중분포로 인한 목뼈의 비대칭 스트레스	앉은 자세에서의 대칭적 체중 분포
골반 앞쪽 이동으로 인한, 머리와 어깨의 내밈 자세	선 자세(균형잡힌 상체)

내비게이터 8-어깨와 위팔

증상이나 기능부전의 기능적 원인	테스트와 운동
오목위팔관절의 안쪽돌림 부족을 보상하는 습관성 어깨 내밈	어깨 가동성
팔신경얼기의 저가동성, 가슴근육과 팔꿈치 굽힘근의 유연성 부족, 등뼈 폄 가동성 부족	돌림 가동성
팔신경얼기의 저가동성으로 인한 어깨 올림근과 내밈근, 팔꿈치 굽힘근의 과긴장	팔신경 가동성
척추 폄근과 어깨 뒷당김근의 약화로 인한 내밈된 어깨	척추만곡 중립위
어깨 굽힘–등뼈 운동사슬의 장애	등뼈 폄 가동성
① 과긴장된 어깨 내밈근과 팔꿈치 굽힘근과 ② 약화된 어깨 뒷당김근과 팔꿈치 폄근 사이의 불균형	어깨뼈 근육과 위팔세갈래근의 근력
과긴장된 가슴 근육으로 인한 과도한 등뼈 뒤굽음증	등 근육 근력
흉식호흡으로 인한 과도한 어깨올림근의 긴장	복식호흡
머리 앞쪽 쏠림 자세에 의한 목뼈–등뼈 이음부의 신경뿌리 문제	턱 당기기 가동성
팔, 어깨, 척추의 중립위 동적 자세를 방해하는 인간공학적 요소	친 자세 환경
과긴장된 손 굽힘근–팔꿈치 굽힘근–어깨내밈근의 근육사슬	손가락굽힘근 유연성
과긴장된 어깨올림근에 의한 팔신경얼기, 어깨, 팔의 기능부전	이완된 어깨
긴장된 턱 근육에 의한 어깨와 팔의 긴장	이완된 아래턱
혀로 치아를 압박하는 습관으로 인한 어깨와 팔 근육 긴장	이완된 혀
습관성 아랫입술 올림과 관련된 어깨와 팔 근육 긴장	이완된 아랫입술
비대칭 척추 자세로 인한 보상성 어깨 비대칭	옆굽힘이나 비틀림이 없는 앉은 자세
팔과 어깨 근육의 정적 유지 패턴	팔 스윙
제한된 눈 움직임을 보상하는 비대칭 머리와 어깨의 자세	눈 근육 협응
주기적이고, 교대적이고 대칭적인 움직임으로 해결될 수 있는 어깨와 팔의 긴장	지구력
몸을 앞쪽으로 기울였을 때 엉덩관절 굽힘의 부족을 보상하는 등뼈 뒤굽음과 머리 앞쪽 쏠림 자세	고정된 척추만곡 중립위
상체의 뒤쪽과 앞쪽 기울어짐을 습관적으로 유지하려할 때 일어나는 어깨 움직임과 등뼈 운동사슬 가동성의 장애	앉은 자세에서의 균형잡힌 상체
골반의 뒤쪽과 앞쪽 이동을 습관적으로 유지하려할 때 일어나는 어깨 움직임과 등뼈 운동사슬 가동성의 장애	선 자세(균형잡힌 상체)
습관성 정적 자세	동적 앉기와 동적 서기

내비게이터 9-아래팔

증상이나 기능부전의 기능적 원인	테스트와 운동
손가락굽힘근의 유연성 부족	손가락굽힘근 유연성
팔신경얼기의 저가동성으로 인한 아래팔근육의 과긴장	팔신경 가동성
흉식호흡으로 인한 팔신경얼기의 저가동성	복식호흡
과긴장된 어깨올림근으로 인한 팔신경얼기의 저가동성	이완된 어깨
팔의 동적 자세와 충분한 휴식을 방해하는 인간공학적 요소	친자세 환경
신경 저가동성과 과긴장된 어깨 내밈근-팔꿈치 굽힘근-손가락 굽힘근 사슬	돌림 가동성
주기적이고, 교대적이고 대칭적인 움직임으로 해결될 수 있는 팔의 긴장	지구력
과긴장된 어깨 내밈근-팔꿈치 굽힘근-손가락 굽힘근 사슬	어깨뼈 근육과 위팔세갈래근의 근력
과긴장된 어깨 내밈근-팔꿈치 굽힘근-손가락 굽힘근 사슬	등 근육 근력
과긴장된 어깨 내밈근-팔꿈치 굽힘근-손가락 굽힘근 사슬	팔 스윙
과긴장된 어깨 내밈근-팔꿈치 굽힘근-손가락 굽힘근 사슬	등뼈 폄 가동성
오목위팔관절의 안쪽돌림으로 인한 습관성 어깨 내밈	어깨 가동성
옆굽힘이나 비틀림의 자세로 인한 어깨와 팔의 비대칭적 자세, 움직임 및 긴장	옆굽힘이나 비틀림이 없는 앉은 자세
자세 관련 팔신경얼기 기능부전으로 인한 아래팔 근육의 과긴장	척추만곡 중립위
긴장된 턱 근육으로 인한 아래팔 근육의 과긴장	이완된 아래턱
혀로 치아를 압박하는 습관으로 인한 아래팔 근육의 과긴장	이완된 혀
습관성 아랫입술 올림과 관련된 아래팔 근육의 과긴장	이완된 아랫입술
습관적인 정적 자세	동적 앉기와 동적 서기
앞쪽 굽힘동안 목뼈의 과다 폄의 결과로서 이두박근 망상조직의 기능부전을 야기하여 아래쪽 팔 근육은 과긴장 됨	고정된 척추만곡 중립위
경막 신경역동성 제한으로 인한 아래팔근육의 과긴장	다리, 등, 뇌신경 가동성
앉은 자세에서의 비대칭적 체중 분포로 인한 목뼈의 비대칭 스트레스	앉은 자세에서의 대칭적 체중 분포

내비게이터 10-손

증상이나 기능부전의 기능적 원인	테스트와 운동
손가락굽힘근의 유연성 부족	손가락굽힘근 유연성
흉식호흡으로 인한 C6-T1 척수신경의 자극	복식호흡
팔신경얼기의 저가동성으로 인한 손의 신경과 근육 문제	팔신경 가동성
비중립위의 손가락과 손에서 일어나는 장기간의 반복 활동 자신경고랑, Quyon 터널, 손목굴의 장기간 압박	친자세 환경
비중립위의 목뼈-등뼈 이음부에 의한 C6-T1 신경뿌리의 자극	척추만곡 중립위
손가락굽힘근의 과긴장	어깨뼈 근육과 위팔세갈래근의 근력
손가락굽힘근의 과긴장	돌림 가동성
손가락굽힘근의 과긴장	등 근육 근력
비중립위의 목뼈 자세에 의한 C6-T1 신경뿌리의 자극	턱 당기기 가동성
등뼈 폄 문제를 보상하는 목뼈 젖힘에 의한 C6-T1 신경뿌리의 자극	등뼈 폄 가동성
과긴장된 어깨올림근에 의한 C6-T1 신경 압박이나 가슴문 증후군	이완된 어깨
오목위팔관절의 안쪽돌림 보상작용의 습관성 어깨 내밈으로 인한 C6-T1 신경 자극	어깨 가동성
비대칭 척추 자세에 의한 C6-T1 신경 압박이나 가슴문 증후군	옆굽힘이나 비틀림이 없는 앉은 자세 팔 스윙
주기적이고, 교대적이고 대칭적 움직임으로 해결될 수 있는 어깨와 팔의 긴장	지구력
습관적인 정적 자세	동적 앉기와 동적 서기
긴장된 턱 근육에 의한 목 근육 긴장과 C6-T1 신경 자극	이완된 아래턱
혀로 치아를 압박하는 습관으로 인한 목 근육 긴장과 C6-T1 신경 자극	이완된 혀
제한된 눈 움직임에 의한 목 근육 긴장과 C6-T1 신경 자극	눈 근육 협응
습관성 아랫입술 올림에 의한 목 근육 긴장과 C6-T1 신경 자극	이완된 아랫입술

내비게이터 11-가슴근육

증상이나 기능부전의 기능적 원인	테스트와 운동
큰가슴근과 작은가슴근의 유연성 부족으로 인한 어깨 내밈, 신경 저가동성 및 등뼈 폄 제한	돌림 가동성
팔신경얼기의 저가동성으로 인한 신경 자극과 과긴장된 어깨 올림근과 내밈근	팔신경 가동성
구부정한 앉기 자세로 인한 갈비복장 증후군과 가슴근육 느슨	척추만곡 중립위
등뼈 폄 부족으로 인한 갈비복장 증후군과 가슴근육의 타이트니스	등뼈 폄 가동성
약화된 어깨 뒷당김근으로 인한 습관성 어깨 내밈	어깨뼈 근육과 위팔세갈래근의 근력
오목위팔관절의 안쪽돌림으로 인한 습관성 어깨 내밈	어깨 가동성
과긴장된 배-가슴 근육 사슬	등 근육 근력
흉식호흡으로 인한 갈비사이근의 과긴장	복식호흡
과긴장된 손가락 굽힘근-팔꿈치 굽힘근-어깨내밈근의 근육사슬	손가락굽힘근 유연성
비대칭 자세로 인한 비대칭 척추와 어깨 긴장	옆굽힘이나 비틀림이 없는 앉은 자세
목뼈 내밈 자세로 인한 등뼈 뒤굽음증	턱 당기기 가동성
중립의 동적 자세와 어깨 자세를 방해하는 인간공학적 요소	친자세 환경
과긴장된 어깨 올림근과 어깨 내밈근	이완된 어깨
턱 근육의 긴장으로 인한 가슴 근육의 긴장	이완된 아래턱
혀로 치아를 압박하는 습관으로 인한 가슴 근육의 긴장	이완된 혀
습관성 아랫입술 올림에 의한 가슴 근육의 긴장	이완된 아랫입술
어깨 근육의 정적 유지 패턴	팔 스윙
제한된 눈 움직임을 보상하는 비대칭성 머리와 어깨 자세	눈 근육 협응
주기적이고, 교대적이고 대칭적 움직임으로 해결될 수 있는 어깨와 팔의 긴장	지구력
앞쪽 굽힘을 할 때 엉덩관절 굽힘의 부족으로 인한 머리 앞쪽 쏠림 자세	고정된 척추만곡 중립위
상체의 뒤쪽과 앞쪽 기울어짐을 습관적으로 유지하려할 때 일어나는 어깨 움직임과 등뼈 운동사슬 가동성의 장애	앉은 자세에서의 균형잡힌 상체
골반의 뒤쪽과 앞쪽 이동을 습관적으로 유지하려할 때 일어나는 어깨 움직임과 등뼈 운동사슬 가동성의 장애	선 자세(균형잡힌 상체)
습관적인 정적 자세	동적 앉기와 동적 서기

내비게이터 12-복장뼈와 가슴우리(가슴근육은 배제됨)

증상이나 기능부전의 기능적 원인	테스트와 운동
구부정한 앉기 자세로 인한 등뼈와 갈비연골관절의 과하중	척추만곡 중립위
등뼈 폄 문제	등뼈 폄 가동성
등뼈, 갈비뼈, 갈비사이근의 저가동성	돌림 가동성
복식호흡 부족이나 기이호흡으로 인한 등뼈의 저가동성	복식호흡
비대칭 척추 자세로 인한 비대칭 척추 스트레스	옆굽힘이나 비틀림이 없는 앉은 자세
약화된 어깨 뒷당김근과 굽힘된 등뼈로 인한 등뼈와 복장갈비관절의 과하중	어깨뼈 근육과 위팔세갈래근의 근력
긴장과 이완 사이의 변화로 인한 중립의 동적 자세를 방해하는 인간공학적 요소	친자세 환경
오목위팔관절 안쪽돌림의 보상작용인 협력성 등뼈 굽힘으로 인한 습관성 어깨 내밈	어깨 가동성
흡기의 등뼈 유지 패턴	이완된 어깨
유지 패턴과 움직임 부족으로 인한 등뼈 증후군	지구력
불충분한 등 근육 근력이나 비대칭 등 근육 근력으로 인한 척추 안정화 부족이나 비틀림	등 근육 근력
앞쪽 굽힘을 할 때 엉덩관절 굽힘의 부족으로 인한 머리 앞쪽 쏠림 자세과 등허리 굽힘	고정된 척추만곡 중립위
골반의 뒤쪽과 앞쪽 이동으로 인한 근불균형과 비중립의 등뼈 자세	선 자세(균형잡힌 상체)
보행시의 척추 돌림 부족	팔 스윙
다양한 앉은 자세로의 변화 부족	앉은 자세 바꾸기
자세 변화 실패	자세의 변화
습관적인 정적 자세	동적 앉기와 동적 서기
목뼈 내밈으로 촉진된 등뼈의 과도한 굽힘	턱 당기기 가동성
상체를 뒤쪽으로 기울이고 앉은 자세 때문에, 앞쪽 근육 사슬의 불균형 긴장과 근불균형	앉은 자세에서의 균형잡힌 상체

내비게이터 13-배

증상이나 기능부전의 기능적 원인	테스트와 운동
가로막 움직임의 부족으로 인한 복부 장기의 불충분한 가동성	복식호흡
구부정한 앉기 자세로 인한 복부 장기의 압박	척추만곡 중립위
등뼈 폄 문제으로 인한 복부 장기의 압박	등뼈 폄 가동성
가로막과 복부 장기의 저가동성	돌림 가동성
양쪽 무릎과 양쪽 발사이의 간격 부족으로 인한 구부정한 앉기 자세	앉은 자세에서의 양쪽 무릎 사이 간격과 양 발 사이 간격
혀 이완으로 해결될 수 있는 배 긴장	이완된 혀
긴장된 턱 근육으로 인한 배 긴장	이완된 아래턱
습관성 아랫입술 올림에 의한 배 긴장	이완된 아랫입술
어깨 이완으로 해결될 수 있는 배 긴장	이완된 어깨
보행을 할 때 척추돌림의 근육 장애에 의한 배 긴장	엉덩관절 폄
창자의 기능부전이나 문제로 인한 복부 증상	지구력
배 근육과 엉덩허리근의 과긴장	등 근육 근력
비대칭 배근력이나 부전으로 인한 복부 장기의 긴장과 하수증	배근육과 목 앞쪽 근육의 근력
앞쪽 굽힘을 할 때 엉덩관절 굽힘의 부족을 보상하는 등허리 굽힘에 의한 복부 장기의 압박	고정된 척추만곡 중립위
배 근육과 등 근육의 불균형	앉은 자세에서의 균형잡힌 상체
긴장과 이완 사이의 변화로 인한 중립의 동적 자세를 방해하는 인간공학적 요소	친자세 환경
앉은 자세에서의 비대칭적 체중 분포로 인한 몸통 근육의 불균형	앉은 자세에서 대칭적 체중 분포
골반의 앞쪽 이동으로 초래된 굽힘된 등뼈, 긴장된 배근육, 골반바닥근에 의한 복부 압박의 증가	선 자세(균형잡힌 상체)
습관적인 정적 자세	동적 앉기와 동적 서기
자세 변화의 실패	자세의 변화
다양한 앉은 자세로의 변화 실패	앉은 자세 바꾸기
비대칭 척추 자세로 인한 배 근육과 내장기의 비대칭 스트레스	옆굽힘이나 비틀림이 없는 앉은 자세
보행시의 척추 돌림 부족으로 인한 복부의 감기와 풀림 부족	팔 스윙
비대칭 발 배치로 인한 골반바닥과 엉덩허리근의 비대칭 긴장	앉은 자세(양 발을 대칭적으로 배치하고)

내비게이터 14-허리뼈와 볼기

증상이나 기능부전의 기능적 원인	테스트와 운동
구부정한 앉기 자세	척추만곡 중립위
앞쪽 굽힘을 할 때 허리뼈 앞굽음의 부족과 엉덩관절 굽힘의 부족이 동반된 불균형	고정된 척추만곡 중립위
긴장과 이완 사이의 변화로 인한 중립의 동적 자세를 방해하는 인간공학적 요소	친자세 환경
양쪽 무릎과 양쪽 발사이의 간격 부족으로 인한 구부정한 앉기 자세	앉은 자세에서의 양쪽 무릎 사이 간격과 양 발 사이 간격
등뼈 폄 문제로 인한 허리뼈의 젖힘	등뼈 폄 가동성
과긴장된 배 근육	
엉덩관절 폄 문제로 인해 엉덩관절 폄(선 자세, 보행, 누운 자세/엎드린 자세)시 일어나는 허리뼈 젖힘, 압박 및 앞쪽 이동	엉덩관절 폄 가동성
단축된 뒤넙다리근으로 인한 앉기와 들기 때의 굽힘된 허리뼈	허벅지 뒤쪽 유연성
궁둥신경의 제한된 가동성	
자세 변화의 실패	자세의 변화
다양한 앉은 자세로의 변화 실패	앉은 자세 바꾸기
습관적인 정적 자세	동적 앉기와 동적 서기
흉식호흡으로 인한 단축되거나 또는 과긴장된 가로막	복식호흡
단축되거나 또는 과긴장된 궁둥구멍근으로 인한 궁둥신경의 충돌	볼기 근육 유연성
단축된 엉덩관절 폄근에 대한 보상으로 앉은 자세를 취할 때 허리뼈가 굽힘된	
단축되거나 또는 과긴장된 넙다리곧은근으로 인한 편측 또는 양측 엉덩관절 폄 제한	허벅지 앞쪽 유연성
굽힘된 허리뼈로 들기	들기 기법
불충분하거나 비대칭의 배근육의 근력으로 인한 허리뼈 불안정과 젖힘	배근육과 목 앞쪽 근육의 근력
불충분하거나 비대칭의 등 근육의 근력으로 인한 척추 안정화 부족과 비틀림	등 근육 근력
경막이나 허리엉치신경얼기의 제한된 신경역동성	다리, 등, 뇌신경 가동성
척추의 제한된 돌림 가동성이나 엉덩관절의 안쪽돌림 부족	돌림 가동성
너무 낮은 좌석으로 인한 허리뼈의 뒤굽음	의자 높이
앉은 자세에서의 비대칭적 체중 분포로 인한 비대칭 척추 하중	앉은 자세에서의 대칭적 체중 분포
상체가 너무 뒤쪽과 앞쪽으로 기울어지기 때문에 일어난 척추근육의 불균형	앉은 자세에서의 균형잡힌 상체

다음 페이지에 계속

내비게이터 14-허리뼈와 볼기(계속)

증상이나 기능부전의 기능적 원인	테스트와 운동
골반이 뒤쪽과 앞쪽으로 이동하기 때문에 일어난 척추근육의 불균형	선 자세(균형잡힌 상체)
비대칭 척추 자세로 인한 비대칭의 척추 하중	옆굽힘이나 비틀림이 없는 앉은 자세
측면으로 구르지 않고 일어남	일어나 앉기
불충분한 엉덩관절 폄으로 인한 보행 동안의 운동사슬의 장애	엉덩관절 폄
어깨 근육의 정적 유지 패턴	팔 스윙
엉덩관절 굽힘의 부족을 보상하는 허리뼈의 굽힘	엉덩관절 굽힘 가동성
비대칭 발 배치로 인한 엉치엉덩관절과 허리뼈의 비대칭 스트레스	앉은 자세(양 발을 대칭적으로 배치하고)
과긴장된 뒤쪽 운동사슬: 다리-엉덩관절-허리뼈	장딴지 유연성
과긴장된 허벅지 모음근으로 인한 두덩결합과 엉치엉덩관절의 전단 하중과 동측 체중 이동	허벅지 안쪽 유연성
미세운동조절 부족으로 인한 협응 부족, 위축, 엉덩관절과 몸통 근육의 과긴장	균형
등 근육이나 근막의 유연성 부족으로 인한 허리뼈 굽힘의 저가동성	등 근육 유연성
선 자세에서의 비대칭적 체중 분포로 인한 엉치엉덩관절과 허리뼈의	선 자세에서의 대칭적 체중 분포
너무 좁은 기저면으로 인한 과긴장된 허리뼈, 엉덩관절 및 골반바닥근	서기 자세의 폭

내비게이터 15-엉치엉덩관절

증상이나 기능부전의 기능적 원인	테스트와 운동
엉덩뼈에 대한 긴장된 넙다리곧은근의 앞쪽 당김. 특히 이런 당김이 양쪽이 동일하지 않을 때	허벅지 앞쪽 유연성
엉치엉덩관절의 압박과 긴장된 엉덩허리근에 의한 엉덩뼈의 앞쪽 비틀림. 특히 이런 긴장이 양쪽에서 동일하지 않을 때	엉덩관절 폄 가동성
비대칭 발 배치로 인한 골반바닥과 엉치엉덩관절의 비대칭 스트레스	앉은 자세(양 발을 대칭적으로 배치하고)
구부정한 앉기 자세로 인한 엉덩엉치관절의 근육성 안정화 부족	척추만곡 중립위
다리 교차로 인한 엉치엉덩관절의 비틀림	앉은 자세에서의 양쪽 무릎 사이 간격과 양 발 사이 간격
무릎을 붙이고 앉은 자세를 취할 때 일어난 과긴장된 엉덩허리근으로 인한 엉치엉덩관절의 스트레스	
앉은 자세에서의 비대칭적 체중 분포로 인한 엉치엉덩관절의 비대칭 하중	앉은 자세에서의 대칭적 체중 분포
등뼈 폄 문제로 인한 허리뼈의 젖힘	등뼈 폄 가동성
과긴장된 배근육	
궁둥뼈거친면에 대한 타이트한 뒤넙다리근 당김. 특히 당김이 양쪽에서 동일하지 않을 때	허벅지 뒤쪽 유연성
엉덩관절 굽힘 부족을 보상하는 엉치엉덩관절의 과긴장	
긴장된 궁둥구멍근으로 인한 엉치뼈의 부정정렬	볼기 근육 유연성
부족한 엉덩관절 안쪽돌림을 보상하는 엉치엉덩관절의 과긴장	
앞쪽이나 뒤쪽으로 기울일 때 근육 안정화 부족으로 인한 엉치엉덩관절의 과가동성	고정된 척추만곡 중립위
선 자세에서의 비대칭적 체중 분포로 인한 엉치엉덩관절의 비대칭 스트레스	선 자세에서의 대칭적 체중 분포
정적 자세로 인한 엉치엉덩관절의 스트레스	동적 앉기와 동적 서기
골반의 앞쪽 이동으로 인한 근불균형과 비중립위의 엉치엉덩관절	선 자세(균형집힌 상체)
불충분하거나 비대칭의 배근육의 근력으로 인한 허리엉치관절의 불안정과 젖힘	배근육과 목 앞쪽 근육의 근력
측면으로 구르지 않고 일어나기 함으로써 인한 엉치엉덩관절에 가해지는 과도한 스트레스	일어나 앉기
엉치엉덩관절의 장애나 타이트한 궁둥구멍근	돌림 가동성
불충분하거나 비대칭의 등 근육의 근력으로 인한 척추 안정화 부족과 비틀림	등 근육 근력
불충분한 엉덩관절 폄으로 인한 보행 동안의 운동사슬의 장애	엉덩관절 폄
긴장과 이완 사이의 변화로 인한 중립의 동적 자세를 방해하는 인간공학적 요소	친자세 환경
자세 변화의 실패	자세의 변화

다음 페이지에 계속

내비게이터 15-엉치엉덩관절(계속)

증상이나 기능부전의 기능적 원인	테스트와 운동
비대칭 척추 자세로 인한 엉치엉덩관절의 비대칭 스트레스	옆굽힘이나 비틀림이 없는 앉은 자세
다양한 앉은 자세로의 변화 실패	앉은 자세 바꾸기
보행시의 척추 돌림 부족	팔 스윙
너무 낮은 좌석으로 인한 허리뼈의 굽힘	의자 높이
과긴장된 허벅지 모음근으로 인한 두덩결합과 엉치엉덩관절의 전단 하중과 동측 체중 이동	허벅지 안쪽 유연성
상체를 너무 앞쪽이나 뒤쪽으로 기울일 때 일어나는 몸통 근육의 불균형	앉은 자세에서의 균형잡힌 상체
주기적이고, 교대적이고 대칭적 움직임으로 해결될 수 있는 엉치엉덩관절의 긴장	지구력
너무 좁은 기저면으로 인한 과긴장된 허리뼈, 엉덩관절 및 골반바닥근	서기 자세의 폭
복식호흡으로 해결될 수 있는 골반바닥근과 몸통 근육의 긴장	복식호흡
엉덩관절의 굽힘 저가동성으로 인한 엉치엉덩관절의 과가동성	엉덩관절 굽힘 가동성
너무 심한 허리엉치 굽힘 자세로 들기를 할 때 일어나는 과도한 엉치엉덩관절의 스트레스	들기 기법
경막이나 허리엉치신경얼기의 제한된 신경역동성으로 인한 타이트한 엉치엉덩관절 근육	다리, 등, 뇌신경 가동성
과긴장된 뒤쪽 운동사슬: 다리-엉덩관절-허리뼈	장딴지 유연성
장딴지 근육의 불충분성으로 인한 보행과 서기 자세에서 엉덩관절 가쪽돌림	
등 근육이나 근막의 유연성 부족으로 인한 허리엉치관절 굽힘의 저가동성	등 근육 유연성
협응 문제나 엉덩관절과 몸통 근육의 과긴장	균형
어깨 이완으로 해결될 수 있는 엉치엉덩관절의 타이트니스	이완된 어깨
아래턱 이완으로 해결될 수 있는 엉치엉덩관절의 타이트니스	이완된 아래턱
혀 이완으로 해결될 수 있는 엉치엉덩관절의 타이트니스	이완된 혀
습관성 아랫입술 올림에 의한 엉치엉덩관절의 타이트니스	이완된 아랫입술

내비게이터 16-허벅지 가쪽

증상이나 기능부전의 기능적 원인	테스트와 운동
골반 앞쪽 이동의 결과로서 넙다리근막긴장근의 타이트니스와 근육구멍안에서 가쪽넙다리피부신경의 압박	선 자세(균형잡힌 상체)
넙다리근막긴장근과 엉덩허리근의 불충분한 유연성	엉덩관절 폄 가동성
근육구멍안에서 가쪽넙다리피부신경의 압박	
앉은 자세를 취할 때 상체의 뒤쪽 기울임의 토크와 균형을 이루는 엉덩허리근의 타이트니스	앉은 자세에서의 균형잡힌 상체
앉은 자세에서 발꿈치를 습관적으로 들어올림으로서 발생한 엉덩허리근의 타이트니스	앉은 자세에서의 대칭적 체중 분포
습관적으로 체중부하한 다리에서의 엉덩관절과 넙다리근막긴장근의 과하중	선 자세에서의 대칭적 체중 분포
허벅지 앞쪽과 넙다리근막긴장근의 앞쪽의 불충분한 유연성	허벅지 앞쪽 가동성
복식 호흡으로 해결될 수 있는 엉덩관절 굽힘근, 골반바닥근, 배 근육의 긴장	복식호흡
너무 듣기 기법에 의한 신경압박(말단에서는 근육구멍이고, 중심에서는 허리뼈 원반)	듣기 기법
긴장과 이완 사이의 변화로 인한 중립의 동적 자세를 방해하는 인간공학적 요소	친자세 환경
너무 낮은 좌석으로 인한 허리뼈의 굽힘, 샅부위의 압박, 과긴장된 엉덩허리근	의자 높이
다리 교차에 의한 엉치엉덩관절 비틀림과 엉덩허리근의 긴장	앉은 자세에서의 양쪽 무릎 사이 간격과 양 발 사이 간격
정적 앉기 자세에 의한 허리뼈와 엉덩관절의 과하중	앉은 자세 바꾸기
자세 변화 실패에 의한 허리뼈와 엉덩관절의 과하중	자세의 변화
정적 서기와 앉기 자세로 인한 허리뼈와 엉덩관절의 과부하	동적 앉기와 동적 서기
불충분한 엉덩관절 폄으로 인한 보행 동안의 운동사슬의 장애	엉덩관절 폄
측면으로 구르기 않고 일어남으로서, 허리뼈와 엉치엉덩관절에 가해지는 스트레스	일어나 앉기
타이트한 볼기 근육으로 인한 넙다리근막긴장근과 엉덩관절의 과하중	볼기 근육 유연성
불충분한 엉덩관절 모음근 유연성으로 인한 엉덩관절 기능부전	허벅지 안쪽 유연성

내비게이터 17-허벅지 앞쪽

증상이나 기능부전의 기능적 원인	테스트와 운동
허벅지 앞쪽의 유연성 부족	허벅지 앞쪽 유연성
골반 앞쪽 이동으로 인한 샅부위와 엉덩관절의 문제	선 자세(균형잡힌 상체)
앉은 자세에서의 비대칭적 체중 분포의 원인이나 결과로서의 무릎 폄근 타이트니스	앉은 자세에서의 대칭적 체중 분포
상체 뒤쪽 기울임의 토크와 균형을 이루는 넙다리곧은근과 넙다리빗근의 긴장 증가	앉은 자세에서의 균형잡힌 상체
엉덩관절 굽힘근의 유연성 부족	엉덩관절 폄 가동성
불충분한 엉덩관절 폄으로 인한 보행 동안의 운동사슬의 장애	엉덩관절 폄
양쪽 무릎을 붙이고 앉았음에도 불구하고, 골반을 똑바로 유지하기 위해 넙다리곧은근과 넙다리빗근의 긴장이 증가됨	앉은 자세에서의 양쪽 무릎 사이 간격과 양 발 사이 간격
너무 낮은 좌석임에도 불구하고, 골반을 똑바로 유지하기 위해 넙다리곧은근과 넙다리빗근의 긴장이 증가됨	의자 높이
엉치엉덩관절의 기능부전으로 인한 넙다리곧은근과 넙다리빗근의 과긴장	돌림 가동성
긴장과 이완 사이의 변화로 인한 중립의 동적 자세를 방해하는 인간공학적 요소	친자세 환경
발목관절의 발등굽힘을 제한하는 장딴지근의 유연성 제한으로 인한 보행과 서기 자세에서의 넙다리네갈래근의 기능부전	장딴지 유연성
볼기 근육 유연성 부족에도 불구하고, 엉치엉덩관절의 기능부전이나 골반을 똑바로 유지하려는 넙다리곧은근과 넙다리빗근의 과긴장	볼기 근육 유연성
엉치엉덩관절의 기능부전이나 뒤넙다리근의 유연성 부족을 보상하려는 넙다리곧은근과 넙다리빗근의 과긴장	허벅지 뒤쪽 유연성
습관적으로 체중부하한 다리에서의 넙다리네갈래근 과사용	선 자세에서의 대칭적 체중 분포
자세 변화 부족으로 인한 무릎, 엉덩관절 및 허벅지 근육의 과사용	자세의 변화
엉치엉덩관절의 기능부전이나 양 발을 의자 밑에 배치하고 앉음으로써 일어난 허벅지의 긴장 증가	앉은 자세(양 발을 대칭적으로 배치하고)
엉덩관절 모음근의 유연성 부족으로 인한 엉치엉덩관절의 기능부전	허벅지 안쪽 유연성
복식호흡으로 해결될 수 있는 엉덩관절 굽힘근, 골반바닥근, 또는 배 근육의 타이트니스	복식호흡
정적 서기와 앉기 자세로 인한 무릎관절, 엉덩관절 및 허벅지 근육의 과사용	동적 앉기와 동적 서기
다양한 앉은 자세로의 변화 부족으로 인한 무릎, 엉덩관절, 허벅지 근육의 비대칭 사용	앉은 자세 바꾸기

내비게이터 18-허벅지 안쪽

증상이나 기능부전의 기능적 원인	테스트와 운동
엉덩관절 모음근의 유연성 부족	허벅지 안쪽 유연성
양쪽 무릎을 붙이고 앉은 자세	앉은 자세에서의 양쪽 무릎 사이 간격과 양 발 사이 간격
엉덩허리근 타이트니스로 인한 과긴장 또는 단축된 엉덩관절 모음근	엉덩관절 폄 가동성
엉치엉덩관절의 기능부전으로 인한 긴장된 엉덩관절 모음근	허벅지 앞쪽 유연성
앉은 자세에서의 비대칭적 체중 분포로 인한 엉덩관절 모음근의 긴장	앉은 자세에서의 대칭적 체중 분포
항상 같은 다리로 체중부하할 때 발생하는 엉치엉덩관절의 기능부전	선 자세에서의 대칭적 체중 분포
비대칭 엉덩관절 벌림이나 모음의 긴장으로 인한 자세나 엉치엉덩관절의 기능부전으로 인한 엉덩관절 모음근의 긴장	앉은 자세(양 발을 대칭적으로 배치하고)
엉덩관절 굽힘근과 모음근의 긴장으로 인한 보행 시의 운동사슬 장애	엉덩관절 폄
불충분한 장딴지 근육에 의한 엉덩관절의 과도한 가쪽돌림 보행	장딴지 유연성
뒤넙다리근의 불충분한 유연성을 보상하는 과도한 허리뼈 굽힘으로 인한 폐쇄신경의 자극	허벅지 뒤쪽 유연성
볼기 근육의 불충분한 유연성을 보상하는 과도한 허리뼈 굽힘의 결과로서 폐쇄신경의 자극	볼기 근육 유연성

내비게이터 19-허벅지 등쪽

증상이나 기능부전의 기능적 원인	테스트와 운동
궁둥신경의 제한된 신경역동성이나 뒤넙다리근의 불충분한 유연성	허벅지 뒤쪽 유연성
경막이나 궁둥신경의 제한된 신경역동성	다리, 등, 뇌신경 가동성
허리뼈 앞굽음의 불충분한 안정화로 인한 뒤쪽 허벅지의 근육과 신경의 기능부전	고정된 척추만곡 중립위
허리뼈 원반이나 엉치엉덩관절의 기능부전과 뒤쪽 허벅지의 근육과 신경의 문제로 인한 나쁜 들기 기법	들기 기법
구부정한 앉기 자세로 인한 뒤쪽 허벅지의 불충분한 유연성이나 허리뼈 불안정	척추만곡 중립위
불충분한 엉덩관절 굽힘으로 인한 허리뼈 불안정이나 뒤넙다리근의 불충분한 유연성	엉덩관절 굽힘 가동성
볼기근육의 유연성 부족으로 인한 궁둥구멍근 아래를 지나가는 궁둥신경의 포착이나 허리뼈 불안정	볼기 근육 유연성
과긴장된 뒤쪽 운동사슬: 다리-엉덩관절-허리뼈	장딴지 유연성
불충분한 엉덩관절 폄으로 인한 보행 동안의 운동사슬의 장애	엉덩관절 폄
엉덩관절 폄 문제로 인해 허리뼈, 엉치엉덩관절, 엉덩관절, 무릎관절의 기능부전	엉덩관절 폄 가동성
허벅지 앞쪽 유연성 부족으로 인한 허리뼈, 엉덩관절 및 무릎관절의 기능부전	허벅지 앞쪽 유연성
측면으로 구르지 않고 일어남으로 인한 허리뼈 원반 부위에서의 궁둥신경뿌리 자극	일어나 앉기
자세 변화의 실패로 인한 허리뼈, 엉덩관절 및 무릎관절의 과하중	자세의 변화
앉은 자세 변화의 부족으로 인한 허리뼈, 엉덩관절 및 무릎관절의 과하중	앉은 자세 바꾸기
정적 서기와 앉기 자세로 인한 허리뼈, 무릎관절, 엉덩관절의 과하중	동적 앉기와 동적 서기
비대칭 무릎관절 각도와 엉덩관절 각도로 인한 엉치엉덩관절과 뒤넙다리근에 가해지는 비대칭 스트레스	앉은 자세(양 발을 대칭적으로 배치하고)

내비게이터 20-무릎

증상이나 기능부전의 기능적 원인	테스트와 운동
단축되거나 또는 과긴장된 넙다리곧은근으로 인한 편측 또는 양측 엉덩관절 폄 제한	허벅지 앞쪽 유연성
뒤쪽 허벅지의 유연성 부족으로 무릎넙다리관절의 부정정렬과 관절면 압박의 증가	허벅지 뒤쪽 유연성
넙다리근막긴장근의 유연성 부족과 보행시 엉덩관절 가쪽돌림에 의한 무릎뼈의 가쪽이동	돌림 가동성
장딴지 근육의 유연성 부족에 의한 보행시 엉덩관절 가쪽돌림으로 인한 무릎넙다리관절이나 정강무릎관절의 기능부전	장딴지 유연성
너무 낮은 좌석으로 인한 무릎넙다리관절의 압박 증가	의자 높이
불충분한 자세 변화로 인한 무릎연골의 기능부전	자세의 변화
엉덩관절 폄 문제로 인한 입각기 끝에서의 생리적 무릎 움직임 장애	엉덩관절 폄 가동성
불충분한 볼기 근육의 유연성으로 인한 과도한 엉덩관절 가쪽돌림 보행	볼기 근육 유연성
불충분한 무릎 조절. 예, 입각기시 무릎의 밖굽이 위치	균형
발꿈치를 들어올림으로서 기저면과 균형이 감소될 때 들기시의 무릎 조절 부족	들기 기법
불충분한 엉덩관절 폄의 결과로서 입각기 끝지점에서 생리적 무릎 움직임 장애	엉덩관절 폄
양쪽 무릎 사이의 거리 부족으로 인한 무릎뼈의 가쪽이동	앉은 자세에서의 양쪽 무릎 사이 간격과 양 발 사이 간격
골반 앞쪽 이동으로 인한 무릎의 젖힘	선 자세(균형잡힌 상체)
다리를 교차하고 앉은 자세로 인한 무릎의 안굽이 스트레스	앉은 자세(양 발을 대칭적으로 배치하고)
정적 서기와 앉기 자세로 인한 연골, 반달판, 근육의 불충한 영향공급	동적 앉기와 동적 서기
뒤쪽으로 너무 기울어진 상체를 지지할 때 넙다리곧은근의 타이트니스로 인한 무릎넙다리관절의 압박 증가	앉은 자세에서의 균형잡힌 상체
습관적으로 체중부하하는 다리쪽의 무릎 과하중	선 자세에서의 대칭적 체중 분포
너무 넓은 서기 자세 폭으로 인한 정강뼈의 안쪽돌림과 무릎의 밖굽이스트레스	서기 자세의 폭
동측 팔의 반대쪽 스윙의 부족으로 인해 입각기 끝에서 일어나는 정강뼈에 대한 과도한 넙다리뼈 가쪽돌림	팔 스윙
무릎의 중립의 동적 자세를 방해하는 인간공학적 요소	친자세 환경
앞쪽 기울임 할 때 엉덩관절 굽힘의 부족으로 인한 뒤쪽 허벅지의 유연성 부족	고정된 척추만곡 중립위
제한된 궁둥신경의 신경역동성으로 인한 긴장된 엉덩관절 폄근과 무릎 굽힘근	다리, 등, 뇌신경 가동성
구부정한 앉기 자세로 인한 단축된 뒤넙다리근	척추만곡 중립위
앉은 자세에서의 비대칭적 체중 분포로 인한 무릎에 대한 비대칭 스트레스	앉은 자세에서의 대칭적 체중 분포

내비게이터 21-종아리 가쪽

증상이나 기능부전의 기능적 원인	테스트와 운동
발가락과 발 올림근 유연성의 부족(앞정강근, 손가락폄근, 긴엄지폄근, 3 종아리근)	허벅지 앞쪽 유연성
습관성 동측 체중부하나 발꿈치 쪽으로 너무 체중을 이동했을 때 일어나는 발등굽힘근의 과사용	선 자세에서의 대칭적 체중 분포
입각기 동안의 목말밑관절의 과도한 엎침이나 장딴지 유연성 부족을 보상하려는 쭈그려 앉기를 할 때	장딴지 유연성
앉은 자세에서의 비대칭적 체중 분포(예, 페달을 밟기 위해)로 인한 발가락과 발 올림근의 긴장	앉은 자세에서의 대칭적 체중 분포
쭈그려 앉기를 할 때 과도한 발등굽힘의 긴장으로 보상되어야 하는 발등굽힘의 저가동성	들기 기법
불충분한 엉덩관절 폄으로 인해 입각기 끝에서 일어나는 정강뼈의 가쪽돌림 부족	엉덩관절 폄
엉덩관절 폄 문제로 인해 입각기 끝에서 일어나는 정강뼈의 가쪽돌림 부족	엉덩관절 폄 가동성
뒤쪽으로 기울어지는 상체의 토크와 균형을 이루려는 발등굽힘근의 긴장 증가	앉은 자세에서의 균형잡힌 상체
보행시 생리적 돌림 부족을 보상하는 발등굽힘근의 긴장	팔 스윙
균형부족으로 인해 입각기 때의 과도한 목말밑관절의 엎침으로 인한 앞정강근의 긴장	균형
너무 낮은 좌석으로 발생된 엉덩관절 폄 토크를 보상하기 위해, 엉덩관절의 굽힘근이 수축해야 할 때 일어나는 발등굽힘근에서 발생하는 협력성 긴장.	의자 높이
다리 교차로 발생된 엉덩관절 폄 토크를 보상하기 위해, 엉덩관절의 굽힘근이 수축해야 할 때 일어나는 발등굽힘근에서 발생하는 협력성 긴장.	앉은 자세(양 발을 대칭적으로 배치하고)
엉덩관절을 가쪽돌림하면서 보행할 때 목말밑관절의 과도한 엎침을 방지하는 앞정강근의 긴장	볼기 근육 유연성
정적 긴장으로 인한 발등굽힘근의 불충분한 순환	동적 앉기와 동적 서기
과도한 서기 자세 폭으로 일어나는 과도한 엎침을 방지하는 앞정강근의 긴장	서기 자세의 폭

내비게이터 22-장딴지

증상이나 기능부전의 기능적 원인	테스트와 운동
타이트한 장딴지 근육	장딴지 유연성
궁둥신경의 제한된 신경역동성으로 인한 장딴지의 긴장과 통증	다리, 등, 뇌신경 가동성
허리뼈 원반의 기능부전이나 궁둥신경과 뒤넙다리근의 유착으로 인한 궁둥신경의 신경역동성 감소	허벅지 뒤쪽 유연성
정적 서기와 앉기 자세로 인한 장딴지 근육과 정맥의 과하중	동적 앉기와 동적 서기
불충분한 엉덩관절 폄으로 인한 입각기에서의 생리적 보행 장애	엉덩관절 폄
볼기근육의 유연성 부족으로 인한 보행시의 과도한 엉덩관절 가쪽돌림	볼기 근육 유연성
나쁜 들기 기법으로 발생한 허리뼈 원반에서의 궁둥신경 자극에 의한장딴지의 긴장과 통증	들기 기법
엉덩관절 폄 문제의 결과로서, 입각기에서 일어나는 생리적 보행 장애	엉덩관절 폄 가동성
앉은 자세에서의 비대칭적 체중 분포로 인한 장딴지 근육의 비대칭 긴장	앉은 자세에서의 대칭적 체중 분포
불충분한 팔 스윙으로 인한 입각 시의 비생리적 보행	팔 스윙
습관성 체중부하 다리쪽에서 발생하는 장딴지 근육의 과사용	선 자세에서의 대칭적 체중 분포
과도한 서기 자세 폭으로 인한 목말밑관절의 엎침	서기 자세의 폭
자세 변화의 실패으로 인한 장딴지 근육과 정맥의 편측 스트레스	자세의 변화
구부정한 앉기 자세로 인한 허리뼈, 궁둥구멍근, 뒤넙다리근에서 궁둥신경 자극	척추만곡 중립위
앞쪽 굽힘을 할 때 허리뼈 안정화 부족으로 인한 허리뼈, 궁둥구멍근, 뒤넙다리근에서 궁둥신경 자극	고정된 척추만곡 중립위
신체 중심을 너무 앞쪽으로 이동시키는 습관으로 인한 장딴지 근육의 타이트니스	선 자세(균형잡힌 상체)
너무 낮은 좌석으로 인한 장딴지에서의 정맥 환류 폐쇄	의자 높이

내비게이터 23-발

증상이나 기능부전의 기능적 원인	테스트와 운동
장딴지 유연성 부족으로 인한 발활의 스트레스	장딴지 유연성
자세 변화의 부복으로 인한 발활의 스트레스	자세의 변화
나쁜 들기 기법으로 인한 허리뼈 원반에서의 L4-S2 신경뿌리의 자극	들기 기법
정적 서기와 앉기 자세로 인한 발활의 스트레스	동적 앉기와 동적 서기
습관적으로 체중부하하는 다리의 발근육과 관절의 과도한 스트레스	선 자세에서의 대칭적 체중 분포
과도한 서기 자세 폭으로 인한 발의 엎침	서기 자세의 폭
입각시 균형 반응 부족으로 인한 발활과 발 근육의 과하중	균형
볼기근육의 유연성 부족 때문에, 가로발활에 과하중이 걸리고, 보행 시 엉덩관절의 가쪽돌림이 증가됨	볼기 근육 유연성
불충분한 엉덩관절 폄으로 인한 입각기 동안의 정상 보행 장애	엉덩관절 폄
엉덩관절 폄 문제로 인한 입각기 동안의 정상 보행 장애	엉덩관절 폄 가동성
발등굽힘근의 유연성 부족(앞정강근, 손가락폄근, 엄지폄근, 3 종아리근)	허벅지 앞쪽 유연성
팔 스윙 부족으로 인한 입각기시의 비생리적 보행	팔 스윙
앉은 자세에서의 비대칭적 체중 분포로 인한 발 근육의 비대칭 긴장	앉은 자세에서의 대칭적 체중 분포
비대칭 발 배치로 인한 발의 기능부전	앉은 자세(양 발을 대칭적으로 배치하고)
신체 중심을 너무 앞쪽이나 뒤쪽으로 이동으로 인한 발의 기능부전	앉은 자세에서의 균형잡힌 상체
너무 낮은 좌석 때문에 과도한 발등굽힘으로 인한 발의 엎침 스트레스	의자 높이
긴장과 이완 사이의 변화로 인한 중립의 동적 자세를 방해하는 인간공학적 요소	친자세 환경
궁둥신경의 제한된 신경역동성으로 인한 발의 긴장과 통증	다리, 등, 뇌신경 가동성

내비게이터 24-목뼈-팔과 손으로 방사

증상이나 기능부전의 기능적 원인	테스트와 운동
머리를 앞쪽으로 쏠림한 앉은 자세	척추만곡 중립위
등뼈 폄 저가동성으로 인한 목뼈의 젖힘	등뼈 폄 가동성
제한된 목뼈 뒷당김 가동성	턱 당기기 가동성
흉식호흡으로 인한 어깨와 목 근육의 과긴장	복식호흡
어깨 올림근육의 과긴장	이완된 어깨
비대칭 자세로 인한 척추의 비대칭 스트레스	옆굽힘이나 비틀림이 없는 앉은 자세
몸을 앞쪽으로 기울일 때 엉덩관절 굽힘의 부족을 보상하려는 머리 앞쪽 쏠림 자세	고정된 척추만곡 중립위
팔신경얼기의 제한된 가동성으로 인한 어깨의 올림 근육과 내밈 근육 과긴장	팔신경 가동성
타이트한 가슴 근육으로 인한 어깨 내밈, 팔신경얼기의 저가동성, 등뼈 폄의 부족	돌림 가동성
과긴장된 근육사슬: 손 굽힘근-팔꿈치 굽힘근-어깨 내밈근	손가락굽힘근 유연성
긴장과 이완 사이의 변화로 인한 중립의 동적 자세를 방해하는 인간공학적 요소	친자세 환경
제한된 눈 움직임을 보상하는 비대칭성 목뼈	눈 근육 협응
타이트한 턱 근육으로 인한 목 근육의 긴장	이완된 아래턱
혀로 치아를 압박하는 습관으로 인한 목 근육의 긴장	이완된 혀
습관성 아랫입술 올림과 관련된 목 근육의 긴장	이완된 아랫입술
습관적인 정적 자세	동적 앉기와 동적 서기
제한된 경막 신경역동성	다리, 등, 뇌신경 가동성
자세 변화의 실패	자세의 변화
오목위팔관절의 안쪽돌림으로 인한 습관성 어깨 내밈	어깨 가동성
약화된 어깨 뒷당김 근육으로 인한 습관화된 어깨 내밈	어깨뼈 근육과 위팔세갈래근의 근력
비대칭의 등 근육 근력이나 부전으로 인한 척추 안정화 부족이나 비틀림	등 근육 근력
긴장된 목 폄근과 저긴장된 목 굽힘근 사이의 불균형	배근육과 목 앞쪽 근육의 근력
골반 앞쪽 이동으로 인한 근불균형과 비중립의 목뼈 자세	선 자세(균형잡힌 상체)
상체를 너무 뒤쪽과 앞쪽으로 기울일 때 일어나는 몸통 근육의 불균형	앉은 자세에서의 균형잡힌 상체

다음 페이지에 계속

내비게이터 24-목뼈-팔과 손으로 방사(계속)

증상이나 기능부전의 기능적 원인	테스트와 운동
보행시 척추 돌림의 부족	팔 스윙
엉덩관절 폄 문제로 인해 선 자세를 취할 때 일어나는 과도한 "S"자 척추	엉덩관절 폄 가동성
너무 낮은 좌석으로 인한 구부정한 앉은 자세	의자 높이
양쪽 무릎 사이의 간격이 너무 작기 때문에 일어나는 구부정한 앉은 자세	앉은 자세에서의 양쪽 무릎 사이 간격과 양 발 사이 간격
앉은 자세에서의 비대칭적 체중 분포로 인한 목뼈의 비대칭 스트레스	앉은 자세에서의 대칭적 체중 분포
다양한 앉은 자세로의 변화 실패	앉은 자세 바꾸기
단축된 뒤넙다리근으로 인한 구부정한 앉은 자세	허벅지 뒤쪽 유연성

내비게이터 25-허리뼈-다리와 발로 방사

증상이나 기능부전의 기능적 원인	테스트와 운동
굽힘된 허리뼈를 가진 앉은 자세	척추만곡 중립위
굽힘된 허리뼈 자세로 들기	들기 기법
옆으로 돌아눕기 않고 일어나 앉기	일어나 앉기
뒤넙다리근의 유연성 부족으로 인한 앉기와 들기 때의 굽힘된 허리뼈	허벅지 뒤쪽 유연성
궁둥신경과 뒤넙다리근 사이의 유착으로 인한 궁둥신경의 신경역동성 제한	
단축되거나 과긴장된 궁둥구멍근으로 인한 궁둥신경의 충돌과 제한된 신경역동성	볼기 근육 유연성
타이트한 엉덩관절 폄근으로 인한 구부정한 앉은 자세	
경막이나 허리엉치신경얼기의 제한된 신경역동성	다리, 등, 뇌신경 가동성
타이트한 엉덩관절 굽힘으로 인해 엉덩관절 폄(선 자세, 보행, 누운 자세/엎드린 자세)시 일어나는 허리뼈 젖힘, 압박 및 앞쪽 이동	엉덩관절 폄 가동성
과긴장된 뒤쪽 운동사슬: 다리-엉덩관절-허리뼈	장딴지 유연성
장딴지 유연성 부족의 근육 제한으로 인해 보행이나 선 자세를 할 때 일어나는 가쪽돌림된 엉덩관절	
특히 엉덩관절 폄과 무릎관절 폄의 자세에서의 엉덩뼈에 대한 단축되거나 과긴장된 넙다리곧은근의 편측 또는 양쪽 당김	허벅지 앞쪽 유연성
등뼈 폄 가동성의 부족으로 인해 선 자세를 취할 때 일어나는 허리뼈의 젖힘	등뼈 폄 가동성
약화된 배 근육	
자세 변화의 실패	자세의 변화
다양한 앉은 자세로의 변화 실패	앉은 자세 바꾸기
습관적인 정적 자세	동적 앉기와 동적 서기
하중과 비하중 사이의 변화로 인한 중립의 동적 자세를 방해하는 인간공학적 요소	친자세 환경
불충분한 등 근육 근력이나 비대칭 등 근육 근력으로 인한 척추 안정화 부족이나 비틀림	등 근육 근력
불충분하거나 비대칭의 배근육의 근력으로 인한 척추 안정화 부족이나 허리뼈의 젖힘	배근육과 목 앞쪽 근육의 근력
등 근육이나 근막의 유연성 부족	등 근육 유연성
흉식호흡으로 인한 타이트한 가로막	복식호흡
선 자세에서의 골반 앞쪽 이동으로 인한 허리뼈의 젖힘	선 자세(균형잡힌 상체)
앞쪽 굽힘을 할 때 엉덩관절 굽힘의 부족을 보상하는 엉치엉덩관절과 허리뼈 원반 뒤쪽의 과가동성	고정된 척추만곡 중립위

다음 페이지에 계속

내비게이터 25-허리뼈-다리와 발로 방사(계속)

증상이나 기능부전의 기능적 원인	테스트와 운동
너무 낮은 좌석으로 인한 구부정한 앉은 자세	의자 높이
양쪽 무릎 사이의 간격 부족으로 인한 구부정한 앉기 자세	앉은 자세에서의 양쪽 무릎 사이 간격과 양 발 사이 간격
제한된 돌림 가동성	돌림 가동성
불충분한 엉덩관절 굽힘으로 인한 구부정한 앉기 자세	엉덩관절 굽힘 가동성
앉은 자세에서의 비대칭적 체중 분포로 인한 비대칭 척추 하중	앉은 자세에서의 대칭적 체중 분포
엉덩관절 폄 부족으로 인해 보행 때 일어나는 생리적 운동사슬 장애	엉덩관절 폄
비대칭 척추 자세로 인한 척추의 비대칭 스트레스	옆굽힘이나 비틀림이 없는 앉은 자세
상체가 너무 뒤쪽과 앞쪽으로 기울어지기 때문에 일어나는 척추 안정화 근육의 불균형	앉은 자세에서의 균형잡힌 상체
팔 스윙의 부족으로 인해 발생한 보행 때의 척추 반대돌림의 부족	팔 스윙
허리뼈와 다리신경의 신경역동성을 방해하는 팔의 신경역동성 제한	팔신경 가동성

내비게이터 26-비틀리거나 저가동성의 척추뼈

비틀리거나 저가동성의 척추뼈 C0-C5

증상이나 기능부전의 기능적 원인	테스트와 운동
혀로 치아를 압박하는 습관으로 인한 목 근육의 긴장	이완된 혀
긴장된 턱 근육으로 인한 목 근육의 긴장	이완된 아래턱
과긴장된 어깨 올림 근육	이완된 어깨
흉식호흡으로 인한 과긴장된 어깨와 목의 근육	복식호흡
제한된 경막 신경역동성의 결과로서 경막과 척추의 인대성 부착지점에서 일어나는 과긴장된 목 폄근	다리, 등, 뇌신경 가동성
구부정한 앉기 자세로 인한 척추의 근육 안정화 부족	척추만곡 중립위
습관성 아랫입술 올림과 관련된 목 근육의 긴장	이완된 아랫입술
비대칭 자세로 인한 척추뼈의 비틀림	옆굽힘이나 비틀림이 없는 앉은 자세
신경 동역학적 자세를 방해하는 인간공학적 요소	친자세 환경

비틀리거나 저가동성의 척추뼈 C6-T3(목뼈-등뼈 이음부)

증상이나 기능부전의 기능적 원인	테스트와 운동
가슴 근육의 유연성 부족으로 인한 어깨뼈 내밈	돌림 가동성
등뼈 폄의 부족으로 인한 목뼈의 젖힘	등뼈 폄 가동성
척추사이구멍의 부착점에서 일어난 과긴장된 동측 목뼈 근육과 저가동성 신경의 당김	팔신경 가동성
과긴장된 목뼈 폄근과 제한된 경막 신경역동성 부족의 결과로서 경막과 척추뼈의 인대성 부착지점의 긴장	다리, 등, 뇌신경 가동성
비틀린 자세로 인한 비틀린 척추	옆굽힘이나 비틀림이 없는 앉은 자세
머리가 앞쪽으로 쏠림된 앉은 자세	척추만곡 중립위
긴장과 이완 사이의 변화로 인한 중립의 동적 자세를 방해하는 인간공학적 요소	친자세 환경
흉식호흡으로 인한 어깨와 목 근육의 과긴장	복식 호흡
과긴장된 어깨 올림 근육	이완된 어깨
턱 근육의 긴장 때문에 일어난 목 근육의 긴장	이완된 아래턱
혀로 치아를 압박하는 습관으로 인한 목 근육의 긴장	이완된 혀
습관성 아랫입술 올림과 관련된 목 근육의 긴장	이완된 아랫입술

비틀리거나 저가동성의 척추뼈 T6-T10(브라 끈 위이나 바로 위쪽 부위)

증상이나 기능부전의 기능적 원인	테스트와 운동
흉식호흡과 기이호흡으로 인한 가로막의 긴장	복식 호흡
구부정한 앉기 자세로 인한 척추뼈의 근육성 안정화 부족	척추만곡 중립위
비틀린 자세로 인한 비틀린 척추	옆굽힘이나 비틀림이 없는 앉은 자세

비틀리거나 저가동성의 허리뼈

증상이나 기능부전의 기능적 원인	테스트와 운동
구부정한 앉기 자세로 인한 척추뼈의 근육성 안정화 부족	척추만곡 중립위
비틀린 자세로 인한 비틀린 척추	옆굽힘이나 비틀림이 없는 앉은 자세
신경역동성 자세를 방해하는 인간공학적 요소	친자세 환경
몸을 기울일 때 척추뼈의 엉덩관절 굽힘의 부족으로 인한 머리 앞쪽 쏠림 자세	고정된 척추만곡 중립위
단축되거나 또는 과긴장된 근육성 안정화 부족	허벅지 앞쪽 유연성
L1-L5에 대한 타이트한 허리근의 직접적인 견인이나 엉치엉덩관절의 기능부전의 결과로서의 비틀린 척추	엉덩관절 폄 가동성

13 측정 + 계획 + 의사소통

Measuring + Planning + Communicating

13.1 테스트 목표에 대한 진전을 어떻게 측정하는가?

▶ **자세, 이완 움직임 및 협응.** 일상활동 동안 목표를 달성하기 위해 하루(취침 시간은 제외) 중에 이루어지는 주관적 측정

▶ **배근육과 등 근육의 근력.** 떨림, 통증, 격력한 활동 없이, 천천히 그리고 부드럽게 수행될 수 있는 반복횟수

▶ **어깨뼈 근육과 위팔세갈래근의 근력.** 떨림, 통증, 격렬한 활동 없이, 일정하게 자세를 유지할 수 있는 시간.

▶ **지구력.** 주관적 웰빙의 느낌을 가지면서, 분당 120회 심박동수로 이루어질 수 있는 지구력 운동의 주당 반복횟수와 시간

▶ **가동성.** 손가락 폭 (그림 13.1과 그림 13.2, 그림 13.3)과 센티미터 (그림 13.4-그림 13.12)로 측정되는 테스트 목표와의 간격

13.1.1 손가락폭 측정

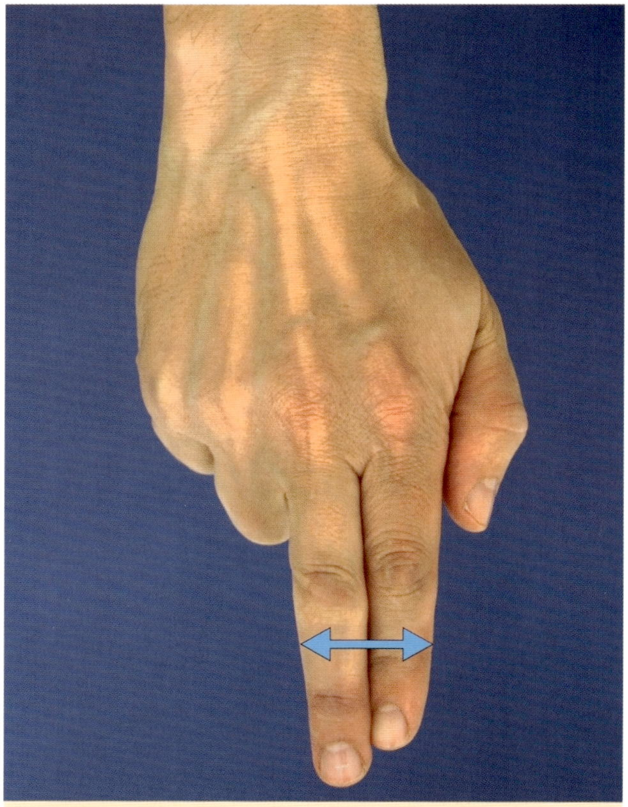

그림.13.1 손가락 2개의 폭

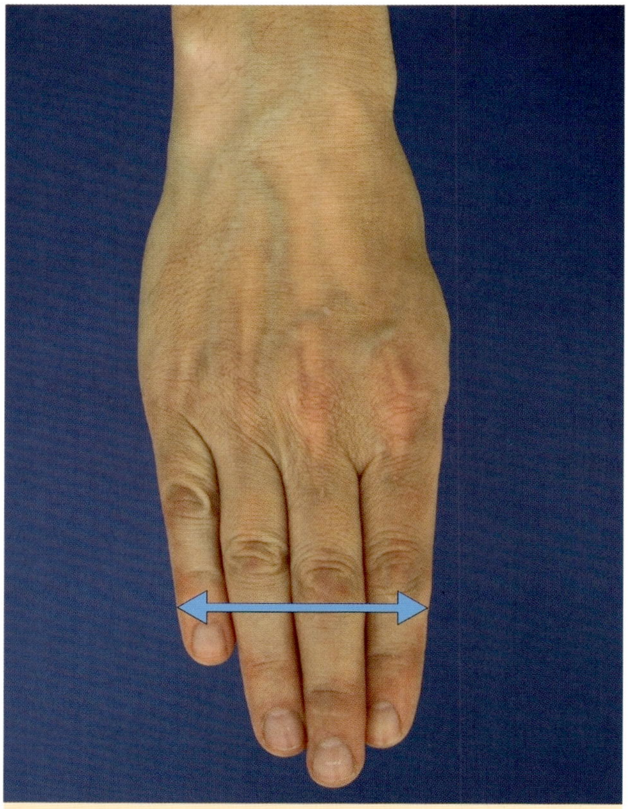

그림.13.2 손가락 4개의 폭

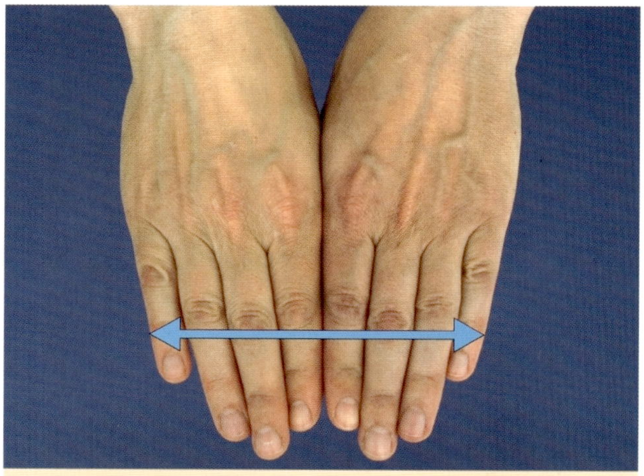

그림.13.3 손가락 8개의 폭

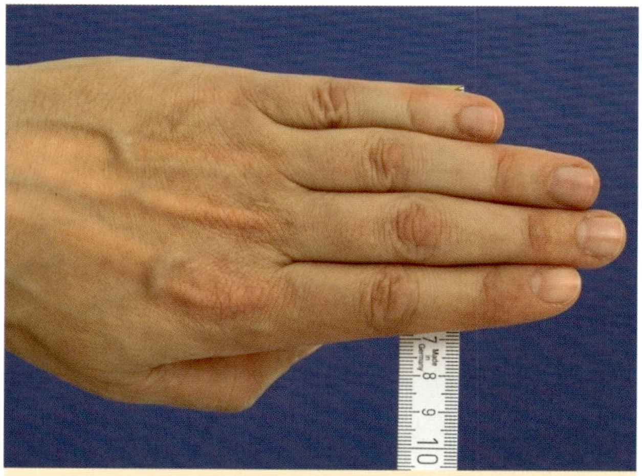

그림.13.4 자를 이용한 손가락 폭의 측정

13.1.2 센티미터 측정

센티미터 측정에는 2가지 가능성이 있다.

▶ **손가락 측정.** 손가락 폭으로 테스트 목표와의 간격을 측정한 후, 치료사는 손가락을 자 위에 올려놓고 눈금을 읽거나 (그림 13.4), 또는 센티미터로 캘리퍼의 눈금을 읽는다 (그림 13.5).

▶ **접이식 자 측정.** 작은 간격은 여러 개의 섹션으로 구성된 접이식 자로 측정될 수 있다. 테스트 목표와의 거리는 다음과 같이 5개의 폭으로 측정될 수 있다: 전형적인 2m 접이식 자는 각 섹션의 두께가 3.5㎜인 총 10개의 섹션으로 구성되고, 전체 두께는 3.5㎝가 된다. 동일한 길이를 가진 10개의 모든 섹션의끝으로 측정하는 것이 가장 쉬운 방법이다 (그림 13.6). 자 끝에는, 항상 2개의 섹션을 하나의 묶음으로 만들면 두께가 7㎜이다. 암산하지 않도록 하기 위해, 5개의 7㎜ 폭을 자에 표시한다 (그림 13.7).

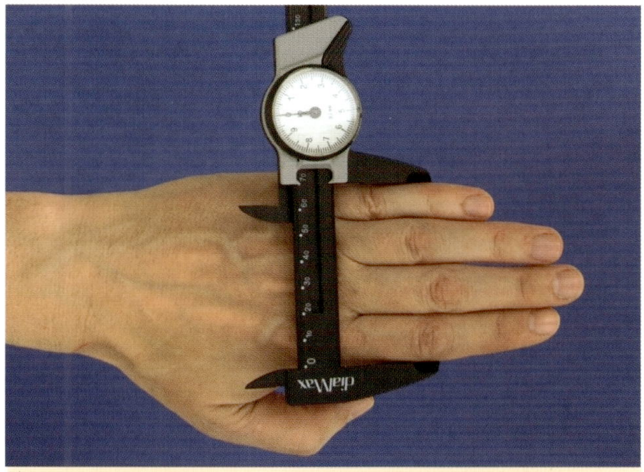

그림.13.5 캘리퍼 게이지를 이용한 손가락 폭 측정

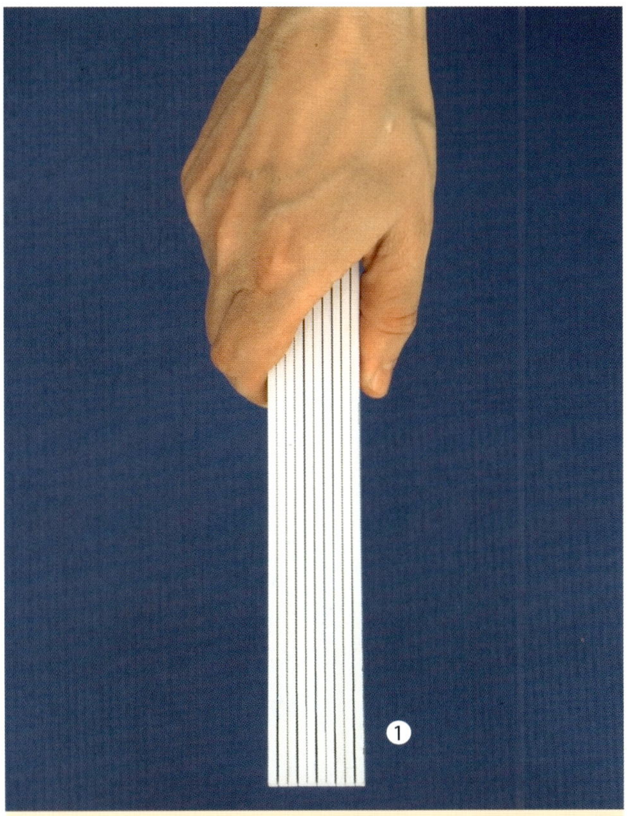

그림.13.6 길이가 동일한 10개 섹션을 가진 일반적인 접이식 자.

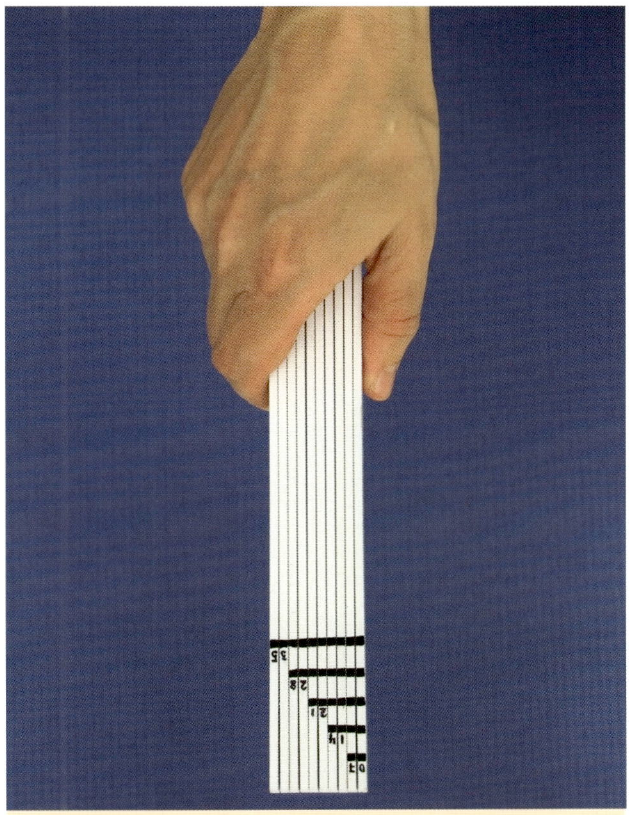

그림.13.7 5개의 다른 폭으로 표시된 접이식 자

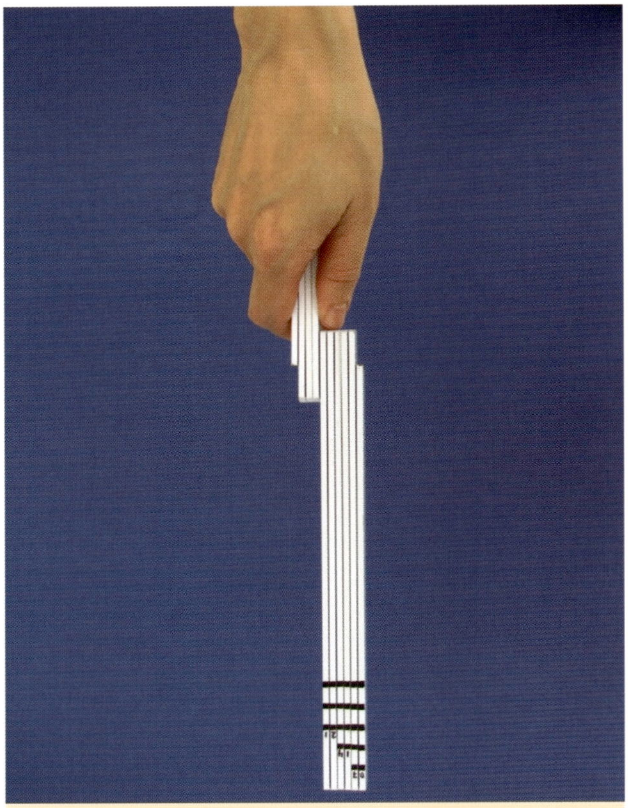

그림.13.8 두께가 21 ㎜되는 블록

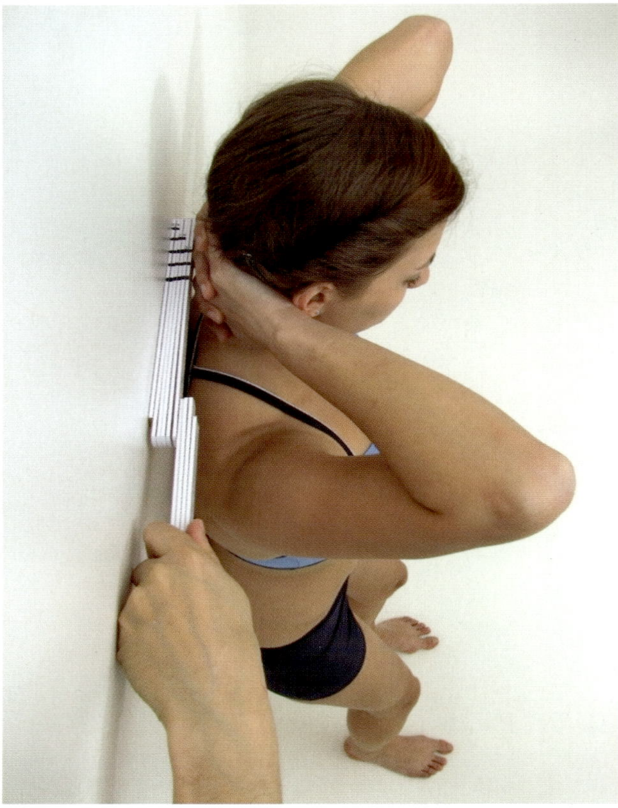

그림.13.9 등뼈 폄 가동성 테스트에서 21 ㎜의 블록은 손가락과 벽사이의 간격과 같다. 즉, 본 예제에서, 테스트 목표와의 간격이 21 ㎜임을 결정할 수 있다.

측정을 위해, 환자는 긴장의 시작을 느낄 때까지 테스트 목표 쪽으로 움직이고, 이 자세를 유지한다. 만약 이 시점에서, 환자가 테스트 목표에 도달하지 못했다면, 치료사는 테스트 목표와의 간격을 추정하고, 접이식 자를 적절한 폭으로 만들어 (그림 13.8), 테스트 목표와 신체 분절 사이의 간격을 유지한다 (그림 13.9). 만약 치료사가 그 간격을 잘못 추정했다면, 접이식 자의 블록 폭이 신체와 테스트 목표사이의 간격과 같아질 때까지 섹션의 수를 적절하게 더하거나 뺀다.

3.5㎝이상의 간격은 2개의 접이식 자를 이용해 측정한다. 이런 목적을 위해, 한 개의 자를 테스트 목표 (예, 벽)와 직각되게 배치한다 (그림 13.10). 2번째 자를 90° 로 접어서 한쪽 분절을 첫 번째 자와 나란하게 배열하고, 다른 분절을 테스트 목표와 나란하게 배열한다 (그림 13.11).

테스트 목표와의 간격을 측정하기 위해, 치료사는 2번째 자(접혀진 자)가 환자의 신체 분절에 닿을 때까지 흰색 자를 따라 활주시킨다. 접혀진 자가 신체 분절에 닿을 때, 테스트 목표와의 간격을 흰색 자의 눈금에서 확인할 수 있다 (그림 13.12).

접이식 자의 폭은 3.5㎝이고, 자를 완전히 펼쳤을 때 2m가 된다. 만약 필요하다면, 폭이 넓어지는 3m 또는 4m의 접이식 자를 이용할 수 있다.

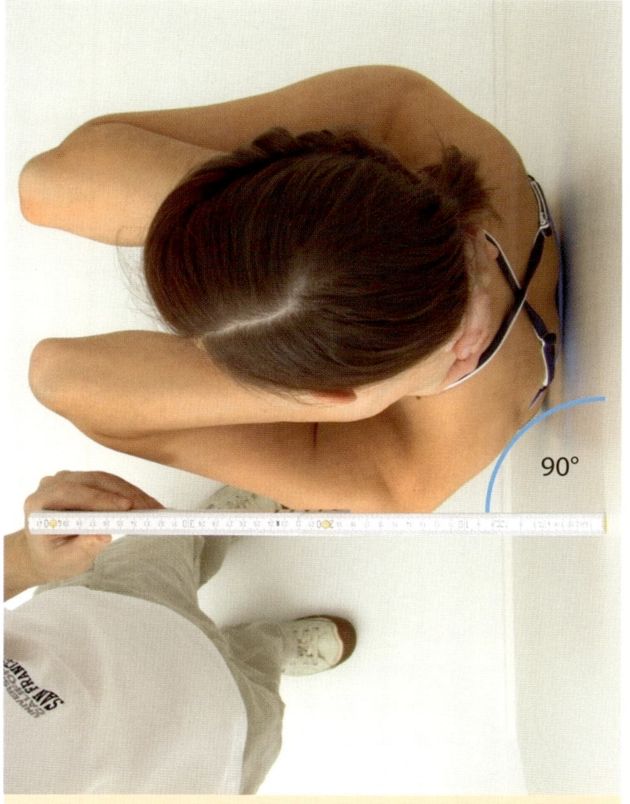

그림.13.10 흰색 자를 벽에 수직되게 배열한다.

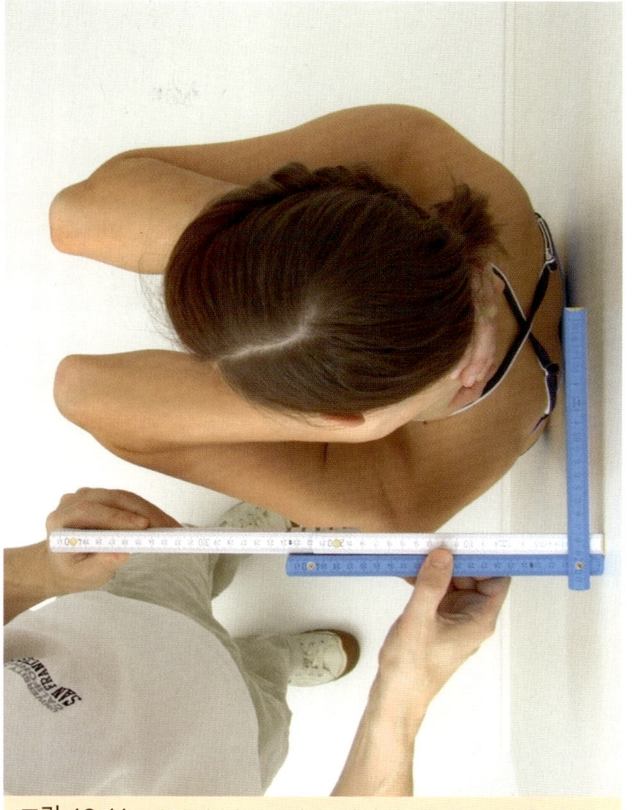

그림.13.11 파란색 자를 90°로 꺾어서, 한 쪽 분절은 흰색 자 옆에 배치하고, 다른 분절은 벽과 나란하게 배치한다.

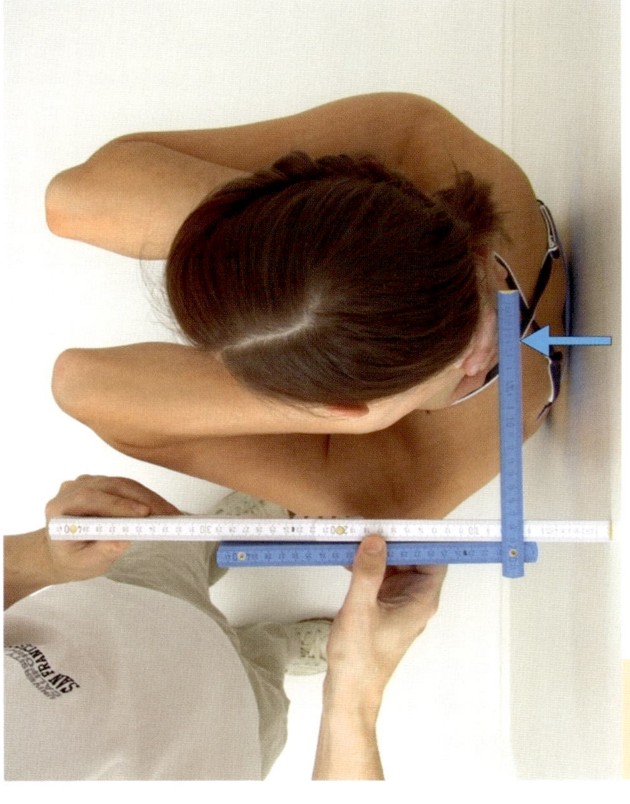

그림.13.12 일자의 흰색 자를 따라 90°로 굽힘된 파란색 자를 신체 분절 쪽으로 활주시킨다. 파란색 자가 신체 분절에 닿을 때, 테스트 목표와의 간격을 흰색 자의 눈금에서 확인할 수 있다. 이 경우에서는 벽과 신체사이의 간격이 8㎝이다.

13.2 척추정렬 평가

척추뼈에 대한 내비게이터 26에서 운동의 효과를 평가하기 위해서는, 최초 평가를 운동 후마다 이루어지는 척추의 위치와 가동성의 재평가와 비교해야 한다.

척추의 위치를 평가하는 가장 간단하고 빠른 방법은 서로 이웃한 가시돌기를 집게 잡기 (pincer grip) 방법으로 촉진하는 것이다(그림 13.13). 이것을 수행하는 편리한 자세는 환자에게 의자나 스툴에 앉도록 한 후, 아래팔을 치료 테이블에 올려놓고 그 위에 이마를 배치하도록 하는 것이다(그림 13.14). 이런 자세는 목 근육을 이완시켜, 가시돌기의 촉진을 가능하게 만든다. 만약 치료 테이블을 사용할 수 없다면, 그림 13.15에서처럼 의자 등받이에 아래팔을 올려놓고, 그 위에 이마를 배치하도록 한다.

환자가 이런 자세를 취할 때, 치료사는 C2와 C3의 가시돌기부터 제일 먼저 촉진한다. 그 다음, 점차 C3, C4, C5, C6, 아래로 내려가면서 가시돌기를 하나하나씩 촉진해 보고, 맨 마지막에는 L5, S1까지 촉진한다. 이런 촉진 과정에서,

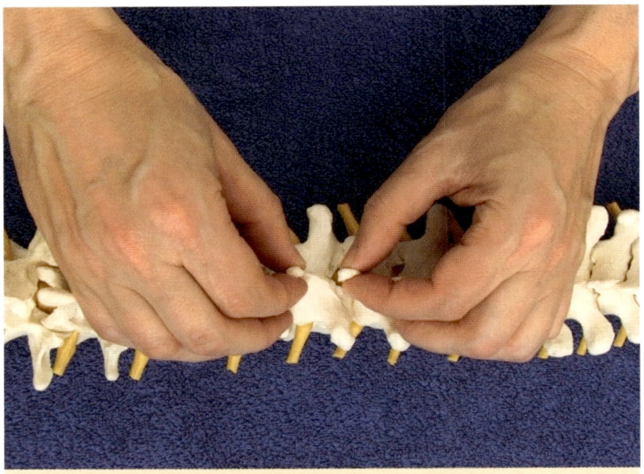

그림.13.13 가시돌기의 촉진

치료사는 가시돌기가 화살표처럼 어느 한 쪽으로 치우쳐 있는지를 확인한다 (그림 13.16).

가시돌기가 휘어져 있을 수도 있기 때문에, C7 가시돌기가 오른쪽 치우침되었다고 해서, C7 척추뼈몸통이 왼쪽

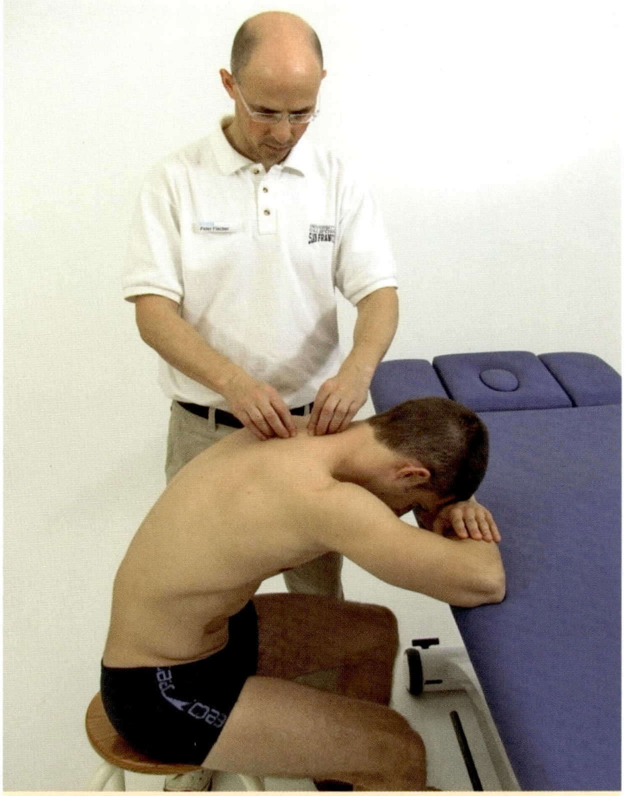

그림.13.14 치료 테이블 위에 아래팔을 배치하고, 다리를 벌리고 의자에 앉은 자세를 취한다.

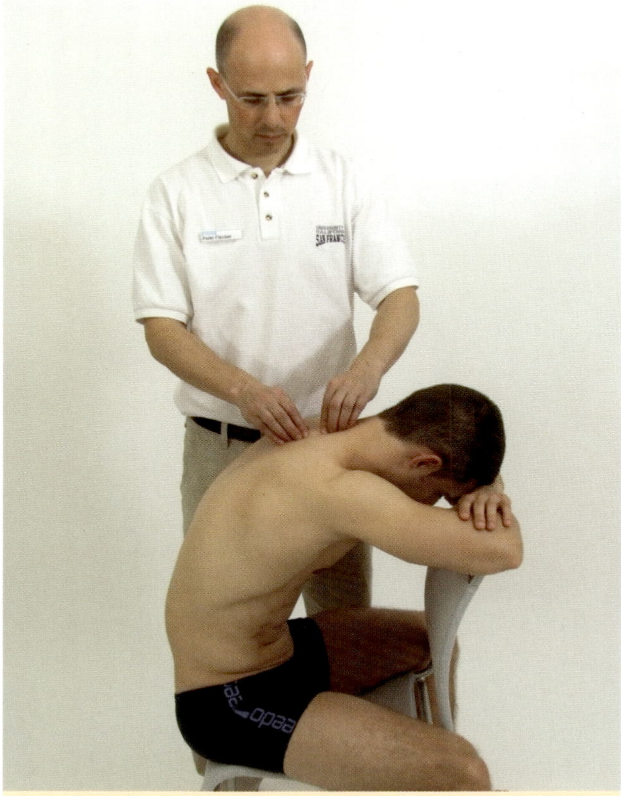

그림.13.15 다리를 벌리고 의자에 앉은 자세

으로 돌림되었다고 반드시 말할 수 없다. 만약 운동 후에, C7 가시돌기가 다른 가시돌기와 재정렬되었다면, C7의 기능과 증상이 동시에 향상된 것이고, 척추뼈몸통이 돌림되어 있었음을 알 수 있다. 척추뼈몸통이 돌림되었음을 알 수 있는 다른 방법은 C7의 척추뼈몸통이 왼쪽으로 돌림되었을 때, C7 가시돌기 이하의 모든 가시돌기가 오른쪽으로 돌림되는 경우이다 (그림 13.18)이다. 왜냐하면 C7 이하의 많은 가시돌기들이 모두 휘어진다는 것은 불가능하기 때문이다.

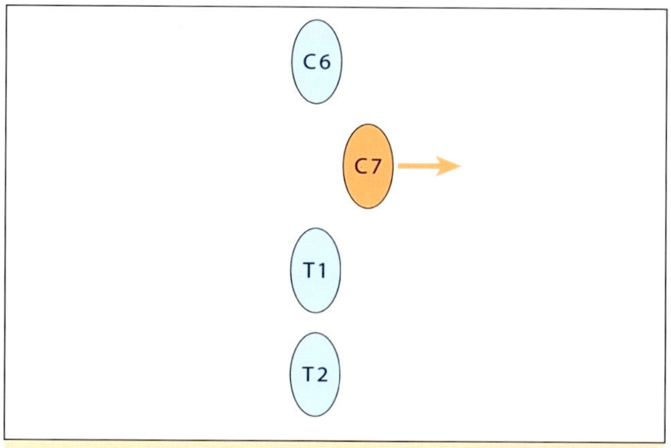

그림.13.16 등쪽면: C7의 가시돌기가 오른쪽으로 치우쳐 있음

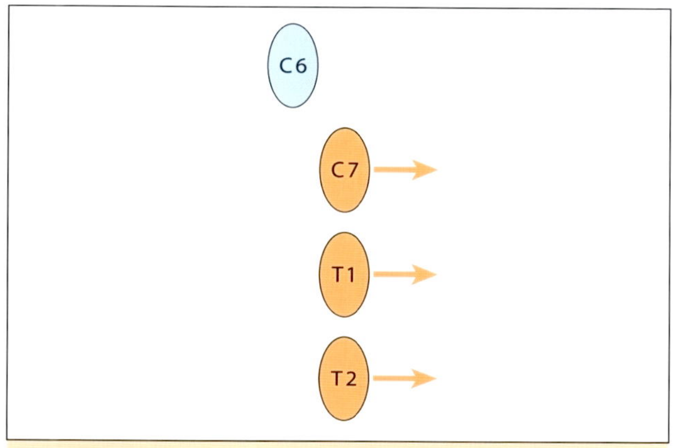

그림.13.18 C7 이하의 가시돌기들이 오른쪽으로 치우쳐 있음.

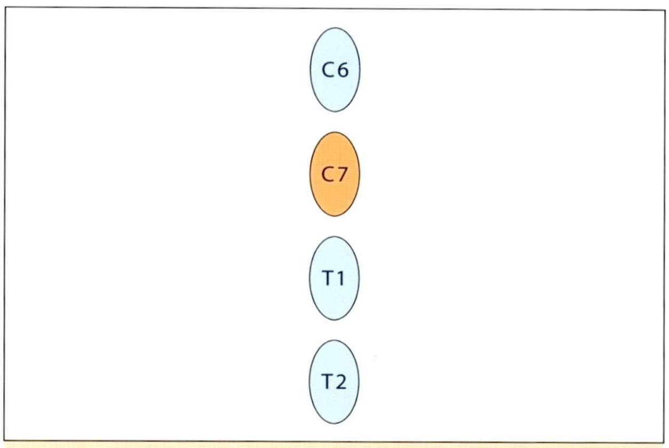

그림.13.17 C7 가시돌기가 재위치된 이후의 정렬.

13.3 통증 척도

다음의 색깔 척도는 0-10 통증 척도로서 환자의 통증을 기록하는데 유용하다 (그림 13.19). 그것은 시각 유추 통증 척도 (VAS)로 불리며, 하나의 수평선 위에 10개 작은 수직선을 그리고 0에서 10까지 숫자를 부여한 형태이다.

환자에게 자신의 통증에 해당하는 숫자 지점에 손가락을 배치하도록 주문한 후, 치료사는 그 숫자를 기록한다. 환자가 숫자에 혼동되거나 편향되지 않도록 하기 위해, 숫자가 없는 척도를 사용할 수도 있다 (그림 13.20).

만약 여러분이 최초 평가 때 최소 통증값, 최대 통증값 및 평균 통증값을 체크하고, 환자를 치료할 때마다 통증값을 체크한 후 서로 비교하면, 통증의 장기적 발달에 대한 그림을 얻을 수 있다.

통증에 대한 운동의 즉각적인 효과는 현재의 통증 값과 운동 전후의 통증값을 비교함으로써 알 수 있다.

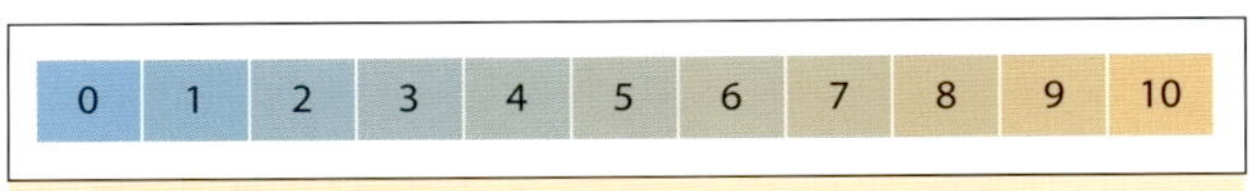

그림.13.19 통증 척도

▶ **통증척도에서 여러분의 통증은 어느 위치에 있는가?**

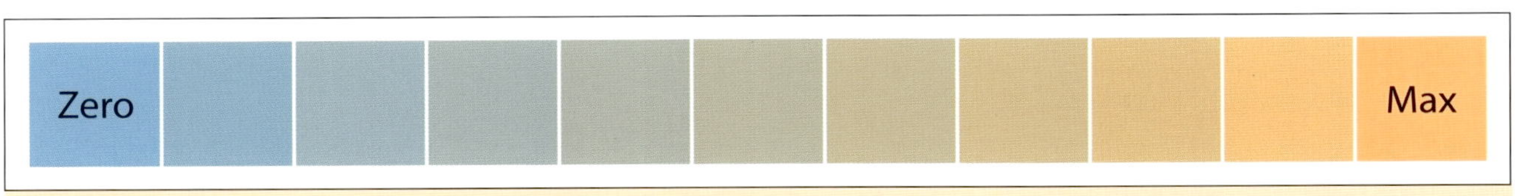

그림.13.20 파란색 영역에서 가장 왼쪽에 위치한 "0"은 통증이 없음을 의미하고, 오렌지색 영역에서 가장 오른쪽에 위치한 "최대"는 "당신이 경험해 본 가장 심한 통증"을 의미한다.

13.4 환자를 위한 운동 계획

여러분은 www.spinal-fitness.com 에서 환자를 위한 운동 계획에 대한 내용을 다운로드 받을 수 있다. 여러분은 운동계획에 대한 내용을 찾을 수 있을 것이고, 치료사, 트레이너, 의사를 위한 정보 단락에서 다른 내용도 다운로드 받을 수 있다.

운동 계획의 예

그림 13.21은 운동계획이 어떻게 이루어지고, 그것을 어떻게 사용하는지를 보일 수 있다.

환자가 수행해야 할 운동 앞의 네모상자를 체크하고, 통과되어야 하는(운동이 필요없는) 테스트의 경우에는 테스트 앞의 네모상자에 "원" 표시를 한다. 이것은 이미 수행된 테스트에 대한 정보를 여러분께 제공한다. 만약 필요하다면, 여러분은 환자를 위한 운동의 우선순위를 A, B, C로 표기할 수 있다. 여기에서, A는 가장 높은 우선순위이고, B는 중등도의 우선 순위이고, C는 가장 낮은 우선 순위이다.

만약 하루에 할 수 있는 운동양보다 더 많은 양의 운동이 환자에게 도움이 된다면, 여러분은 매일 수행해야 할 운동(1×/일)인지, 아니면 1주일에 3번만 운동 (3×/주)해야 할 것인지를 표시할 수 있다. 주당 운동 횟수를 표시하지 않는 대신, 운동해야 하는 특정 요일을 표시할 수도 있다 (예, 월요일, 수요일, 금요일 등과 같이).

척추 피트니스 체크 www.spinal-fitness.com

환자: 치료사: 날짜:

직무:

☑ 통과 못한 테스트 = 운동이 필요함

◯ 통과한 테스트 = 운동이 필요 없음

일상활동에서의 운동

자세

B ☑ 앉은 자세(양 발을 대칭적으로 배치하고)
A ☑ 척추만곡의 중립위
☐ 옆굽힘이나 비틀림이 없는 앉은 자세
☐ 고정된 척추 만곡 중립위
☐ 균형잡힌 상체
B ☑ 친자세 환경
☐ 의자 높이
☐ 앉은 자세에서의 양쪽 무릎 사이 간격과 양 발 사이 간격
☐ 앉은 자세에서 대칭적 체중 분포
☐ 서기 자세의 폭
☐ 선 자세에서의 대칭적 체중 분포
☐ 선 자세(균형잡힌 상체)

중립위 앉은 자세는 이런 환자에게 특히 중요하고, 가장 높은 우선순위인 "A"로 표기된다.

이완

☐ 이완된 혀
☐ 이완된 아래턱
☐ 이완된 아랫입술
☐ 이완된 어깨
☐ 복식호흡

움직임

☐ 앉은 자세 바꾸기
☐ 자세의 변화
☐ 동적 앉기 자세와 동적 서기 자세

협응

☐ 일어나 앉기
☐ 균형
☐ 팔 스윙
☐ 엉덩관절 폄
☐ 눈 근육 협응

가외 운동

가동성

☐ 턱 당기기 가동성
매일 ☑ 등뼈 폄 가동성
☐ 등 근육 유연성
☐ 등 근육 유연성
☐ 손가락굽힘근 유연성
매일 ☑ 팔 신경 가동성
월, 금 ☑ 돌림 가동성
☐ 들기 기법
☐ 엉덩관절 굽힘 가동성
☐ 볼기 근육 유연성
☐ 다리, 등, 뇌신경 가동성
매일 ☐ 허벅지 뒤쪽 가동성
☐ 장딴지 유연성
☐ 허벅지 안쪽 가동성
☐ 엉덩관절 폄 가동성
☐ 허벅지 앞쪽 가동성

팔신경 가동성을 매일 훈련해야 하고, 돌림 가동성은 월요일과 금요일에만 훈련해야 한다.

근력

☐ 배근육과 목 앞쪽 근육의 근력
◯ 등 근육의 근력
☐ 어깨뼈 근육과 위팔세갈래근의 근력

등 근력 테스트를 통과했기 때문에, 상자에다 원 표시를 한다. 등 근력 훈련은 더 이상 필요 없다.

☐ 지구력

여러분의 환자가 수행해야 할 운동 앞에 있는 네모상자에 표시하고, 통과한 테스트(운동이 필요없는) 앞에 있는 네모상자에 "원" 표시를 한다. 이것은 이미 수행된 테스트의 개요를 여러분께 제공한다. 필요하다면, 여러분은 환자를 위한 운동의 우선순위를 A, B, C로 표기할 수 있다. 여기에서, A는 가장 높은 우선순위이고, B는 중등도의 우선 순위이고, C는 가장 낮은 우선 순위이다.

그림.13.21 환자를 위한 운동 계획

13.5 치료 계획

치료계획의 장점

효율성과 의사소통
환자를 도울 수 있는 체계적인 감별은 치료 계획만으로 가능하다-치료 계획은 간단하고 효율적인 해결책을 찾는데 꼭 필요한 필수 도구이다. 게다가 치료 계획은 환자나 의사와 이루어지는 전문적인 의사소통에 중요한 토대를 제공한다.

예를 들어, 테스트 목표와의 간격이 치료 계획에서 측정되고 기록되면, 다음 방문 때의 재평가를 통해 환자가 수행한 운동의 효율성이 얼마나 되는지를 보여줄 수 있다. 이것은 아래와 같이, 치료사에 의한 적절한 반응을 허용한다:

- 환자가 성공적으로 운동을 했다면, 효율성이 뚜렷해진다. 가시적인 진전과 치료사의 칭찬은 환자에게 동여부기를 제공하여 지속적으로 운동을 하게 만든다.
- 만약 환자가 충분히 운동을 하지 않았다면, 측정을 통해 환자가 충실하게 운동하지 않았음을 알 수 있을 것이다. 운동을 통해 향상시킬 수 있는 방법들에 대해 치료사와 환자는 논의할 수 있다.
- 집중적인 운동에도 불구하고, 환자가 진전을 가지지 못했다면, 운동을 올바르게 수행했는지를 체크해 볼 필요가 있다. 환자가 운동을 올바르게 수행하지 못했다면, 치료사는 도수치료나 "문제 해결" 단락에서 제시된 운동을 선행하는 것이 더 효과적일 수 있는지를 확인해 보는 것도 필요하다.

치료 계획은 2 페이지로 구성된다. 여러분은 다음 페이지에서 하나의 예제로서 완성된 치료계획의 예를 확인할 있을 것이고 (그림 13.22a, b), 나중에 사용할 수 있는 빈칸의 치료 계획을 확인할 수 있을 것이다 (그림 13.22c, d). 매일 사용할 수 있도록 하기 위해, 여러분은 2 페이지의 복사된 빈칸의 치료 계획을 하나로 묶거나 양면으로 복사할 수 있다. 이런 치료 계획 표는 www.spinal-fitness.com의 "치료사, 트레이너, 의사를 위한 정보" 단락에서 다운로드를 선택함으로써 다운로드 받을 수 있다.

환자: Abigail Admas　　치료사: John Smith　　척추 피트니스 체크(www.spinal-fitness.com)

✓ = 수행된 운동/치료; P = 다음 방문을 위한 계획; P1 = 다음 방문 때 1번째 하는 일; X = 기법 중단; HEP = 가정운동프로그램
↑ = 증가; ↓ = 감소; → = 변화없음; // = 효과; L = 왼쪽; R = 오른쪽; + = 양성; – = 음성

목표 = 다음 소견의 향상	1번째 치료 2015.8.5	2번째 치료 2015.8.12	3번째 치료 2015.8.19	4번째 치료	5번째 치료	6번째 치료	7번째 치료	8번째 치료
① with cervical-RL: pain L neck 5-6/10	5 *1/*2 2	4 / 2	2 / 1	/	/	/	/	/
② cervical resting pain 0-4/10	2 / 0	2 / 0	0 / 0					/
③ mg ibuprofen per day	600 /	600 /	200 /					/
④		/	/	/	/	/	/	/
⑤		/	/	/	/	/	/	/
⑥	/	/	/	/	/	/	/	/

*1 = 치료 전　*2 = 치료

1번째 치료의 시작 시점에서 통증은 5점이었고, 1번째 치료가 끝나는 시점에서는 1점이었다.

목뼈의 안정시 통증 0-4/10은 통증 없음에서 4점의 통증을 의미한다.

2번째 치료시작시 통증은 2점이었다.

2번 치료의 말기때는 통증 점수는 0이었다.

척추 피트니스 체크								
자세								
앉은 자세(양 발을 대칭적으로 배치하고)								
척추만곡의 중립위	0% ✓// ↓ ②	5%	10%	P				
옆굽힘이나 비틀림이 없는 앉은 자세								
고정된 척추 만곡 중립위								
균형잡힌 상체								
친자세 환경					P = inspect workplace			
의자 높이								
앉은 자세에서의 양쪽 무릎 사이 간격과 양 발 사이 간격								
앉은 자세에서 대칭적 체중 분포								
서기 자세의 폭								
선 자세에서의 대칭적 체중 분포								
선 자세(균형잡힌 상체)								
이완								
이완된 혀								
이완된 아래턱								
이완된 아랫입술								
이완된 어깨								
복식호흡	–	x						
움직임								
앉은 자세 바꾸기								
자세의 변화								
동적 앉기 자세와 동적 서기 자세								

3번째 치료시, 환자는 하루의 10% 정도 시간 동안 똑바로 앉아 있는다고 보고했다.

4번째 치료에서의 계획. "P"는 자세를 다시 체크하는 것이다.

환자는 똑바로 앉을 수 없다(0%). 치료 동안(✓) 환자가 받아들인 자세교육의 효과(//)는 향상된 소견(안정시 목뼈 통증)이었다(↓).

5번째 치료에서의 계획 "P"는 직장의 인간공학과 환자 자세를 체크하고 최적화시키기 위해 환자의 직장을 방문하는 것이다.

환자가 복식호흡을 하기 때문에 테스트를 통과했다. 그러므로 통과된 테스트는 "–" 또는 "음성"으로 체크된다. 복식호흡 운동이 필요없기 때문에, 다음 치료가 복식호흡을 필요로 하지 않는다는 의미인 "x"로 표기된다.

그림.13.22 a. 완전히 수행된 치료계획의 예(페이지 1)

	1번째 치료 2015.8.5	2번째 치료 2015.8.12	3번째 치료 2015.8.19	4번째 치료	5번째 치료	6번째 치료	7번째 치료	8번째 치료
협응								
일어나 앉기								
균형								
팔 스윙								
엉덩관절 폄								
눈 근육 협응	+ ✓// → ①+②	×						
가동성								
턱 당기기 가동성								
등뼈 폄 가동성	4f ✓// → ①+②	3F	2F	P				
등 근육 유연성								
어깨 가동성								
손가락굽힘근 유연성								
팔 신경 가동성			L4f R1f ✓// →	①↓② 2 to 1				
돌림 가동성				P				
들기 기법								
엉덩관절 굽힘 가동성								
볼기 근육 유연성								
다리, 등, 뇌신경 가동성	5f ✓// ↑ ①+②	×						
허벅지 뒤쪽 가동성								
장딴지 유연성								
허벅지 안쪽 가동성								
엉덩관절 폄 가동성								
허벅지 앞쪽 가동성								
근력								
배근육과 목 앞쪽 근육의 근력								
등 근육의 근력								
어깨뼈 근육과 위팔세갈래근의 근력	20S ✓// → ①+②	20 S	35 S	P				
지구력 주당 몇 분	0	30	30	P = 45				
도수기법과 다른 유형의 기법								
A-P mobilization of the Left first rib in the supine position			✓// ↓① 2-1	P				
Trial pillow			✓	P = How was it?				

1번째 치료 동안, 눈 근육 협응이 증상 ①과 ②를 변화시키지 못했다. 반응의 부족 때문에, 다음 치료때 운동을 반복할 필요가 없음을 의미하는 "×"가 기입되었다.

최초 평가에서, 테스트 목표는 4개 손가락 폭에 의해 실수되었다. 운동은 증상 ①과 ②를 감소시켰다.

3번째 치료에서, 환자는 손가락 2개의 폭으로 테스트 목표가 감소되었다.

3번째 치료 때까지 팔신경 가동성을 테스트하지 않았다. 왼쪽의 경우는 테스트 목표가 손가락 4개폭으로 설정되었고, 오른쪽은 손가락 1개의 폭으로 설정되었다. 팔신경 가동성은 증상 ①을 변화시키지 못했다; 그러나 그것은 안정시 통증을 감소시켰다(1점에서 0점으로). 공간의 부족 때문에, 기록은 다음 분야로 연장된다.

3번째 치료의 끝에서, 치료사는 다음 치료때 돌림 가동성을 검사하려는 계획을 세웠고, 계획 P로 표시했다.

이 운동이 1번째 치료 동안 증상 ①과 ②를 악화시켰기 때문에, 반복이 필요없다는 의미의 "×"를 표기했다.

3번째 치료에서, 환자는 운동 자세를 35초간 유지할 수 있었다.

4번째 치료를 위한 계획은 환자에게 지구력운동을 주당 45분 까지 증가시키도록 조언을 해주는 것이다.

3번째 치료에서 첫 번째 갈비뼈 가동술이 효과적이었기 때문에, 4번째 치료에서도 첫 번째 갈비뼈 가동술을 수행하도록 계획하였다.

1번째 치료에서, 환자는 운동 자세를 20초 간 유지할 수 있었다. 이 자세를 유지하는 능력은 환자의 증상에 영향을 주지 못했다.

4번째 치료에서, 치료사는 3번째 치료 때 시도했던 베개의 사용이 도움되었는지를 환자에게 물어보는 것을 계획한다.

그림.13.22 b. 완전히 수행된 치료계획의 예(페이지 2)

환자: 치료사: 척추 피트니스 체크(www.spinal-fitness.com)

✓ = 수행된 운동/치료; P = 다음 방문을 위한 계획; P1 = 다음 방문 때 1번째 하는 일; X = 기법 중단; HEP = 가정운동프로그램

↑ = 증가; ↓ = 감소; → = 변화없음; // = 효과; L = 왼쪽; R = 오른쪽; + = 양성; − = 음성

목표 = 다음 소견의 향상	1번째 치료	2번째 치료	3번째 치료	4번째 치료	5번째 치료	6번째 치료	7번째 치료	8번째 치료
①	*1/*2	/	/	/	/	/	/	/
②	/	/	/	/	/	/	/	/
③	/	/	/	/	/	/	/	/
④	/	/	/	/	/	/	/	/
⑤	/	/	/	/	/	/	/	/
⑥	/	/	/	/	/	/	/	/

*1 = 치료 전 *2 = 치료

척추 피트니스 체크								
자세								
앉은 자세(양 발을 대칭적으로 배치하고)								
척추만곡의 중립위								
옆굽힘이나 비틀림이 없는 앉은 자세								
고정된 척추 만곡 중립위								
균형잡힌 상체								
친자세 환경								
의자 높이								
앉은 자세에서의 양쪽 무릎 사이 간격과 양 발 사이 간격								
앉은 자세에서 대칭적 체중 분포								
서기 자세의 폭								
선 자세에서의 대칭적 체중 분포								
선 자세(균형잡힌 상체)								
이완								
이완된 혀								
이완된 아래턱								
이완된 아랫입술								
이완된 어깨								
복식호흡								
움직임								
앉은 자세 바꾸기								
자세의 변화								
동적 앉기 자세와 동적 서기 자세								

그림.13.22 C. 완전히 수행된 치료계획의 예(페이지 1)

협응	1번째 치료	2번째 치료	3번째 치료	4번째 치료	5번째 치료	6번째 치료	7번째 치료	8번째 치료
일어나 앉기								
균형								
팔 스윙								
엉덩관절 폄								
눈 근육 협응								
가동성								
턱 당기기 가동성								
등뼈 폄 가동성								
등 근육 유연성								
어깨 가동성								
손가락굽힘근 유연성								
팔 신경 가동성								
돌림 가동성								
들기 기법								
엉덩관절 굽힘 가동성								
볼기 근육 유연성								
다리, 등, 뇌신경 가동성								
허벅지 뒤쪽 가동성								
장딴지 유연성								
허벅지 안쪽 가동성								
엉덩관절 폄 가동성								
허벅지 앞쪽 가동성								
근력								
배근육과 목 앞쪽 근육의 근력								
등 근육의 근력								
어깨뼈 근육과 위팔세갈래근의 근력								
지구력 주당 몇 분								
도수기법과 다른 유형의 기법								

그림.13.22 d. 완전히 수행된 치료계획의 예(페이지 2)

13.6 연령과 성별에 따른 피트니스 곡선

다음의 피트니스 곡선(그림 13.23)을 이용하여, 그들의 피트니스 수준이 같은 연령대와 같은 성별의 다른 사람들과 어떻게 비교되는지를 환자에게 보여줄 수 있다. 피트니스 곡선은 본 책의 모든 테스트를 통과했던 1,104명의 평균값으로부터 만들어졌다.

x축은 10년으로 구성된 연령 그룹들을 보여주고 있다. y축은 통과했던 테스트 범주(예, 자세)의 테스트 백분율을 나타내고 있다.

여러분은 환자가 통과했던 테스트의 백분율을 공식을 통해 계산할 수 있다: 100 × 통과된 테스트의 숫자를 총 테스트 숫자로 나눈다.

- 자세: 12
- 이완: 5
- 움직임: 3
- 협응: 5
- 가동성: 16
- 근력: 3
- 지구력: 주당 90분

예

예제 1: 총 12개의 자세 테스트 중에서, 환자가 6개만 통과했다면, (100 × 6) ÷ 12 = 50%가 된다. 이것은 20-29세 여성 그룹의 자세 테스트의 값과 거의 같다.

예제 2: 총 16개의 가동성 테스트 중에서, 환자가 6개 테스트만 통과했다면, 백분율은 (100 × 6) ÷ 16 = 37.5%가 된다.

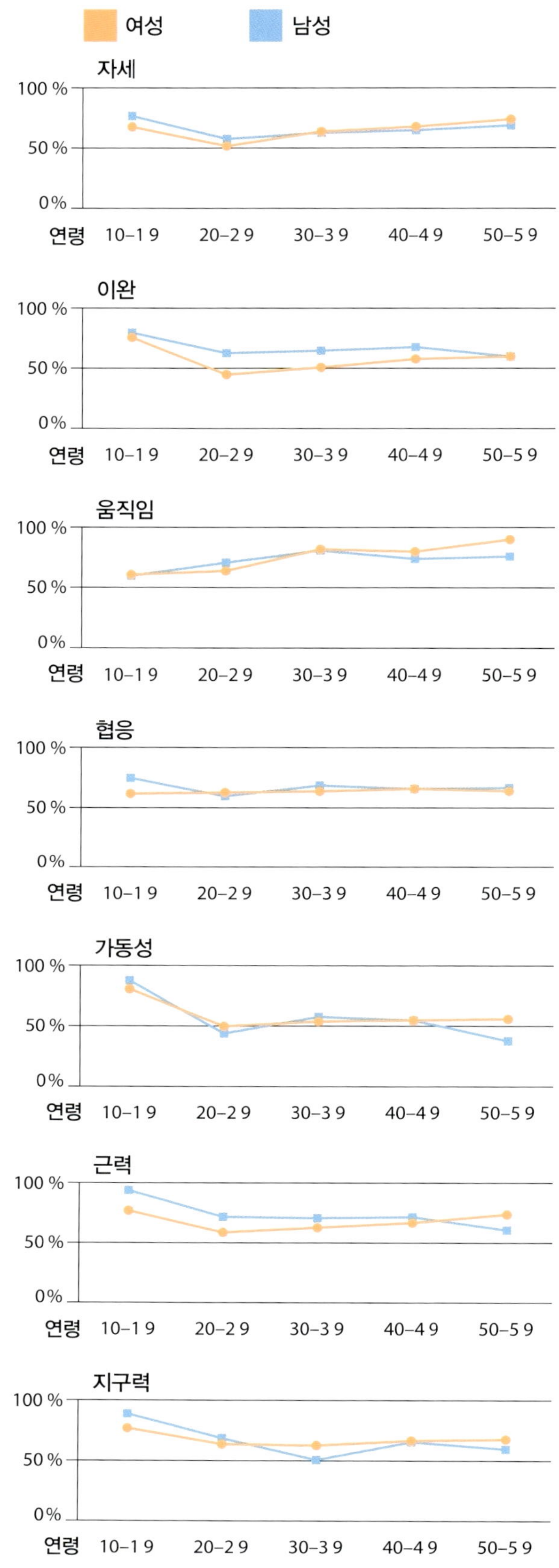

그림.13.23 연령-성별에 따른 피트니스 곡선

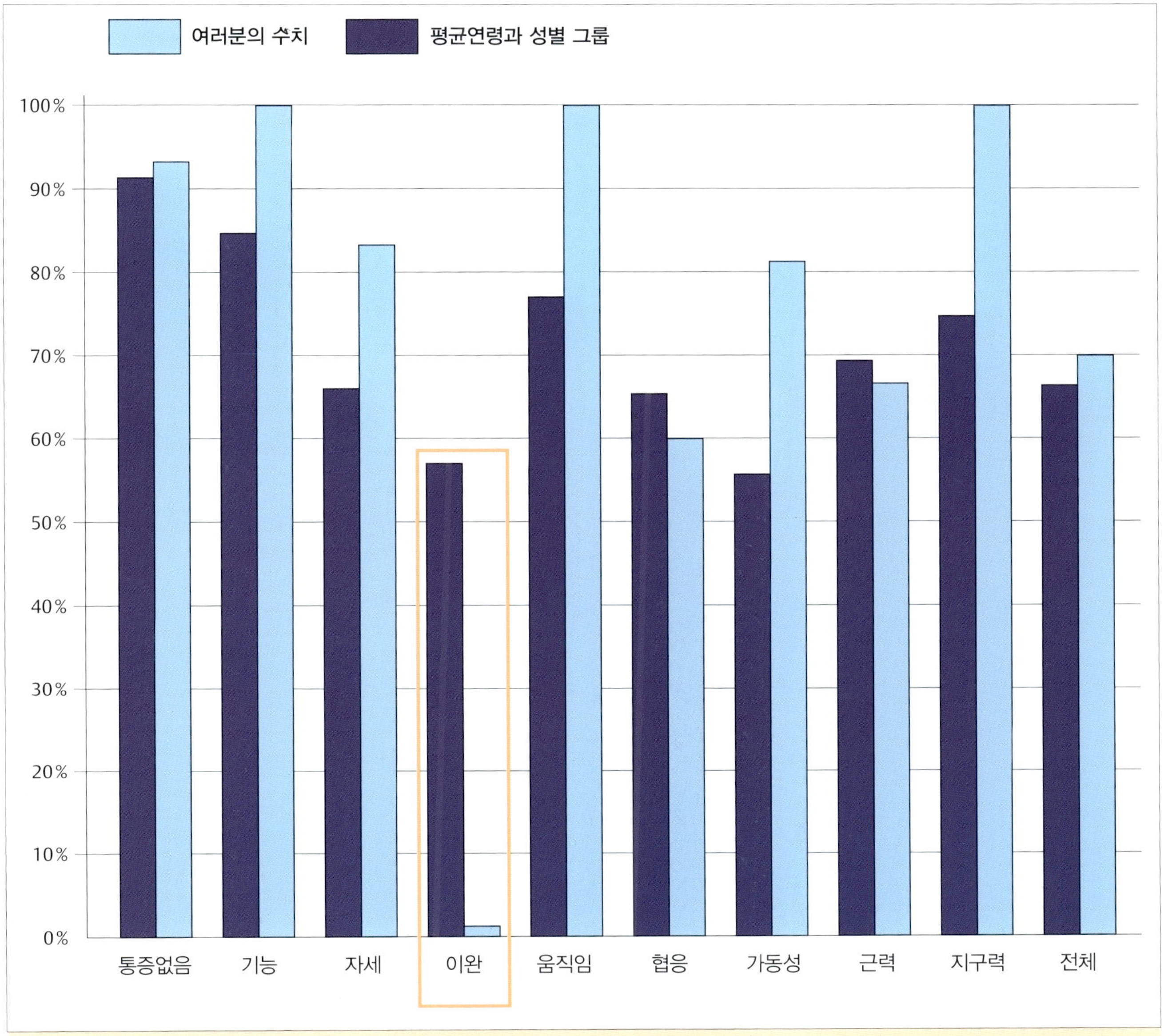

그림.13.24 개별 피트니스와 평균 피트니스의 비교를 위한 피트니스 도표

13.7 피트니스 도표

피트니스 곡선의 대체 방법으로서, 여러분은 막대 그래프(그림 13.24)를 통해 여러분의 환자와 다른 사람 사이의 차이를 확인할 수 있다. 막대 그래프의 평균 값은 총 45개의 모든 테스트를 통과한 1,104명에서 나온 것이다. 온라인 체크를 할 때 www.spinal-fitness.com 에 테스트 결과를 기입하면 막대 그래프가 자동적으로 생성된다. 이것은 프린트될 수 있는 pdf 파일로 나타나고, 이메일로 전송될 수 있다. 여러분은 여러분이 선호하는 형태로 환자의 도표를 만들 수 있고, 무료나 액면 수수료 비용으로 이런 서비스를 제공할 수 있다. 여러분은 환자에게 집에서 이것을 수행하도록 요구할 수 있고, 또 다음 치료 때 자료를 출력해서 가지고 오도록 요구할 수 있다.

의사와 환자 사이의 의사소통에서, 도표를 통해 환자의 근력과 약증이 어디에 위치하는지를 쉽게 확인할 수 있다. 긴 보고서를 읽을 시간이 없는 의사는 피트니스 도표를 통해 그림 13.24에서 나머지 문제들이 어디에 위치하는지를 빠르게 확인할 수 있고, 또 물리치료에 대한 추후 의뢰가 왜 정당한지를 바로 알 수 있다.

13.8 진단 효율성

총 45개 테스트를 통과한 1,104명의 테스트 결과, 자가보고 통증과 자가보고 기능제한 등이 분석되었다. 통증과 기능제한이 심하지 않은 환자는 통증과 기능제한이 심한 환자보다 7개 피트니스 범주(자세에서 지구력까지) 모두에서 좋은 테스트 결과를 보였다. 협응을 제외한 대부분 피트니스 범주에서 유의한 차이가 있었다. 이것은 나머지 6개 범주의 테스트가 통증-기능 관련 문제를 보여주었다는 것을 의미한다.

임상의 관점에서 볼 때, 높은 백분율로 모든 테스트를 통과한 1,104명 중 절반이 24%의 덜 한 통증과 6%의 덜한 기능제한을 가졌다.

13.9 치료 효율성

치료의 효율성은 증상과 기능부전이 본 책의 운동으로 얼마나 효율적으로 교정될 수 있는지로 정의된다.

43명 환자의 연구에서 (Walz 2008), 참여자는 현재 갖고 있는 통증 영역과 통증 강도를 숫자로 보고했다. 그들은 본 책의 모든 테스트와 운동을 첫 번째 시도 때 통과했다 (조사에 의해서만 테스트된 지구력을 제외하고, 나머지 모두는 실제로 테스트와 운동을 하지 않았다). 치료가 끝났을 때 통증의 위치와 강도에 대한 내용을 환자로부터 다시 수집했다. 아래의 변화는 한 번의 운동 수행에서 나온 결과이다:

- 악화된 것으로 느껴진 통증성 신체 분절은 8%이다.
- 동일한 것으로 느껴진 신체 분절은 16%이다.
- 좋아진 것으로 느껴진 신체 분절은 76%이다.
  이 영역의 통증은 평균적으로 52%가 감소되었다.

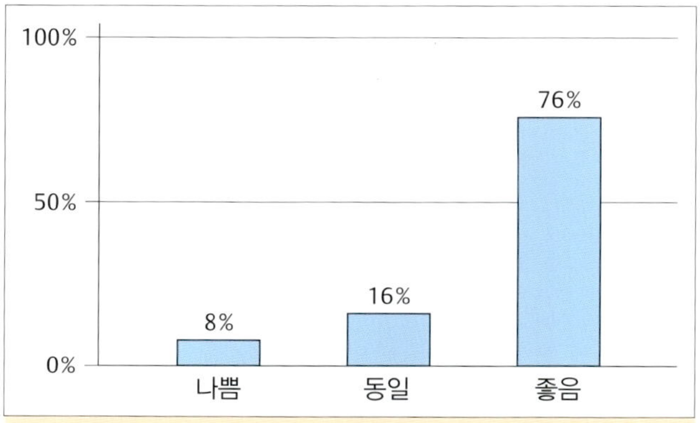

그림.13.25 테스트와 운동의 첫 수행 이후, 통증있는 신체의 백분율은 참여자가 느끼는 나빠짐, 똑같음, 좋아짐을 나타낸다.

참고문헌
References

Adams MA, Hutton WC. The effect of posture on the role of the apophyseal joints in resisting intervertebral compressive forces. J Bone Joint Surg Br 1980; 3: 358–362

Betz U, Grober J, Meurer A. Ist die Thoraxbeweglichkeit bei Patienten mit einem Impingement-Syndrom der Schulter verändert? – Vergleich mit gesunden Probanden. Manuelle Therapie 2005; 9: 2–10

Caro CG, Dumoulin CL, Graham JMR, Parker KH, Souza SP. Secondary flow in the human common carotid artery imaged by MR angiography. J Biomed Eng 1991; 114: 147–153

Dwyer A, Aprill C, Bogduk N. Cervical zygoapophyseal joint pain patterns I: a study in normal volunteers. Spine 1990; 15: 458

Farmer JC, Wisneski RJ. Cervical spine nerve root compression. Spine 1994; 19: 1850–1855

Fischer P. Sitting slumped or upright? Which position is healthier and how can a healthier position be trained? [Article in German.] Manuelle Therapie. 2004; 8: 147–152

Fischer P, Battes S, Axmann D, Engel E. Gender specific differences in posture and back pain at the computer workstation. PhysioScience. 2013; 9(2): 59–64

Fishman LM, Konnoth C, Rozner B. Botulinum neurotoxin type band physical therapy in the treatment of piriformis syndrome. Am J Phys Med Rehabil 2004; 83: 42–50

Hides JA, Jull GA, Richardson CA. Long-term effects of specific stabilization exercises for first episode low back pain. Spine 2001; 26: E243–E248

Jones A, Dean E, Chow C. Comparison of the oxygen cost of breathing exercises and spontaneous breathing in patients with stable obstructive pulmonary disease. Phys Ther 2003; 83: 424–431

Kerr HE, Grant JH, MacBain RN. Some observations on the anatomical short leg in a series of patients presenting themselves for treatment of low back pain. J Am Ostepath Assoc 1943; 42: 437–440

Kim KH, Choi SH, Kim TK, Shin SW, Kim CH, Kim JI. Cervical facet injections in the neck and shoulder pain. J Korean Med Sci 2005; 20: 659–662

Link CS, Nicholson GG, Shaddeau SA, Birch R, Gossman MR. Lumbar curvature in standing and sitting in two types of chairs: relationship of hamstrings and hip flexor muscle length. Phys Ther 1990; 70: 24–31

Little JS, Khalsa PS. Human lumbar spine creep during cyclic and static flexion: creep rate, biomechanics, and facet joint capsule strain. Ann Biomed Eng 2005; 33(3): 391–401

Marshall M, Harrington AC, Steele JR. The effect of work station design on sitting posture in young children. Ergonomics 1995; 38: 1932–1940

Mead J, Loring SH. Analysis of volume displacement and length changes of the diaphragm during breathing. J Appl Physiol Respir Environ Exerc Physiol. 1982; 53(3): 750–755

Nachemson AL. Disc pressure measurement. Spine 1981; 6: 93–97

Petrone MR, Guinn J, Reddin A, Sutlive TG, Flynn TW, Garber WP. The accuracy of the Palpation Meter (PALM) for measuring pelvic crest height difference and leg length discrepancy. J Orthop Sports Phys Ther 2003; 33(6): 319–325

Piper A. Literaturübersicht: Korrelation zwischen lumbalen Rückenschmerzen und dem M. glutaeus maximus. Manuelle Therapie 2005; 9: 65–74

Reinecke SM, Hazard RG, Coleman K. Continuous passive motion in seating: a new strategy against low back pain. J Spinal Disord 1994; 1: 29–35

Rivett DA, Sharples KJ, Milburn PD. Effect of premanipulative tests on vertebral artery and internal carotid artery blood flow: a pilot study. J Manipulative Physiol Ther 1999; 22(6): 368–375

Schäfer M. Erkrankung der Lendenwirbelsäule. Online-PDF-Doktorarbeit 2005

Schüldt K, Ekholm J, Harms-Ringdahl K, Németh G, Arborelius UP. Effects of changes in sitting posture on static neck and shoulder muscle activity. Ergonomics 1986; 12: 1525–1537

Snijders CJ, Hermans PF, Kleinrensink GJ. Functional aspects of cross-legged sitting with special attention to piriformis muscles and sacroiliac joints. Clin Biomech (Bristol, Avon) 2006; 21(2): 116–121

Twomey LT, Taylor JR. Physical Therapy of the Low Back. 2nd ed. New York, NY: Churchill Livingstone: 1994: 415–426

Vickery R. The effect of breathing pattern retraining on performance in competitive cyclists. Online-PDF-Master-Work 2007

Waibel C, Fischer P, Rapp W, Horstmann T. Posture Feedback for Computer Users. Effects on strength, flexibility, well being and activity level. [Artcile in German.] ErgoMed 2013; 2: 32–38

Walz H. The Spinal-Fitness-Check: Its effectiveness as diagnosis and treatment tool, age-dependent development of spinal fitness and gender-specific differences. Bachelor Thesis [in German]. University of Tübingen, Germany; 2008

Wilke HJ, Neef P, Claim M, Hoagland T, Claes LE. New in vivo measurements of pressures in the intervertebral disc in daily life. Spine 1999; 8: 755–762

Yoo W, Yi C, Kim H, Kim M, Myeong S, Choi H. Effects of slump sitting posture on the masticatory, neck, shoulder and trunk muscles associated with work-related musculoskeletal disorders. Physical Therapy Korea 2006; 4: 39–46